Prof. Dr. med. Reiner Thümler · Dr. med. Björn Thümler

Parkinson

200 Experten-Antworten auf die wichtigsten Fragen

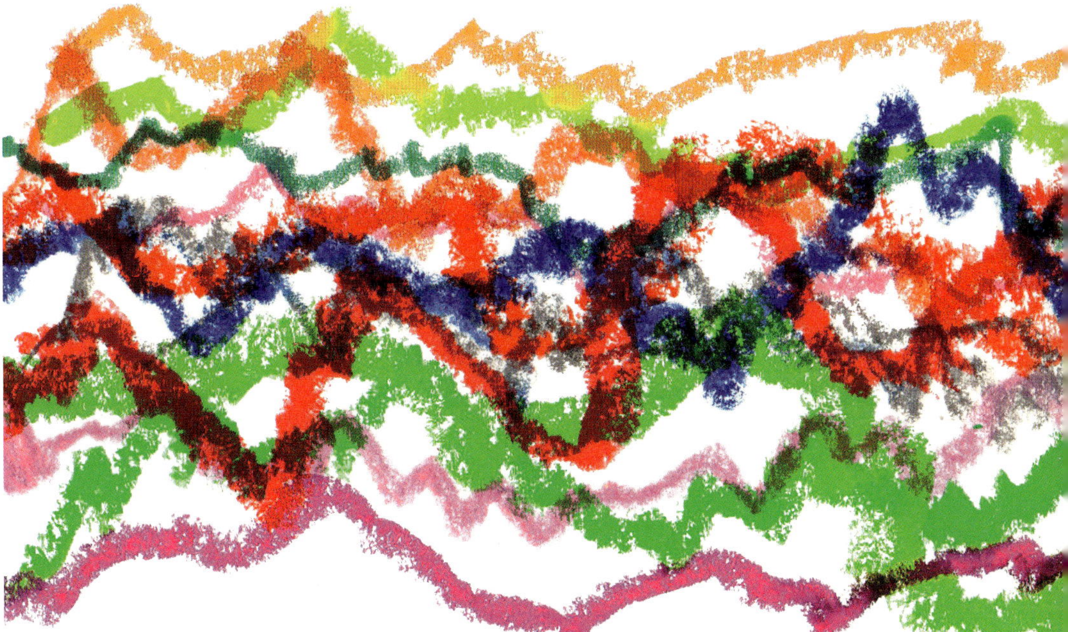

TRIAS

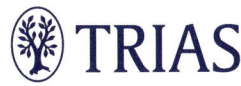

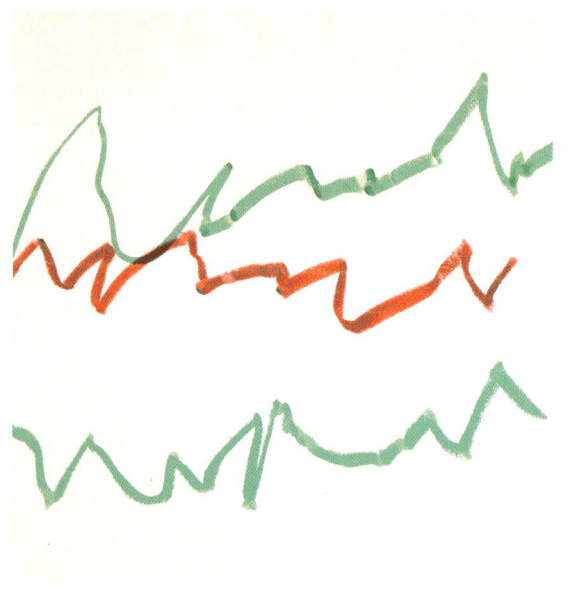
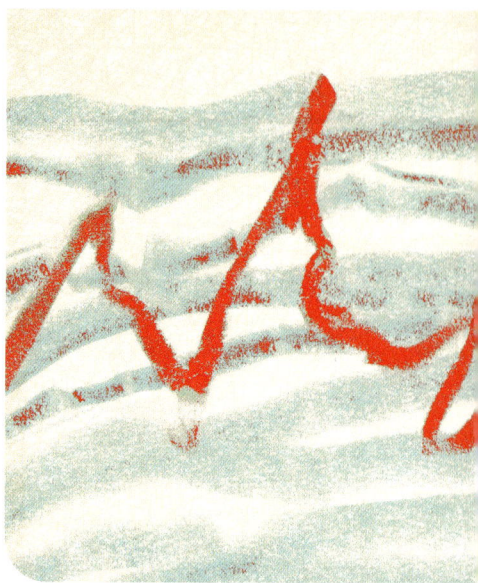

7 **Liebe Leserin, lieber Leser**

9 Die Krankheit verstehen

10 **Grundlagen**

14 **Ursache(n)**

25 Die Krankheit erkennen

26 **Symptome und Anzeichen**

55 **Diagnose und Dokumentation von Parkinson**

67 Verlauf und Begleiterscheinungen

68 **Verlauf und Prognose der Krankheit**

76 **Demenz und Parkinson**

88 **Sensorische und autonome Begleitstörungen**

94 **Verdauungssystem und Blase**

102 **Gefühls-, Sexual- und Schlafstörungen**

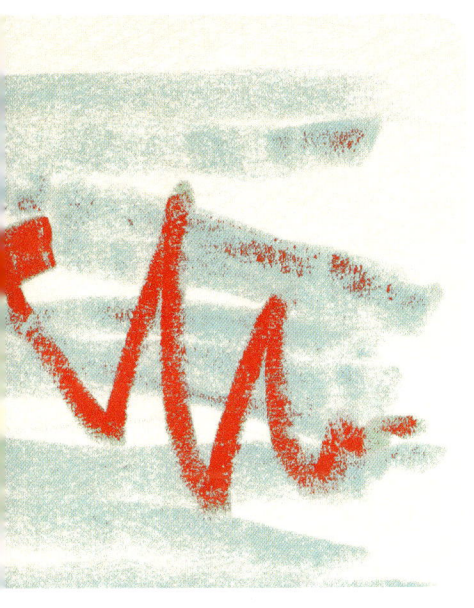
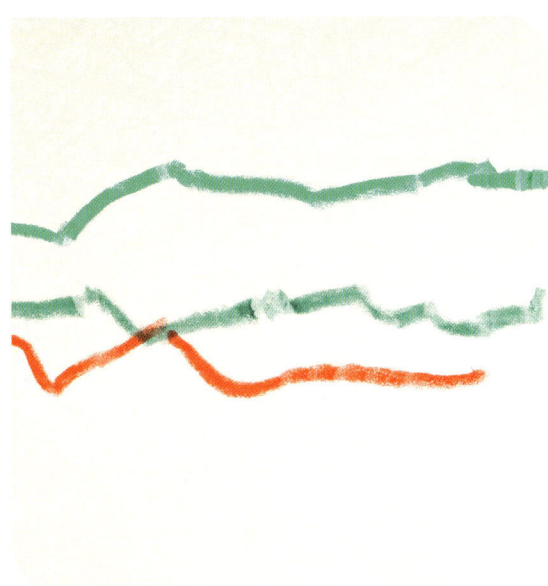

111 **Therapie der Parkinson-Krankheit**

112 **Therapiestrategien**

119 **Medikamentöse Behandlung**

143 **Motorische Langzeitkomplikationen**

155 **Psychische (Langzeit-)Komplikationen**

162 **Tiefe Hirnstimulation und Stammzelltherapie**

173 **Physio-, Ergo-, Logo- und Psychotherapie**

181 **Den Alltag bewältigen**

182 **Lösungen für Alltagsprobleme**

189 **Sozial- und rechtsmedizinische Hinweise**

199 **Stichwortverzeichnis**

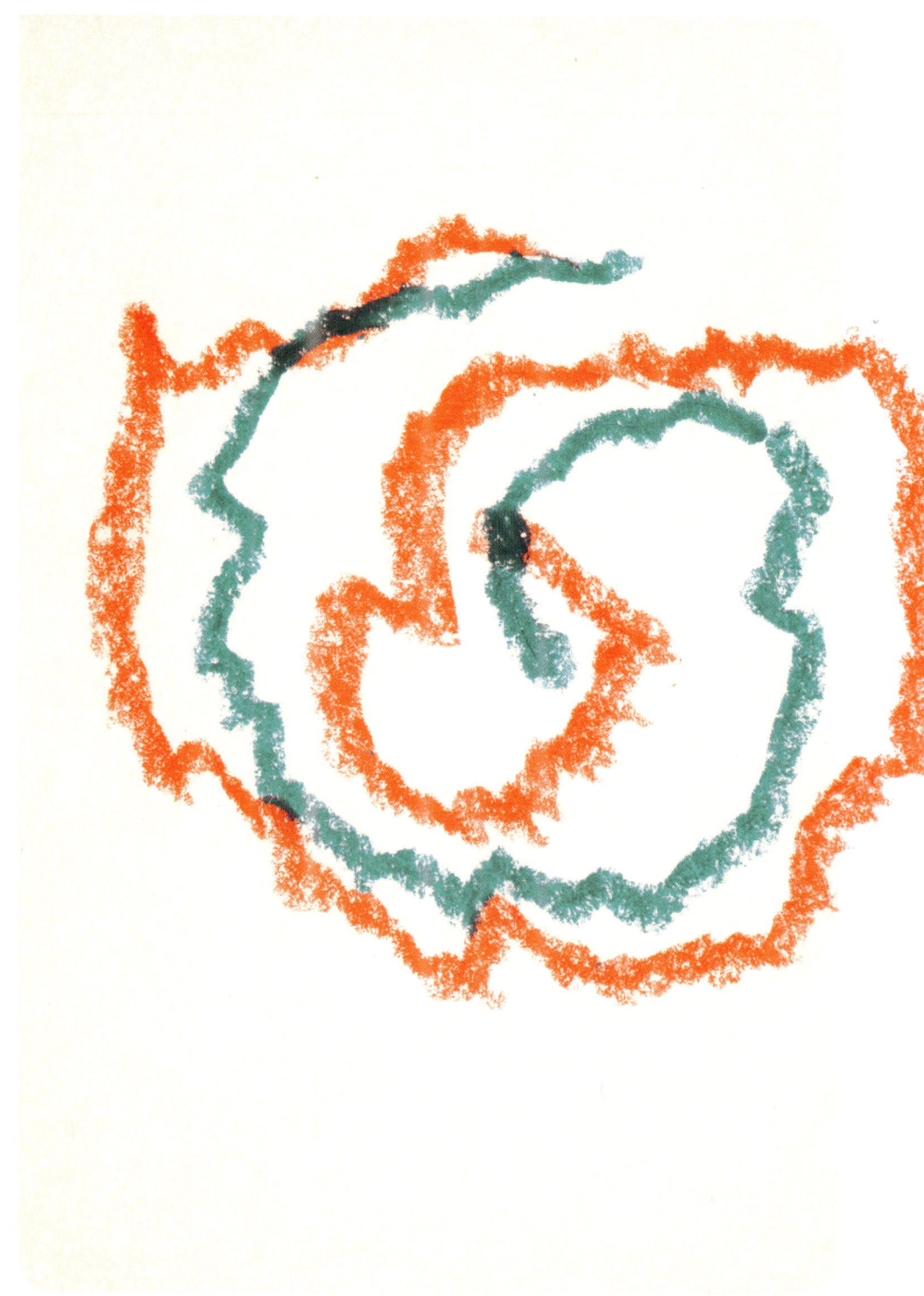

Liebe Leserin, lieber Leser,

Die Parkinson-Krankheit zählt mit etwa 200 000 Betroffenen zu den häufigsten neurologischen Erkrankungen. Die wissenschaftlichen Erkenntnisse der Parkinsonforschung sind in den letzten zehn Jahren explosionsartig gewachsen und haben zu neuen Behandlungsstrategien geführt. Nach dem Motto »Besser verstehen – besser damit umgehen« hat für uns die Aufklärung über Art, Verlauf und Behandlungsmöglichkeiten des Parkinson-Syndroms einen hohen Stellenwert. Wir halten es für sinnvoll, dass Patient und Partner Experten in eigener Sache werden. Dieses Buch will Sie aber keinesfalls zu Selbstdiagnostik und Eigenbehandlung auffordern. Die Behandlung kann nur durch das vertrauensvolle Gespräch mit Ihrem behandelnden Arzt geschehen. Er kennt Ihre spezielle Parkinson-Erkrankung und ermöglich Ihnen eine »maßgeschneiderte« Therapie. Außerdem stellen wir Hilfen bei Alltagsproblemen und sozialmedizinischen Fragen vor.

Die Diagnose Parkinson ist eine klinische Diagnose. Wir werden nach Möglichkeit auf Fachausdrücke verzichten oder diese zusammen mit der deutschen Übersetzung anführen. Wiederholungen einzelner Sachverhalte sind gewollt. Wir haben versucht, die Fragen nach dem neuesten Forschungsstand, den aktuellen Leitlinien der Deutschen Gesellschaft für Neurologie und unseren persönlichen Erfahrungen zu beantworten. Wir hoffen, dass Sie Antworten auf Ihre Fragen und Hilfen für Ihren Alltag finden.

Bei den Mitarbeitern des TRIAS Verlags bedanken wir uns für die sehr angenehme Zusammenarbeit.

Mainz, im Frühjahr 2016
Reiner und Björn Thümler

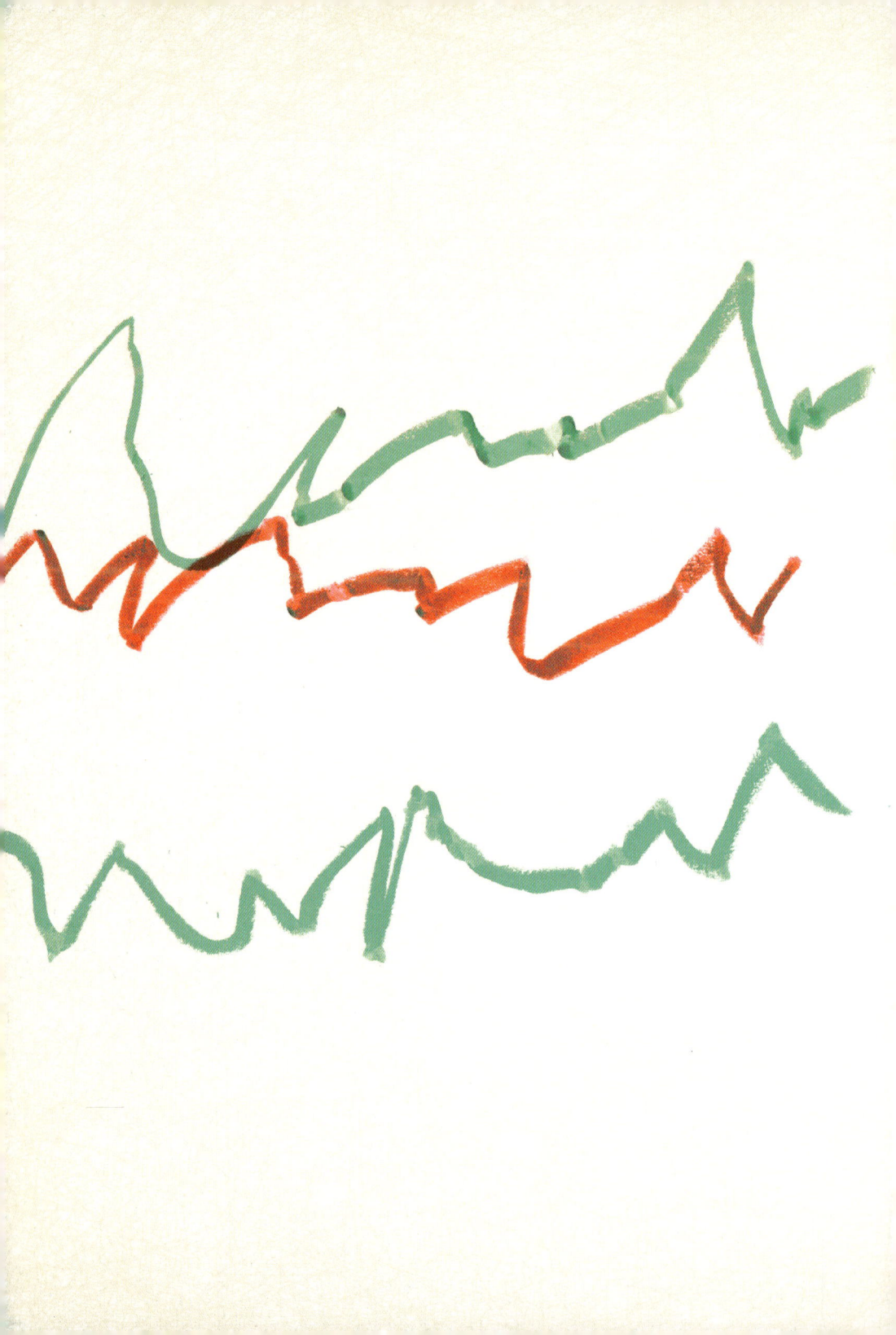

Die Krankheit verstehen

Zu Beginn erhalten Sie einige allgemeine Hinweise zur Parkinson-Krankheit, zum Beispiel über ihre Erstbeschreibung und die Verbreitung.

Grundlagen

In den nächsten Abschnitten erläutern wir kurz Zahlen und Fakten zur Parkinson-Krankheit. Natürlich beginnen wir mit einer Begriffsklärung.

Die Begriffe »Parkinson-Krankheit«, »Morbus Parkinson« (lat. Morbus = Krankheit) und »idiopathisches Parkinson-Syndrom« (IPS) werden für ein und dasselbe Krankheitsbild benutzt. Ein Syndrom ist ein Krankheitsbild, das mit stets den gleichen Krankheitszeichen einhergeht. »Idiopathisch« bedeutet so viel wie: ohne erkennbare Ursache. Das Parkinson-Syndrom noch ungeklärter Ursache wird auch als »primäres Parkinson-Syndrom« bezeichnet. Es betrifft mit etwa 75 % die größte Gruppe der Parkinson-Patienten. Wir werden in diesem Buch vorwiegend die Bezeichnungen »Parkinson-Krankheit« und »idiopathisches Parkinson-Syndrom« benutzen. Seltener treten sekundäre oder symptomatische Parkinson-Syndrome auf, die durch Toxine, Traumata oder Medikamente verursacht werden.

Woher stammt die Bezeichnung »Parkinson-Krankheit«?

James Parkinson (1755–1824), ein englischer Landarzt, Apotheker und Paläontologe aus einem Vorort Londons, hat 1817 ein kleines Buch mit dem Titel »An essay on the shaking palsy« (Eine Abhandlung über die Schüttellähmung) herausgegeben. Anhand von nur sechs Fällen beschreibt er in diesem Büchlein in beeindruckender Weise die wesentlichen Merkmale der nach ihm benannten Erkrankung. Vier Patienten hatten sich in seiner Praxis vorgestellt, zwei Patienten hatte er auf der Straße wegen ihrer auffälligen Bewegungsstörung mit Zittern und Bewegungsarmut angesprochen. Erstaunlich ist seine sehr prägnante und bis heute gültige Beschreibung dieser Erkrankung:

> *Beginn mit leichtem Zittern der Hände und leichter Schwäche … Drang, den Oberkörper vorzubeugen … zunehmende Gangschwierigkeiten mit Stürzen … das Schreiben falle zunehmend schwerer … die Sprache werde unverständlich … Kauen und Schlucken beschwerlich*

Zu dieser Zeit war die Funktionsweise des Nervensystems noch nicht bekannt. Parkinson nahm als Ursache eine Schwellung im Halsmarkbereich an, wodurch das »Nervenfluidum« unterbrochen werde (man hatte zu jener Zeit noch die Vorstellung, dass die Nerven hohle Gebilde seien, durch die eine besondere Flüssigkeit fließe). Wenn wir heute »Nervenfluidum« mit dem Botenstoff Dopamin übersetzten, läge seine Vorstellung gar nicht so fern.

Als Therapie konnte Parkinson nur die seiner Zeit üblichen Methoden wie Aderlass, Schröpfen und Erzeugen eitriger Wunden mit nachfolgendem Eiterablassen anbieten. Der berühmte französische Arzt Charcot hat erst ein halbes Jahrhundert später die Erkrankung als einheitliches Krankheitsbild erkannt und sie nach dem Erstbeschreiber »maladie de Parkinson« (Parkinson-Krankheit) genannt.

Wie werden die Parkinson-Syndrome eingeteilt?

In diesem Buch geht es vorwiegend um das idiopathische Parkinson-Syndrom. Gleich an den Anfang stellen wir zu Ihrer Orientierung die heute übliche Einteilung der Parkinson-Syndrome (nach den aktuellen Leitlinien für Diagnostik und Therapie in der Neurologie, 2015). »Parkinson-Syndrom« bezeichnet Erkrankungen, die mit den für die Parkinson-Krankheit charakteristischen Krankheitszeichen einhergehen.

Klassifikation der Parkinson-Syndrome

- Parkinson-Krankheit (idiopathisches Parkinson-Syndrom): IPS oder Morbus Parkinson
- Genetische Formen des Parkinson-Syndroms (erbliche Formen)
- Atypische Parkinson-Syndrome (im Rahmen anderer neurodegenerativer Erkrankungen): Multisystematrophie (MSA), Demenz vom Lewy-Körper-Typ (DLK), Progressive supranukleäre Blickparese (PSP), Kortikobasale Degeneration (CBD)

Anmerkung: IPS, MSA und DLK werden auch als Synukleinopathien, PSP und CBD als Tauopathien eingeordnet.

Symptomatische (sekundäre) Parkinson-Syndrome:
- durch Medikamente ausgelöst (z. B. Antipsychotika)
- durch einen Hirntumor ausgelöst
- durch ein Hirntrauma ausgelöst
- durch Giftstoffe induziert (z. B. Kohlenmonoxid, Mangan)

- entzündlich ausgelöst (z. B. »Enzephalitis lethargica«, heute selten)
- durch Stoffwechselstörungen ausgelöst (z. B. Morbus Wilson, Schilddrüsenunterfunktion)

Wir werden auch auf Krankheitsbilder eingehen, die nicht zu den Parkinson-Syndromen zählen, aber ähnliche Krankheitszeichen tragen.

Wichtige Differenzialdiagnosen des Parkinson-Syndroms:
- Hirngefäßerkrankungen (subkortikale arteriosklerotische Enzephalopathie, SAE)
- Normaldruckhydrozephalus (Erweiterung der Hirnkammern)
- Essenzieller Tremor
- Depression

Was bedeutet »Schüttellähmung«?

Zittern (Tremor) wurde schon von James Parkinson als ein sehr auffälliges Zeichen bei den von ihm untersuchten Patienten angesehen. Die von Parkinson gewählte lateinische Bezeichnung »agitans« wurde mit »schütteln« ins Deutsche übersetzt. Die gleichzeitig bestehende Bewegungsverlangsamung hat James Parkinson als Lähmung fehldeutet, sodass er die Bezeichnung »Paralysis agitans« (»Schüttellähmung«) wählte. Heute wissen wir, dass die Bewegungsverlangsamung bei Parkinson-Kranken nicht Folge einer Lähmung wie etwa bei Schlaganfallspatienten ist. Auf der anderen Seite wissen wir auch, dass es eine große Anzahl von Parkinson-Patienten gibt, die kein Zittern, also keinen Tremor, entwickeln.

Wie häufig ist die Parkinson-Krankheit?

Die Parkinson-Krankheit gehört zu den häufigsten neurologischen Krankheitsbildern. Die Erkrankungshäufigkeit steigt mit zunehmendem Alter und wird aufgrund der zu erwartenden Altersentwicklung weiter zunehmen. In der Altersgruppe der über 65-Jährigen ist durchschnittlich jede 100. Person ein Parkinson-Kranker (1 %). Bei den über 80-Jährigen sind 5 % Parkinson-Patienten.

Nach verschiedenen Untersuchungen und Hochrechnungen geht man von etwa 200 000 Parkinson-Kranken in Deutschland aus. Das Ansteigen der Parkinson-Fallzahlen ist nicht nur auf die höhere Lebenserwartung und die verbesserte Diagnostik zurückzuführen.

Anteil der Parkinson-Patienten an der Gesamtbevölkerung:
- 1,0 % bei den 65-Jährigen
- 5,0 % bei den über 80-Jährigen

In welchem Alter beginnt die Erkrankung?

Das mittlere Erkrankungsalter liegt zwischen dem 50. und 60. Lebensjahr. Die Häufigkeit der Parkinson-Krankheit ist altersabhängig. In der englischsprachigen Literatur spricht man von einem »juvenilen« Parkinson-Syndrom, wenn die Erkrankung vor dem 21. Lebensjahr, und von einem »young onset«-Parkinson-Syndrom, wenn die Erkrankung zwischen dem 21. und 39. Lebensjahr diagnostiziert wird (etwa 10 % der Patienten). In nahezu allen Bundesländern gibt es Kontaktstellen und Selbsthilfegruppen für junge Parkinson-Erkrankte (JuPa). Bei jungen Parkinson-Patienten haben Probleme wie Partnerschaft, Sexualität und Beruf einen besonders hohen Stellenwert.

Sind Männer und Frauen gleichermaßen betroffen?

Männer und Frauen sind etwa gleichermaßen betroffen. In einer Überprüfung eigener Parkinson-Patienten für einen Zeitraum von 30 Jahren war der Anteil weiblicher und männlicher Parkinson-Patienten etwa gleich. Es wird vermutet, dass bei Männern die Krankheit etwas früher diagnostiziert wird, wenn motorische Probleme die berufliche Leistungsfähigkeit beeinträchtigen. Nach einer neueren Untersuchung ist der Anteil männlicher Parkinson-Patienten etwas größer, wenn die Erkrankung im höheren Lebensalter beginnt. Da Frauen durchschnittlich eine höhere Lebenserwartung haben, ist für sehr alte Menschen ein Überwiegen weiblicher Parkinson-Patienten zu erwarten.

Haben Parkinson-Kranke eine verkürzte Lebenserwartung?

Vor der Ära der medikamentösen Parkinsontherapie bedeutete die Diagnose, dass der Patient in der Regel früh behindert und pflegebedürftig wurde und eine geringere Lebenserwartung hatte. Insbesondere führte die motorische Beeinträchtigung mit der Störung des Schluckens zu lebensbedrohlichen Lungenentzündungen.

Mit der Weiterentwicklung der medikamentösen Parkinson-Therapie und mit der Verbesserung der Behandlung von Begleitkomplikationen hat sich die Lebenserwartung bei Parkinson-Patienten deutlich verbessert. Vor der Einführung der L-Dopa-Therapie war die Sterblichkeit bei Parkinson-Patienten fast dreimal so hoch wie in der entsprechenden Altersgruppe. Mittlerweile konnte sie auf einen Faktor von 1,8 gesenkt werden. Als Todesursachen stehen bei Parkinson-Kranken wie bei Personen gleichen Alters Herz-Kreislauf-Erkrankungen, Krebserkrankungen und Schlaganfälle an vorderster Stelle. Nicht nur die Lebenserwartung, sondern auch die Lebensqualität kann inzwischen durch eine optimale Therapie über viele Jahre aufrechterhalten werden. Dabei ist es wichtig, dass im weiteren Krankheitsverlauf die medikamentöse Therapie Ihren individuellen motorischen und nichtmotorischen Störungen angepasst wird.

Ursache(n)

Obwohl die genaue Ursache der Parkinson-Krankheit nicht bekannt ist, weiß man heute doch ziemlich genau, wie einzelne Krankheitszeichen zu erklären sind.

Ganz wesentlich ist, dass im Gehirn von Parkinson-Kranken der Botenstoff Dopamin nicht mehr in ausreichendem Maße vorhanden ist. Das hat zur Folge, dass Bewegungsimpulse nur ungenügend weitergeleitet werden und somit schließlich der Muskel nur unzureichend gesteuert werden kann.

Wie laufen willkürliche Bewegungen normalerweise ab?

An einem stark vereinfachten Beispiel und der dazugehörigen Abbildung (siehe rechte Seite) soll zunächst dargestellt werden, wie wir uns die Vorgänge im Gehirn bei einer willkürlichen Bewegung vorstellen können.

Bewegungsimpuls

Wenn wir z. B. den linken Arm bewegen wollen, muss in bestimmten Nervenzellen des Gehirns zunächst einmal ein Bewegungsimpuls erzeugt werden.

Da unsere rechte Hirnhälfte für Bewegungen der linken Körperseite (und umgekehrt) verantwortlich ist, entsteht die Erregung in diesem Falle in der rechten Gehirnhälfte. Von hier aus wird der Bewegungsimpuls als elektrisches Signal durch das Großhirn und den Hirnstamm geführt. Dann gelangt er in den unteren Abschnitten des Hirnstammes auf die linke Seite, erreicht das Rückenmark und über die Armnerven schließlich die Muskeln des linken Armes.

Synapsen

Dieser Weg ist nicht direkt mit einem durchgehenden elektrischen Kabel vergleichbar. Die Nervenfasern sind an bestimmten Stellen unterbrochen, wo der ankommende Bewegungsimpuls nicht »elektrisch«, sondern »chemisch« weitergeleitet wird (siehe Ausschnittsvergrößerung in der Abbildung unten). Die Kontaktstellen zweier Nervenfasern werden Synapsen (griech. synapsis = Verbindung) genannt. Das klobige Endstück der ersten Nervenendigung heißt Präsynapse (prä = vor) und der Anfangsteil der weiterleitenden Nervenfaser heißt Postsynapse (post = nach).

Botenstoffe

Die chemischen Substanzen, die Reize von einer Nervenzelle auf eine andere übertragen, werden als Überträgerstoffe

❖ Erregungsübertragung

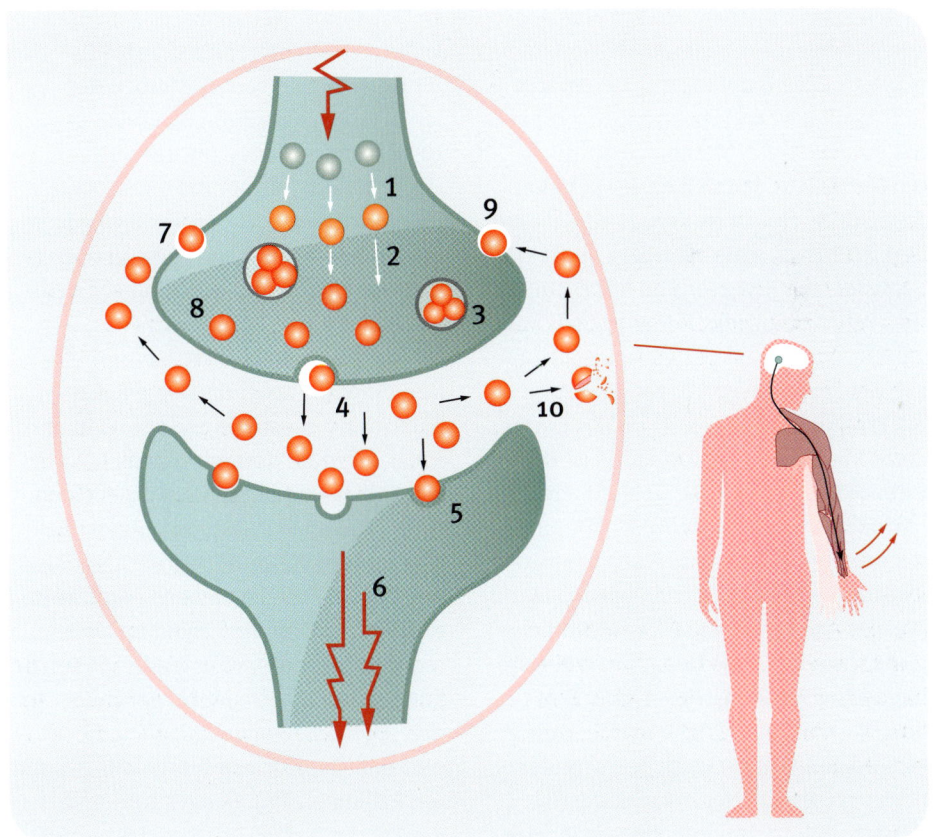

(Botenstoffe) oder Neurotransmitter bezeichnet (Transmitter = Überträger, Neuron = Nerv, also Überträger von Nervensignalen). Einer dieser Neurotransmitter ist die Substanz Dopamin, deren Mangel beim Parkinson-Syndrom die wichtigste Rolle spielt. Weitere Neurotransmitter sind zum Beispiel Acetylcholin, Glutamat und Serotonin.

Das elektrische Nervensignal bewirkt am Nervenfaserende (Präsynapse), dass der hier gespeicherte Botenstoff Dopamin in den Spalt zwischen den Nervenendigungen (Synapsenspalt) austritt und sich mit speziellen Empfängern (Rezeptoren) des zweiten Nervs (Postsynapse) verbindet. An der Hülle (Membran) des zweiten Nervs befinden sich diese speziellen Empfänger (Dopamin-Rezeptoren). Nach dem Schlüssel-Schloss-Prinzip findet Dopamin seinen Rezeptor und löst damit die Weiterleitung des Nervensignals aus.

Die Abbildung (Seite 15) zeigt, wie die Erregungsübertragung im Detail verläuft: Vorstufe für das Dopamin ist die Aminosäure Tyrosin, die über ein Enzym in Dopa umgewandelt wird (1). Durch ein weiteres Enzym wird Dopa in aktives Dopamin überführt (2) und in Bläschen (Vesikel) gespeichert (3). Der elektrische Impuls bewirkt, dass Dopamin in den synaptischen Spalt austritt (4). Die Erregungsfortleitung erfolgt dadurch, dass sich Dopamin mit seinem Rezeptor des nachgeschalteten Nervs verbindet (5), der Nervenimpuls wird jetzt wieder elektrisch geleitet (6). Ein Teil des Dopamins wird an speziellen Rezeptoren der Präsynapse (Autorezeptoren) gebunden (7), um die Ausschüttung von Dopamin zu regulieren (8). Nicht benötigtes Dopamin wird entweder in die Nervenzelle zurücktransportiert (9) oder abgebaut (10) und ausgeschieden.

Welche strukturellen Veränderungen finden im Gehirn statt?

Wie kommt es nun zu diesem Mangel an Dopamin? Bei Parkinson-Patienten kommt es aus bisher noch ungeklärter Ursache zu einem Absterben der Zellen in einem bestimmten Bereich des Hirnstammes, der »schwarze Substanz« genannt wird (Substantia nigra; siehe Abbildung, Seite 18). Areale abgestorbener Nervenzellen werden von sogenannten Glia- und Stützzellen gefüllt, es verbleibt eine blasse narbige Struktur. Der Neuropathologe sieht mit bloßem Auge die sonst schwarze Substanz bei Parkinson-Patienten als blassgraues Areal. Folge ist, dass die von der schwarzen Substanz zum Streifenkörper (Striatum) ziehenden dopaminhaltigen Fasern untergehen. Weitere Folge ist, dass Dopamin für die Erregungsübertragung an den Nervenkontaktstellen (Synapsen) nicht mehr in ausreichendem Maße zur Verfügung steht. Der Streifenkörper gehört zu den sogenannten Basalganglien, zu denen auch der Nucleus subthalamicus und das Pallidum zählt. Diese Kerne sind Zielpunkte der Tiefen Hirnstimulation, auf die wir noch ausführlich eingehen (siehe Abbildung, Seite 165). Die Basalganglien sind die Zentrale für lernte und später automatisierte Bewegungen wie z. B. das aufrechte Gehen. An der Nervenkontaktstelle kommt es also zur Schädigung der ersten Nervenendigung (Präsynapse), während der nachfolgende Anteil (Postsynapse) intakt bleibt. Der noch intakte postsynaptische Teil bietet sich therapeutisch für Wirksubstanzen an, welche die nicht geschädigte Postsynapse direkt stimulieren, also wie Dopamin »agieren« und deshalb Dopaminagonisten genannt werden.

Ehe die ersten motorischen Zeichen der Parkinson-Krankheit für den Patienten bzw. den Neurologen sichtbar werden, sind schon etwa 30 % der schwarzen Nervenzellen und mehr als die Hälfte ihrer axonalen Nervenfortsätze untergegangen. Da man die Geschwindigkeit des Zelluntergangs in etwa abschätzen kann, lässt sich hochrechnen, dass 7–12 Jahre vergehen können, bis der Prozess zu sichtbaren Krankheitszeichen führt. Anders ausgedrückt bedeutet dies, dass der heute 60-jährige Parkinson-Patient schon im Alter von etwa 50 Jahren (oder früher) erkrankte, ohne dass man bei ihm Krankheitszeichen hätte feststellen können.

L-Dopa. Dem Gehirn kann das fehlende Dopamin nicht von außen in Form einer Tablette oder Spritze zugeführt werden, da es die sogenannte Blut-Hirn-Schranke (das ist die Stelle, an der Stoffe vom Blut in das Gehirn übertreten) nicht durchdringen kann (siehe Abbildung, Seite 123). L-Dopa dagegen, eine Vorstufe des Dopamins, kann diese Schranke überwinden und im Gehirn in Dopamin umgewandelt werden.

Glutamat. Für die Parkinson-Behandlung ist ein weiterer Botenstoff von Bedeutung, nämlich das Glutamat. Durch die Verminderung des Dopamins entsteht eine relative Überfunktion des glutamatergen Systems, auf die bestimmte Antiparkinsonmittel wie Amantadin, Budipin und Safinamid dämpfend wirken (nähere Informationen finden Sie in Abschnitt »Welche Medikamente werden bei Parkinson-Patienten eingesetzt?«, Seite 119).

Warum sterben dopaminhaltige Neurone?

Wenngleich die biochemischen und neuropathologischen Vorgänge im Gehirn eines Parkinson-Kranken relativ gut bekannt sind, weiß man bis heute nicht, warum es zum Zelluntergang in der schwarzen Substanz kommt. Es gibt eine Reihe von Hypothesen darüber, welche Vorgänge für den Untergang dopaminerger Neurone verantwortlich sein könnten.

Im normalen Alterungsprozess verliert der Mensch bis ins höhere Alter fortlaufend einen Teil seiner dopaminergen Neurone, ohne Parkinson-Zeichen zu entwickeln. Der fortschreitende Untergang

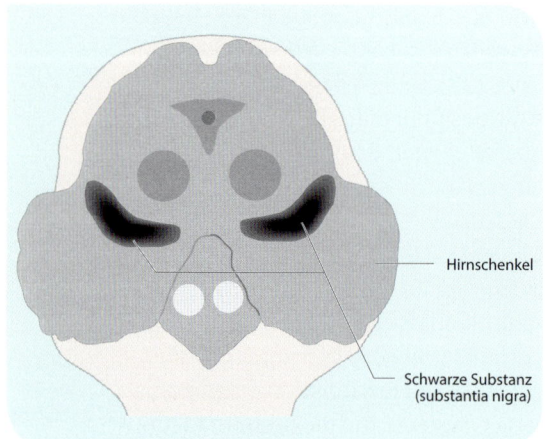

△ Schematische Darstellung des Mittelhirns im Querschnitt: Die schwarze Substanz ist der Bereich, der sich bei Parkinson deutlich sichtbar verändert. Hier kommt es zu einer Verblassung, weil die schwarzen (melaninhaltigen) Nervenzellen absterben.

nigrostriataler Neurone könnte Folge eines prozesshaften vorzeitigen Alterns sein. Möglicherweise wird die Parkinson-Krankheit auch durch ein schädigendes Ereignis (z. B. entzündlich oder toxisch) getriggert (ausgelöst).

Was bedeutet Neuroprotektion?

Neuroprotektion bedeutet Schutz (Protektion) der neuronalen Zellen vor einem schädigenden Einfluss, der zum Zelluntergang führen kann. Ob Parkinson-Mittel wie MAO-B-Hemmer, Amantadin oder Dopaminagonisten neuroprotektive Eigenschaften haben, ist nicht sicher nachgewiesen. Weitere Neuroprotektiva sind z. B. Nervenwachstumsfaktoren und verschiedene Antioxidantien. Bemerkenswert ist, dass Rauchen, Kaffeetrinken und hohe Harnsäurespiegel im Blut (z. B. bei Gicht) eine schützende Wirkung haben können. Als protektiver Faktor wird auch Östrogen diskutiert. Unter restaurativer Therapie (Wiederherstellung) versteht man, dass bereits geschädigte Neurone geheilt oder durch funktionsfähige neue Nervenzellen ersetzt werden (siehe Kapitel zur Stammzelltherapie, Seite 171).

Was besagt die »Oxidativer-Stress-Hypothese«?

Auch unter normalen Bedingungen werden im Gehirn kurzfristig sogenannte »freie Radikale« gebildet, die giftig sind, jedoch in der Regel rasch wieder entgiftet werden und keinen Schaden anrichten. Die freien Radikale reagieren chemisch sehr aggressiv auf Zellstrukturen und versuchen, in einem Oxidationsprozess eine stabilere Verbindung mit Bausteinen der Nervenzellhülle (Zellmembran) einzugehen. Dieser Oxidationsvorgang wird »oxidativer Stress« genannt und löst weitere toxische Prozesse an der Nervenzelle aus, die schließlich zum Zelltod führen können. Eisen, das sich in höherer Konzentration in der schwarzen Substanz von Parkinson-Patienten nachweisen lässt, unterstützt die Bildung freier Radikale. Therapieversuche, medikamentös die Eisenbildung zu vermindern und damit Parkinsonsymptome zu bessern, waren bisher nicht erfolgreich.

Der erhöhte Dopaminumsatz unter einer hohen L-Dopa-Dosierung könnte die oxidative Entgiftung überlasten und somit zum »oxidativen Stress« beitragen. Beim Menschen ist ein toxischer L-Dopa-Einfluss in den gebräuchlichen Dosierungen nicht nachgewiesen.

Was sind neurotrophe Faktoren?
Für die Entwicklung, die Funktion und das Überleben von Nervenzellen sind sogenannte neurotrophe Faktoren (Nervenwachstumsfaktoren) notwendig. Es wird vermutet, dass diese bei der Parkinson-Krankheit nicht in ausreichender Menge zur Verfügung stehen und so der natürliche Zelluntergang gefördert oder zumindest nicht verhindert werden kann. Der Einsatz neurotropher Faktoren befindet sich noch im experimentellen Stadium und steht für die Parkinson-Therapie (noch) nicht zur Verfügung.

Kann die Parkinson-Krankheit durch Umweltgifte ausgelöst werden?
Nach experimentellen Tierversuchen werden Pestizide als Auslöser diskutiert. Wenn Pestizide eine Rolle spielten, müssten Einwohner ländlicher Gebiete mit häufigem Pestizideinsatz häufiger erkranken als Stadtbewohner. Und in der Tat hatten nach einer Untersuchung aus Kanada (1986) Menschen, die in ländlichen Gebieten geboren und aufgewachsen waren, ein höheres Risiko, eine Parkinson-Krankheit zu entwickeln.

Eine weitere Befragung von über 700 Parkinson-Patienten aus dem Jahre 2005 zeigte, dass diese häufiger als eine Kontrollgruppe mit Pestiziden Kontakt hatten. Da die Parkinson-Krankheit auch in Gebieten auftritt, in denen keine Umweltgifte entstehen oder eingesetzt werden, können Umweltfaktoren allenfalls ein Teilauslöser der Krankheit sein. In Frankreich ist seit 2012 unter bestimmten Umständen eine Anerkennung der Parkinson-Krankheit als Berufskrankheit möglich, wenn über 10 Jahre eine Pestizidexposition nachgewiesen und ein Jahr später die Erkrankung diagnostiziert wurde.

Es sind weitere Umweltfaktoren untersucht worden, die aber bisher keinen sicheren ursächlichen Zusammenhang aufzeigten.

Industrie. Gleiches gilt für die berufliche Tätigkeit in bestimmten Industriezweigen (z. B. Holz-, Papier-, Glasverarbeitung, Druckerei, Arbeiten im Steinbruch) oder den Kontakt mit bestimmten Werkstoffen (Lösemittel in Lacken und Klebstoffen, Holzschutzmittel oder Schwermetalle, wie Blei).

Ist α-Synuclein der Schlüssel zu einer möglichen Heilung?
Unter dem Mikroskop sieht der Neuropathologe bei Gehirnen von Parkinson-Patienten in Zellen der Substantia nigra kugelförmige Strukturen, die nach ihrem Erstbeschreiber Friedrich Lewy (dt. Neu-

rologe) »Lewy-Körper« genannt werden (siehe Abbildung unten). Hauptbestandteil der Lewy-Körper ist eine Ansammlung von verklumpten Eiweißkörpern, die α-Synuclein genannt werden und die zu einer Schädigung dopaminerger Neurone der Substantia nigra führen.

Prof. Braak und Mitarbeiter konnten zeigen, dass es schon lange vor Auftreten der ersten motorischen Parkinson-Symptome zur Bildung von Lewy-Körpern außerhalb der Substantia nigra kommt, nämlich in der Riechbahn, im Kerngebiet des Vaguservs und im Nervensystem des Magen-Darm-Traktes. Dies würde erklären, dass Riechstörungen und Verstopfung (Obstipation) sich schon vor Auftreten der motorischen Störungen bei Parkinson-Patienten nachweisen lassen. Erst im späteren Stadium soll nach der Hypothese von Braak das krankhafte α-Synuclein über eine transsynaptische Weiterleitung die dopaminergen Zellen der schwarzen Substanz erreichen und zu motorischen Symptomen führen. Eine weitere Ausbreitung ins Großhirn könnte z. B. die neuropsychiatrischen Störungen erklären.

Diese Befunde beleben die schon ältere Hypothese, dass die Aufnahme von Toxinen eine ursächliche Rolle spielen könnte. Als Eintrittspforten kämen der Darm und/oder die Nase in Betracht. Prof. Reichmann und Mitarbeiter konnten im Dresdner Parkinson-Mausmodell eine α-Synuclein-Anreicherung im Darm erzeugen und später α-Synuclein in Vaguskern und wiederum später in der Substantia nigra nachweisen. In einer großen dänischen Studie wurden über 5000 Patienten über viele Jahre beobachtet, bei denen der Vagusnerv zur Therapie von Magengeschwüren durchtrennt worden war. In der nichtoperierten Vergleichsgruppe hatten deutlich mehr Menschen nach einer Beobachtung von 5–20 Jahren eine Parkinson-Krankheit entwickelt.

Ob α-Synuclein Verursacher oder Begleitprodukt eines multifaktoriellen Schädigungsmechanismus bei der Parkinson-Krankheit ist, wird derzeit diskutiert. Die Parkinsonforschung sucht nach Verfahren, α-Synuclein-Ansammlungen zu reduzieren, um bei einem Teil der Betroffenen Einfluss auf die Krankheits-

⬇ Nachweis von Lewy-Körpern in der Substantia nigra (mit freundlicher Genehmigung von Herrn Prof. Dr. Goebel und Herrn Dr. Bohl, Neuropathologisches Institut der Universität Mainz).

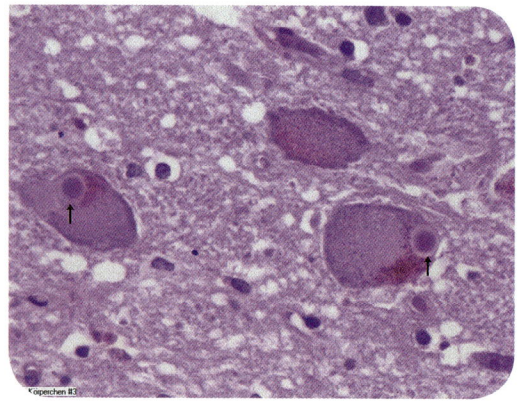

progression zu nehmen. Forscher prüfen derzeit, ob ein Synuclein-Nachweis in Hautzellen diagnostisch hilfreich sein kann.

Spielen Darmbakterien eine Rolle?

Seit langer Zeit ist von der Pazifikinsel Guam bekannt, dass Blaualgen ein Nervengift absondern, das Parkinsonsymptome auslösen kann. Dieses Nervengift ist auch im Helicobacter-Bakterium des Magens nachweisbar. Nach der oben genannten Braak'schen Hypothese und dem Mausmodell von Reichmann kommt der Darmtrakt als Eintrittspforte für eine schädigende Substanz, die die Parkinson-Krankheit auslöst, infrage.

Seit einigen Jahren gibt es eine Reihe von Forschungsergebnissen, die auf eine veränderte Darmflora als mögliche Teilursache der Parkinson-Entstehung hinweisen. Unter »Darmflora« versteht man die Gesamtheit aller Mikroorganismen (Bakterien, Pilze etc.) im Magen-Darm-Trakt. Das genetische Material der Mikroorganismen (Mikrobiota) wird als »Mikrobiom« zusammengefasst.

Die Toxine von Bakterien können über das Blut das Gehirn erreichen und dort Schädigungen hervorrufen. Der Bakterienbestand ist für jedes Individuum einzigartig. Parkinson-Patienten tragen besondere Bakterienstämme im Darm (Prevotellaceae, Enterobacteriaceae), die bei Kontrollgruppen nicht gefunden wurden.

Kein sicherer ursächlicher Zusammenhang

- Leben in ländlichen Gegenden
- landwirtschaftliche Tätigkeiten
- Brunnenwasserkonsum
- Ernährungsgewohnheiten
- ein bestimmter Lebensstil
- Tierkontakte
- einzelne Infektionskrankheiten
- Schimmelbefall
- Reinigungsmittel (Trichloräthylen)

Über die Verbindung vom Darm zum Gehirn (»Darm-Hirn-Achse«) können möglicherweise neurologische und psychiatrische Erkrankungen beeinflusst werden. Untersucht wird derzeit auch die Frage, ob immunologische Entzündungsprozesse an der Auslösung der Parkinson-Krankheit beteiligt sind. Die im Darmtrakt entstehenden kurzkettigen Fettsäuren sind als Botenstoffe möglicherweise an der Steuerung von Immunprozessen beteiligt.

Der therapeutische Einsatz von Stuhltransplantationen wird derzeit geprüft. Hierbei werden Kapseln mit gefriergetrocknetem Stuhl eingenommen oder es wird Stuhl von Gesunden über eine Sonde in den Dünndarm geleitet. Die Therapieerfolge bei chronisch-entzündlichen Darmerkrankungen scheinen gesichert zu sein. Bei Multipler Sklerose, Parkinson-Krankheit und Depression sind die Ergebnisse noch nicht belastbar. Auch der Einfluss von Nahrungsergänzungsstoffen wie Probiotika oder Präbiotika wird uneinheitlich beurteilt.

Wichtig: Bitte beachten Sie, dass eine Darmreinigung durch massive Einläufe keine geeignete therapeutische Maßnahme zur »Verbesserung bzw. Veränderung der Darmflora« ist!

Ist die Parkinson-Krankheit vererbbar?

In den letzten zwei Dekaden hat die Parkinson-Forschung große Fortschritte auf dem Gebiet genetisch determinierter Parkinson-Syndrome gemacht. 17 Gendefekte sind inzwischen bekannt, die in chronologischer Reihenfolge ihrer Entdeckung als PARK1 bis PARK17 bezeichnet werden. Die erste Entdeckung war eine Mutation im α-Synuclein-Gen.

Die erblichen Formen betreffen Patienten mit einem jungen Manifestationsalter (jünger als 40 Jahre) und einer Häufung von Parkinsonfällen in der Familie. Erbliche Formen machen etwa 1% aller idiopathischen Parkinson-Syndrome aus. Für diese Gruppe mit erhöhtem Vererbungsrisiko kann eine genetische Beratung (Facharzt für Neurologie und Facharzt für Humangenetik) sinnvoll sein. Allgemein raten Ärzte Kindern bzw. Enkeln von Parkinsonkranken bei Kinderwunsch nicht von einer Schwangerschaft ab.

Kann ein Schlaganfall der Krankheitsauslöser sein?

Ohne die modernen Untersuchungsmethoden wie Computertomographie, Kernspintomographie und Ultraschalldiagnostik zur Verfügung zu haben, hat man früher großzügig viele Hirnerkrankungen auf Durchblutungsstörungen des Gehirns zurückgeführt. Akute Schlaganfälle (Hirninfarkte), die isoliert die Basalganglien betreffen, führen eher selten zu einer Parkinson-Symptomatik. Infolge vieler kleiner Durchblutungsstörungen des Gehirns können jedoch Symptome wie bei einem idiopathischen Parkinson-Syndrom entstehen.

Welchen Einfluss haben Rauchen, Koffein und Alkohol?

Jetzt sollten die Raucher eigentlich weghören! Aber es ist statistisch mit unterschiedlichen Methoden in unterschiedlichen Kulturkreisen nachgewiesen, dass Zigarettenraucher ein geringeres Risiko haben, eine Parkinson-Krankheit zu entwickeln. Dieser Befund ist nicht auf eine selektiv erhöhte Sterblichkeit der rauchenden Parkinson-Patienten zurückzuführen. Wissenschaftlich ist interessant, dass Nikotin als Radikalfänger und als MAO-B-Hemmer wirksam sein kann. Es wird eine zellschützende Wirkung von Nikotin diskutiert.

In neuerer Zeit sind ähnliche Korrelationen auch für den Kaffee- und Alkoholgenuss berichtet worden. Und jetzt dürfen die Raucher wieder zuhören: Der gesundheitsschädigende Einfluss von Nikotin und Alkohol ist auf jeden Fall weitaus größer als die genannte positive Korrelation. Dieser Befund hat rein wissenschaftliches Interesse und sollte nicht zum Nikotin- und Alkoholgenuss als Maßnahme gegen Parkinson auffordern! Übrigens konnte bisher durch die Verwendung eines Nikotinpflasters der Verlauf bei Parkinson-Patienten in Studien nicht sicher beeinflusst werden.

Ist eine Früherkennung möglich?

Eine Früherkennung in dem Sinne, dass die Erkrankung schon vor dem Auftreten der ersten Krankheitszeichen (präklinisch) durch eine Blutuntersuchung oder durch eine Untersuchung der Nervenflüssigkeit vorausgesagt werden kann, ist bisher nicht möglich.

Wie erwähnt, sind bei Auftreten der ersten motorischen Krankheitszeichen etwa 30 % der verantwortlichen Nervenzellen der Substantia nigra abgestorben. Mit der Positronen-Emissions-Tomographie (PET) und der Single-Photon-Emissions-Computed-Tomographie (SPECT) ist es möglich, schon früh die zugrunde liegende Dopaminspeicherstörung nachzuweisen. PET und besonders SPECT gewinnen für Risikopatienten, z. B. bei familiärer Belastung, und für die differenzialdiagnostische Abgrenzung gegenüber nichtidiopathischen Parkinson-Syndromen und besonderen Tremorformen zunehmend an Bedeutung.

Vorrangig bleibt bisher die klinische Fahndung nach ersten motorischen Zeichen, wie Störungen der Feinmotorik (z. B. Probleme beim Zähneputzen, Schnürsenkelbinden, Schreiben und bei der Ausübung handwerklicher Hobbys). Standardisierte feinmotorische Tests können bei der Diagnosefindung hilfreich sein. Zu den wichtigsten frühen nichtmotorischen Zeichen zählen Riechstörungen, REM-Schlaf-Störungen und Verstopfung. Als weitere Risikozeichen gelten vegetative Störungen (z. B. orthostatischer Blutdruckabfall, Dranginkontinenz, erektile Dysfunktion), muskuloskelettale Schmerzen, kognitive Einschränkungen und psychische Störungen (z. B. Depression, Versagensängste). Es hat sich weiter gezeigt, dass früh Farbschattierungen nicht so gut erkannt werden.

Die Parkinsonforschung fahndet nach Frühmarkern, die sensitiv und spezifisch genug sind, die Erkrankung vorauszusagen, um so therapeutisch gezielt den Verlauf positiv beeinflussen zu können. Eine Früherkennung würde dann besonders an Bedeutung gewinnen, wenn die Forschung einen sicheren Schutz vor weiterer Schädigung anbieten könnte.

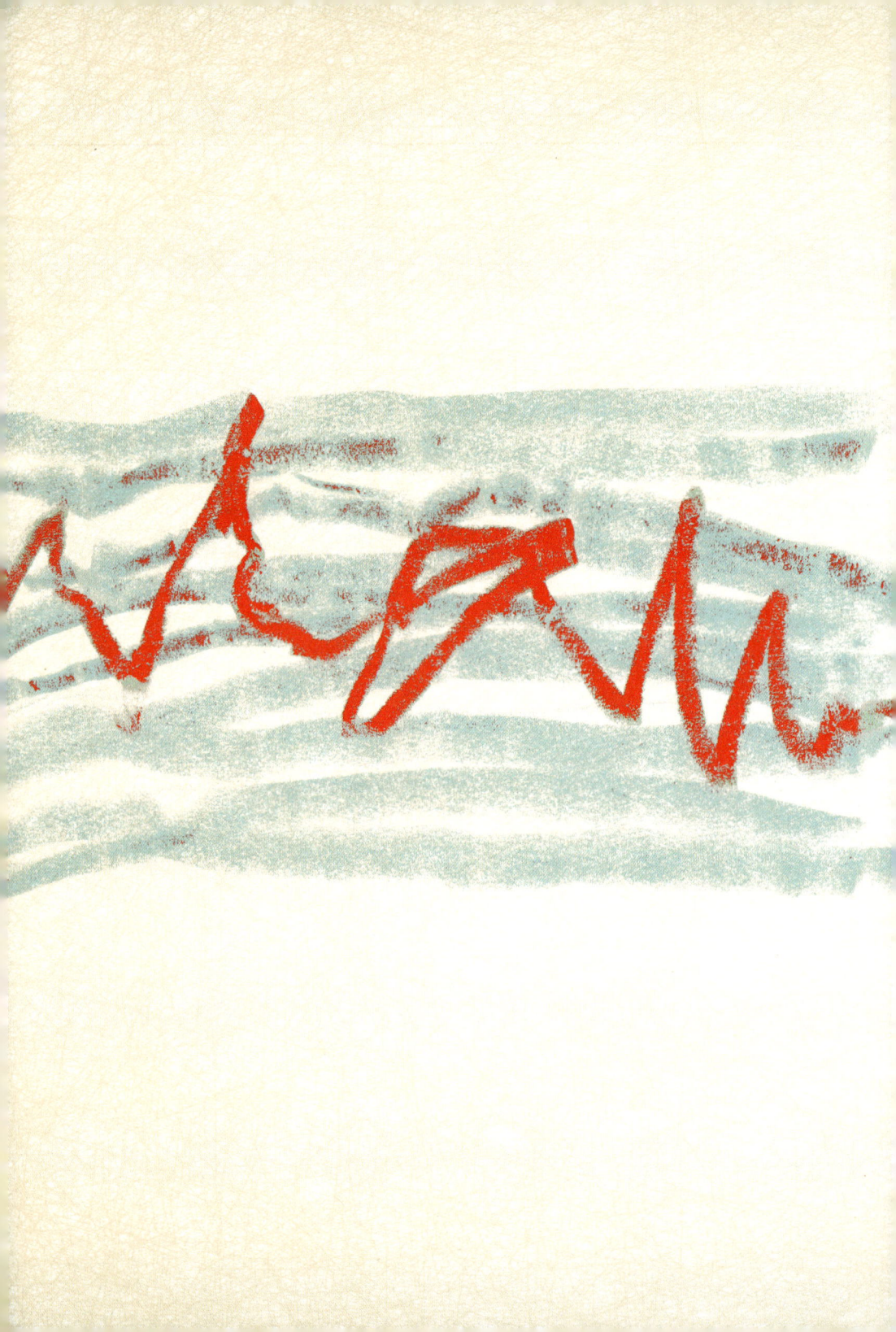

Die Krankheit erkennen

Parkinson ist eine klinische Diagnose. Technische Untersuchungen können zur Diagnosesicherung beitragen.

Symptome und Anzeichen

Weil die Symptome so vielfältig und zum Teil nicht eindeutig sind, ist es besonders wichtig, einen begründeten Verdacht auf Parkinson fachärztlich abklären zu lassen.

Es sollte frühzeitig ein Facharzt für Neurologie konsultiert werden. Dass ein Parkinson-Patient immer noch Monate bis Jahre auf seine Diagnose warten muss, liegt nicht nur an der Komplexität dieses Krankheitsbildes, sondern auch an der nicht immer optimalen interdisziplinären ärztlichen Zusammenarbeit.

Was sind die frühen Zeichen der Erkrankung?

Wie erwähnt, können frühe Zeichen einer Parkinson-Krankheit auch eher uncharakteristische Beschwerden, wie Schulter-Arm-Schmerzen, »rheumatische Beschwerden«, Verstopfung, Riechstörungen und traurige Verstimmtheit (Depression) sein. Die Tatsache, dass die Erkrankung in der Regel erst im höheren Alter auftritt, macht verständlich, dass aus einer Mehrzahl von Beschwerden und Beobachtungen die für die Parkinson-Krankheit typischen Krankheitszeichen herausgefiltert werden müssen.

Manchmal ist der behandelnde Arzt nach gründlicher Untersuchung und probeweiser medikamentöser Therapie gezwungen, zunächst den weiteren Verlauf abzuwarten, ohne gleich eine sichere Diagnose stellen zu können. Selbst in Zentren für Bewegungsstörungen kommt es trotz Einhaltung strikter Diagnosekriterien in 10 % der Fälle zu Fehldiagnosen. Wichtig ist nur, dass der Arzt bei seiner diagnostischen Gesamtabklärung auch die Parkinson-Krankheit mit einbezieht. Genauso wichtig ist es, einem Patienten nicht ungerechtfertigt die Diagnose »Parkinson«

zu geben und ihn möglicherweise über längere Zeit mit für ihn unwirksamen und dazu noch unverträglichen Parkinson-Medikamenten zu behandeln.

Dies bezieht sich besonders auf Tremorformen anderer Ursache, auf Parkinson-Syndrome im Rahmen von anderen neurodegenerativen Erkrankungen oder auf demenzielle Entwicklungen. Unserer Erfahrung nach ist es wichtig, den Patienten bei begründeter Verdachtsdiagnose einer Parkinson-Erkrankung schon früh aufzuklären. Manchmal kann erst im zeitlichen Verlauf eine Diagnosesicherung erfolgen. Patient und Angehörige können durch Beobachtung der Symptome dem Arzt bei der nächsten Konsultation mit Angaben helfen, die eine Diagnose unterstützen.

Was sind die diagnostischen Kriterien?

Seit fast 25 Jahren richten sich die Ärzte in der klinischen Parkinson-Diagnostik nach den Diagnosekriterien der »UK Parkinson's Disease Society Brain Bank«. In dieser ursprünglich für wissenschaftliche Zwecke entwickelten Hirn-Datenbank wurde die klinische Diagnose von Parkinson-Patienten mit neuropathologischen Veränderungen nach dem Tode (postmortal) validiert. Berücksichtigt wurden ausschließlich motorische Störungen.

Nach den erarbeiteten Diagnose-Kriterien (»UK Parkinson's Disease Society Brain Bank Clinical Diagnostic Criteria«) liegt ein Parkinson-Syndrom vor, wenn neben einer Bewegungsverlangsamung (Bradykinese) mindestens eines der Symptome Ruhetremor, Muskelsteife (Rigor) oder Haltungsinstabilität nachweisbar ist. Die Haltungsinstabilität ist allerdings kein frühes Zeichen einer Parkinson-Krankheit.

Diagnose-Kriterien – Parkinson-Syndrom (nach UK Brain Bank):
- Bradykinese und mindestens eines der folgenden Symptome
- Rigor
- Ruhetremor
- Haltungsinstabilität

Für die Eingrenzung eines Parkinson-Syndroms auf die Diagnose eines idiopathischen Parkinson-Syndroms, einer Parkinson-Krankheit also, sind unterstützende Kriterien wichtig.

Unterstützende Kriterien für die Diagnose der Parkinson-Krankheit:
- einseitiger Beginn und/oder persistierende Asymmetrie der Symptome
- Asymmetrie L-Dopa-induzierter Dyskinesien
- Ruhetremor (als charakteristische Tremorform)
- eindeutig positives Ansprechen auf L-Dopa
- Im weiteren Krankheitsverlauf dürfen innerhalb von 10 Jahren keine zusätzlichen neurologischen Symptome auftreten, die auf eine pyramidale, zerebel-

> **Nichtmotorische Begleitsymptome**
>
> Die nachfolgend genannten häufigen und auch schon früh auftretenden nichtmotorischen Begleitsymptome sind in den Diagnosekriterien der UK-Brain-Bank nicht berücksichtigt:
> - sensorische Störungen (z. B. Riechstörungen, Schmerzen, Gefühlsstörungen)
> - vegetative Störungen (Funktionsstörungen des Kreislaufs, der Temperaturregulation, der Blase, des Darmtrakts und der Sexualität)
> - psychische Störungen (z. B. Depression und Schlafstörungen)
> - kognitive Störungen (z. B. Vergesslichkeit)

läre oder okulomotorische Beteiligung hinweisen.

Hinweise für eine symptomatische Ursache (z. B. medikamentös ausgelöst) oder ein atypisches Parkinson-Syndrom (z. B. Multisystematrophie, MSA) dürfen nicht bestehen. Andere Erkrankungen, die mit einer ähnlichen Bewegungsstörung einhergehen, müssen ausgeschlossen sein. Hierfür werden zur Differenzierung auch technische Untersuchungen wie MRT und SPECT eingesetzt.

Wenn ein charakteristischer Ruhetremor besteht, wird schon früh an ein Parkinson-Syndrom gedacht. Wie wir gerade erwähnt haben, ist ein Tremor jedoch nach den UK-Brain-Bank-Kriterien nur ein zusätzliches Leitsymptom. Obligat für die Diagnosestellung ist die Bewegungsverlangsamung (Bradykinese).

Die genannten Diagnosekriterien (siehe Seite 27) beziehen sich nur auf motorische Störungen. Es wird diskutiert, ob nicht auch Hyposmie (Riechstörung) bei den unterstützenden Kriterien mit aufgeführt werden sollte (Reichmann, 2015).

Was sind Akinese, Hypokinese und Bradykinese?

Akinese heißt wörtlich übersetzt »ohne Bewegung« (griech. akinein = nicht bewegen können) und soll besonders auf die Hemmung des Bewegungsstarts hinweisen.

Hypokinese (hypo = unter) bedeutet »weniger oder verminderte Bewegung«. Hypokinese soll die reduzierten Bewegungsamplituden und Spontanbewegungen beschreiben.

Bradykinese (brady = langsam) soll auf die Verlangsamung der Bewegungsinitiierung und des Bewegungsablaufs hinweisen. Unter besonderen Umständen kann es im Spätstadium der Erkrankung zur (phasenhaften) völligen Bewegungsunfähigkeit, der eigentlichen Akinese, kommen.

Die Begriffe »Akinese«, »Hypokinese« und »Bradykinese« werden meist bedeutungsgleich für die drei genannten Aspekte der Bewegungsarmut benutzt. Sie stellen für die meisten Parkinson-Patienten den gravierendsten Teil ihrer motorischen Behinderung dar und sind für die Diagnosestellung unerlässlich.

Was heißt »Akinese-Rigor-Typ« oder »Tremor-Dominanz-Typ«?

Nach dem Verteilungsmuster der Hauptsymptome der Parkinson-Krankheit werden folgende Formen unterschieden:

Typen der Parkinson-Krankheit:
- Akinese-Rigor-dominantes Parkinson-Syndrom
- Tremor-dominantes Parkinson-Syndrom
- Äquivalenz-Typ
- Monosymptomatischer Tremor (Bradykinese und Rigor treten erst spät auf)

Wenn Akinese und Rigor im Vordergrund der Parkinson-Symptomatik stehen, spricht man von einem Akinese-Rigor-Dominanz-Typ; wenn der Tremor überwiegt, von einem Tremor-Dominanz-Typ, und wenn beides etwa gleich stark ausgeprägt ist, von einem Äquivalenz-Typ. In seltenen Fällen kann der Tremor einmal über einen längeren Zeitraum (scheinbar) ohne Bradykinese und ohne Rigor vorherrschen und wird dann als monosynaptischer Ruhetremor abgegrenzt. Erst nach Jahren lassen sich auch bei diesem Typ Bradykinese und Rigor regelhaft als Parkinson-Leitsymptome nachweisen. Der Tremor-Dominanz-Typ soll mit einem günstigeren Krankheitsverlauf einhergehen.

Was ist eine akinetische Krise?

Eine akinetische Krise entwickelt sich selten im Spätstadium einer Parkinson-Krankheit: Die Patienten sind fast völlig bewegungsunfähig (akinetisch), zeigen eine ausgeprägte Muskelsteifheit (Rigor) und können weder sprechen noch schlucken. Sie können somit auch keine Flüssigkeit mehr aufnehmen (Es besteht Austrocknungsgefahr!). Da auch die Parkinson-Medikamente nicht mehr geschluckt werden können, verschlechtert sich der Zustand weiter.

Begleitet wird die Akinese von Herzrasen, Blutdruckanstieg und Schwitzen. Eine akinetische Krise liegt vor, wenn dieser Zustand trotz Weiterführung der medikamentösen Parkinson-Behandlung länger als 48 Stunden andauert.

Als Auslöser einer akinetischen Krise kommen folgende Faktoren infrage:
- massive Reduktion oder Absetzen der Antiparkinsonmittel
- Einnahmefehler, Resorptionsstörungen bei Darmerkrankungen

- Einnahme oder Entzug von Antipsychotika
- akute, schwere körperliche Erkrankungen, Flüssigkeitsmangel, hoch fieberhafte Infekte, ausgedehnte Operationen, Traumen, ausgeprägte seelische Belastungen

Im Endstadium einer Parkinson-Krankheit kann es auch ohne die genannten Auslöser zu einer akinetischen Krise kommen, die sich jedoch mehr schleichend entwickelt und erst spät zu Schluckstörungen führt. Patienten mit einer akinetischen Krise müssen notfallmäßig in einem Fachkrankenhaus intensivmedizinisch versorgt werden. Akut werden Amantadin-Infusionen und/oder Apomorphin-Injektionen verabreicht und später wird L-Dopa über eine Magensonde zugeführt.

Was bedeutet »Hypomimie«?

Hypomimie (hypo = wenig, mimie = Mimik) bedeutet die Verarmung der spontanen Gesichtsmimik, die entsprechend der stärker betroffenen Seite asymmetrisch ausgebildet sein kann. Das Gesicht erscheint dadurch unbeweglich und ausdruckslos. Die Hypomimie verleiht dem Parkinson-Patienten eine gewisse maskenartige Starre (Maskengesicht), die durch den selteneren Lidschlag noch verstärkt wird. Wenn eine vermehrte Talgbildung der Gesichtshaut hinzutritt und die Haut fettig erscheint, spricht man von einem Salbengesicht.

Neben der mimischen Störung fällt die Verarmung oder der Verlust an gestischen Bewegungen auf (das sind Mitbewegungen der Hände z. B. beim Sprechen, die wir unbewusst ausführen). Mimik und Gestik sind wesentliche Pfeiler der Kontaktaufnahme und -pflege. Insgesamt entsteht dadurch oft der (falsche) Eindruck, der Parkinson-Kranke sei traurig, teilnahmslos, vielleicht sogar ängstlich. Die Einschränkung der kommunikativen Fähigkeiten und der persönlichen Ausdrucksfähigkeit kann auch dazu führen, dass Parkinson-Patienten beim Laien den Eindruck einer intellektuellen Leistungsminderung entstehen lassen.

Scheuen Sie sich als Patient nicht, Ihrem Gesprächspartner gegenüber Ihre in der Gesprächssituation vielleicht normale Stimmungslage auch sprachlich deutlich zu machen: »Es mag vielleicht so aussehen …, aber ich fühle mich gut …«

Hans, 55 Jahre

Diagnose durch genaues Hinschauen

》》 *Ich bin Lehrer und seit Monaten habe ich eine schmerzhafte Bewegungseinschränkung im rechten Schultergelenk. Es fällt mir schwer, flüssig an der*

Wandtafel zu schreiben. Der Orthopäde hatte ein »Schulter-Arm-Syndrom« diagnostiziert, aber auch festgestellt, dass meine Hand kurzzeitig zitterte. In der nachfolgenden neurologischen Untersuchung fiel dem Arzt auf, dass ich während des Entkleidens beim Knopfleisten- und Schuhsenkel-Öffnen meine linke Hand benutzte, obwohl ich Rechtshänder bin. Mein Neurologe erklärte mir, dass ich wegen der Hypokinese meiner rechten Hand unbewusst zur linken Hand wechselte. Ich selbst hatte das bis dahin nicht gemerkt. Bei mentaler Anspannung (Rückwärtszählen 100 minus 7) zitterte kurz meine ruhende rechte Hand, daraus schließt er auf einen Ruhetremor unter mentaler Belastung. Schon beim Gehen ins Untersuchungszimmer war dem Arzt das verminderte Mitschwingen meines rechten Armes aufgefallen, neurologisch ausgedrückt ist das ein Rigor der rechten oberen Extremität. So wurden durch genaues Hinschauen schon vor der eigentlichen neurologischen Untersuchung meine Hypokinese sowie mein Ruhetremor und Rigor entdeckt, die Hauptkriterien der Diagnose »Parkinson« sind.

Wie verändert sich das Sprechen bei Parkinson?

Schon im frühen Krankheitsverlauf, meist aber erst in späteren Stadien der Parkinsonerkrankung fällt eine Veränderung des Sprechens auf. Der Neurologe findet Symptome einer Dysarthrophonie und verminderter Prosodie. »Dysarthrophonie« bedeutet, dass das Sprechen leiser, verwaschen, rauer und undeutlicher wird. Die Artikulation und die Stimmbildung sind gestört. Als »Prosodie« (aus dem griech. »Mitsingen«) bezeichnet man die Sprechmelodie, also Betonung, Intonation und Rhythmus des Sprechens. Da nicht nur der Inhalt der sprachlichen Kommunikation, sondern auch Klangfarbe und Artikulation wichtig sind, werden die Veränderungen des Sprechens wie auch der Mimik von den Angehörigen und Bekannten fälschlicherweise als Veränderung von Emotion und Stimmung wahrgenommen.

Wie zeigt sich die Bradykinese im Bereich der Hände?

Früh wird auffällig, dass rasch abwechselnde Bewegungsabläufe der Hand oder der Finger in ihrem Tempo verlangsamt sind und stockend verlaufen, wie z. B. Drehbewegungen der Hand (wie beim Einschrauben einer Glühbirne oder beim Drehen eines Schraubenziehers).

Bei der Untersuchung wird das rasche Tippen des Zeigefingers auf den Daumen (Finger-Tapping) oder das repetitive Öffnen der Hand geprüft. Dabei sind sowohl der Bewegungsausschlag (Amplitude) als auch die Geschwindigkeit vermindert. Mit dem Tapping-Test (Seite 64) kann die Tappingfrequenz gemessen werden. Schon früh fällt eine Beeinträchtigung der feinmotorischen Geschicklichkeit bei den täglichen Verrichtungen auf (z. B. Ankleiden, Zuknöpfen, Zähneputzen, Rasieren, Schnürsenkelbinden). Zu Beginn der Erkrankung sind die motorischen Störungen stets einseitig betont ausgeprägt.

Wie zeigen sich Schreibstörungen?

Patienten berichten häufig, schon ohne ein gezieltes Nachfragen, dass sich das Schreiben verändert habe. Im Schriftbild fällt auf, dass die Buchstaben und Ziffern zu Beginn noch relativ groß geschrieben werden, dann aber immer kleiner und unleserlicher werden. Der Schriftzug weicht oft nach rechts oben ab. Eine derart veränderte Schrift wird als Mikrographie (mikro = klein, graphie = Schrift) bezeichnet. Der Begriff »progrediente Mikrographie« soll auf die für die Parkinson-Krankheit charakteristische Abnahme der Schriftgröße hinweisen, während eine durchgehend kleinere Handschrift als »konstante Mikrographie« häufiger bei der PSP anzutreffen ist. Zusätzlich kann die Schrift durch den Tremor verzittert sein.

Im Spiralzeichentest und in der Schriftprobe lassen sich die verzitterten, verkleinerten und verlangsamten Linienzüge gut nachweisen. In der Abbildung (Seite 33) sehen Sie ein Beispiel. Um briefliche Kontakte nicht zu verlieren und den übrigen Schriftverkehr auch weiterhin selbstständig durchzuführen, raten wir Patienten mit deutlichen Schreibstörungen, auf Druckbuchstaben umzustellen oder einen PC zu benutzen. Ein ergotherapeutisches Schreibtraining (Feedback, visuelle Cues, Schreibhilfsmittel) kann die Handschrift verbessern.

Was versteht man unter einem Rigor?

»Rigor« bezeichnet einen erhöhten Spannungszustand der Muskulatur (lat. rigor = Starre, Steifheit) durch anhaltende Muskelkontraktionen. Die erhöhte Muskelspannung ist in jeder Bewegungsphase vorhanden, ist unabhängig von der passiven Bewegungsgeschwindigkeit und erreicht in Ruhe keine vollständige Entspannung. Die Betroffenen empfinden den Rigor als Lähmungsgefühl.

Der Rigor unterscheidet sich wesentlich von der Spastik, wie sie z. B. nach einem Schlaganfall auftritt. Bei der Spastik nimmt die Muskelspannung mit der Bewegungsbeschleunigung zu, d. h., eine rasche Bewegung der betroffenen Extremität wird von einer zunehmenden Muskelspannung begleitet.

Um die typische Muskelspannung des Rigors besser zu verdeutlichen, wird sie gerne mit dem Widerstand beim Biegen eines Bleirohres verglichen. Der zähe Widerstand ist hier während des gesamten

Symptome und Anzeichen

Biegevorgangs (passive Bewegung in den Gelenken) gleichmäßig vorhanden, unabhängig davon, ob der Vorgang schnell oder langsam durchgeführt wird. Dagegen würde sich bei der Spastik der Widerstand erhöhen, wenn die Bewegung im Gelenk rasch durchgeführt würde. Die erhöhte Muskelspannung ist in der rumpfnahen Beugemuskulatur stärker ausgebildet und trägt somit zu der typischen Körperhaltung bei. Auch das asymmetrisch verminderte Mitschwingen eines Armes ist durch den Rigor mitbestimmt.

Zahnradphänomen: Wird bei der Prüfung der passiven Bewegung in den Gelenken der spürbare zähe, bleierne Widerstand

❖ Spiralzeichentest und Schriftprobe. Die Linienführung beim Zeichnen und Schreiben ist verzittert und der Vorgang verlangsamt, erkennbar am benötigten Zeitaufwand.

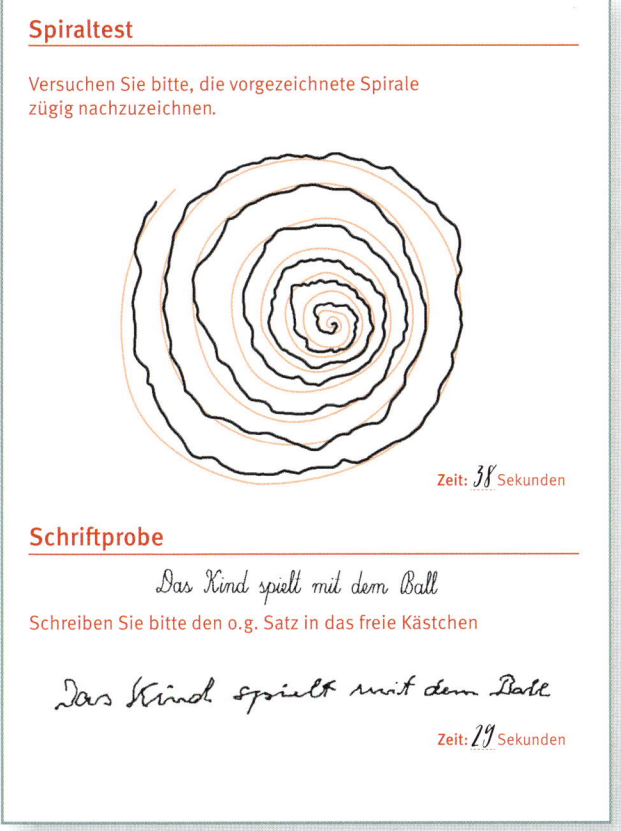

ruckweise unterbrochen, wird dies als »Zahnradphänomen« bezeichnet. Der Untersucher – weniger der Betroffene – hat das Gefühl, als bewege sich das Gelenk wie ineinandergreifende Zahnräder. Allein durch eine Tremorüberlagerung ist dieses Phänomen nicht zu erklären.

Kopfkissenphänomen, Kopffall-Test: Die Muskelspannung im Bereich der Halsmuskulatur kann so ausgeprägt sein, dass der Patient im Liegen den Kopf unbewusst angewinkelt hält, sodass er das Kopfkissen nicht oder kaum berührt (Kopfkissen-Phänomen). Wenn der Untersucher den Kopf anhebt und dann loslässt, sinkt der Kopf nur langsam zurück (Kopffall-Test).

Was sind die Merkmale eines Tremors?

Ein frühes und auffallendes Zeichen der Parkinson-Krankheit ist bei etwa der Hälfte aller Patienten ein Zittern (Tremor). Es handelt sich um unwillkürliche, ziemlich regelmäßige, rhythmische Hin- und Herbewegungen von Körperabschnitten. Betroffen sind vorwiegend die Hände, seltener der Kopf, das Kinn und andere Körperregionen.

Klassifikation des Tremors

Frequenz:
- hochfrequent (> 7 Hz)
- mittelfrequent (4–7 Hz)
- niederfrequent (< 4 Hz)

Amplitude der Bewegungsausschläge:
- grobschlägig
- feinschlägig

Aktivierungsbedingungen:
- Ruhetremor
- Haltetremor
- Aktionstremor
- ungerichteter Bewegungstremor
- zielgerichteter Bewegungstremor (Intentionstremor)

weitere Kriterien:
- Erblichkeit
- andere ursächliche Faktoren

Welche Tremorformen gibt es bei Parkinson-Patienten?

Typ I klassischer Parkinson-Ruhetremor:
- tritt nur bei vollständiger Muskelentspannung auf
- Frequenz: 4–6 Hz
- selten Kombination mit Halte- und Bewegungstremor gleicher Frequenz
- lange Zeit einseitig betont
- zu Beginn einer Muskelanspannung zunächst abgeschwächt
- Zunahme bei mentaler und psychischer Belastung
- relativ geringe motorische Funktionseinbuße, wohl aber psychosoziale Stigmatisierung

Typ II Ruhe- und Haltetremor unterschiedlicher Frequenz: Der Frequenzunterschied zwischen Ruheposition und Halteposition beträgt: > 1,5 Hz

Typ III reiner Halte- und Aktionstremor:
- Aktivierung durch Muskelanspannung
- Frequenz meist > 5 Hz
- Beeinträchtigung in den motorischen Alltagsaktivitäten bei größerer Tremoramplitude

Sonderform: Monosymptomatischer Tremor: kein Rigor, keine Bradykinese über mindestens zwei Jahre feststellbar

Wie zeigt sich der Ruhetremor?

Zittern tritt bei der Mehrzahl der Parkinson-Patienten in Ruhe (Ruhezittern, Ruhetremor) mit einer Frequenz von vier bis sechs Schlägen pro Sekunde (4–6 Hz) auf. Der Tremor beginnt meist an einer Hand und wird oft erstmals unter psychischer und mentaler Belastung sichtbar. Der Ruhetremor tritt bei vollständiger Muskelentspannung auf, wenn z. B. die Hände im Liegen auf dem Bauch ruhen, im Sitzen auf der Armlehne lagern oder im Stehen bzw. beim Gehen locker herabhängen.

Wegen des typischen Bewegungsablaufs hat man den Tremor im Bereich der Finger früher als »Pillendrehen« (mit einer ähnlichen Bewegung hatte der Apotheker seine Pillen geformt) oder »Geldzählertremor« bezeichnet. Das Ruhezittern nimmt zu Beginn einer Willkürbewegung zunächst ab, schaukelt sich dann langsam wieder auf (siehe Abbildung, Seite 37). Bei mentaler Belastung (z. B. Rückwärtszählen, 100 minus 7) oder psychischer Anspannung (z. B. bei Aufregung in Gesellschaft, im Gespräch) wird der Ruhetremor deutlicher. Da der Ruhetremor bei Willküranspannung abnimmt, fühlt sich der Betroffene weniger durch die motorische Funktionseinbuße als vielmehr durch die psychosoziale Stigmatisierung behindert: Bei sozialen Kontakten ist der Patient darauf bedacht, seinen Tremor zu verbergen (z. B. indem er die Arme verschränkt oder die Hand in die Hosentasche steckt), was dann aber eher zur Tremorverstärkung führt. Im Schlaf ist der Tremor nicht vorhanden.

Hinweis: Die genaue Abgrenzung eines Ruhetremors ist für die Diagnosestellung eines idiopathischen Parkinson-Syndroms besonders wichtig, da nur etwa 10 % der nichtidiopathischen Parkinson-Syndrome mit einem Ruhetremor einhergehen.

Wie zeigt sich der Halte- und Aktionstremor?

Bei einem Halte- und Aktionstremor wird der Tremor erst generiert, wenn die betroffene Extremität in einer bestimmten Position gehalten wird, wie zum Beispiel beim Halten einer Tasse, oder wenn die Tasse zum Mund geführt wird (Aktionstremor). Der Haltetremor hat eine höhere Frequenz (5–7 Hz) als der Ruhetremor. Parkinson-Patienten mit einem Haltetremor sind neben der psychosozialen Stigmatisierung auch in ihren Alltagstätigkeiten, die eine Feinmotorikleistung erfordern, funktionell behindert, wenn die Tremorausschläge größer sind. Dadurch kann der Patient in seinen Alltagaktivitäten eingeschränkt sein.

Was ist ein monosymptomatischer Ruhetremor?

Der monosymptomatische Tremor entspricht dem klassischem Ruhetremor, ohne dass klinisch ein idiopathisches Parkinson-Syndrom diagnostiziert werden kann, da nach den Brain-Bank-Kriterien für die Diagnose einer Parkinson-Erkrankung eine Bradykinese und ein Rigor über mindestens zwei Jahre nicht nachweisbar bzw. nicht sichtbar ist. Wenn man eine bestimmte Symptomatik nicht bzw. noch nicht erfassen kann, benutzen die Ärzte Begriffe wie »subklinisch« oder »präklinisch«. Wir haben gehört, dass der Prozess im Gehirn schon Jahre aktiv sein kann, bevor wir überhaupt klinische Zeichen einer Parkinson-Krankheit sehen. Es ist schon möglich, dass zuerst der Ruhetremor früh demaskiert wird und die weiteren Leitsymptome noch verborgen bleiben.

Wie wird der Parkinson-Tremor behandelt?

L-Dopa und alle derzeit zur Verfügung stehenden Dopaminagonisten wirken auch auf den Tremor, wobei ein Ruhetremor am schwierigsten zu beeinflussen ist. Der Parkinson-Tremor wird erst dann gesondert behandelt, wenn die eingeleitete dopaminerge Therapie, die sich auf alle Leitsymptome bezieht, den Tremor nicht befriedigend gemindert hat.

Therapie des Ruhetremors

Wirksam ist Budipin (Parkinsan®), dessen Einsatz allerdings wegen der kardialen Nebenwirkungen mit bestimmten Auflagen belegt ist. Unter Berücksichtigung der Risikofaktoren kann bei jungen Parkinson-Patienten ein Anticholinergikum versucht werden.

Wenn der Ruhetremor durch mentale oder emotionale Belastung besonders stark ausgeprägt ist, kann ein sogenannter Betablocker (ein Medikament, das sonst zur Senkung der Herzfrequenz und des Bluthochdrucks eingesetzt wird, z.B. Propranolol) eingesetzt werden. Wenn eine antidepressive Behandlung notwendig ist, ist vom Einsatz trizyklischer Antidepressiva auch eine Tremorreduktion zu erwarten. Aufgrund anticholinerger Nebenwirkungen ist hierbei jedoch häufig nur ein eingeschränkter Einsatz möglich. Auch Clozapin hat eine Wirkung auf

▸ Tremoranalyse durch elektromyographische Ableitung (EMG). Oben sieht man deutlich, wie das Ruhezittern durch eine plötzliche Muskelanspannung unterdrückt wird. Bei erneuter, aber kontinuierlicher Muskelanspannung wird das Zittern zunehmend stärker. Die beiden unteren Reihen zeigen, dass die Muskelaktivität wechselweise in der Streck- (Extensoren) und Beugemuskulatur (Flexoren) auftritt.

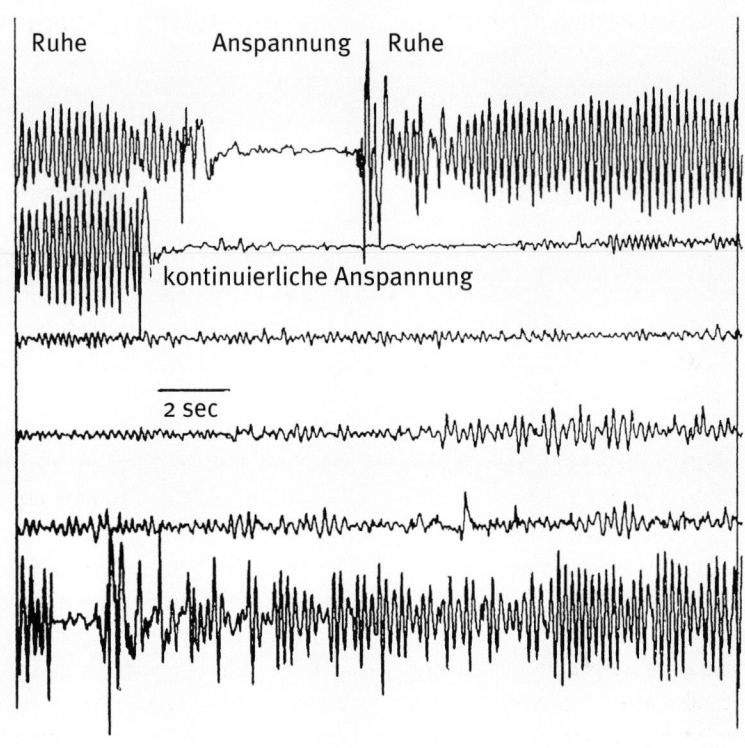
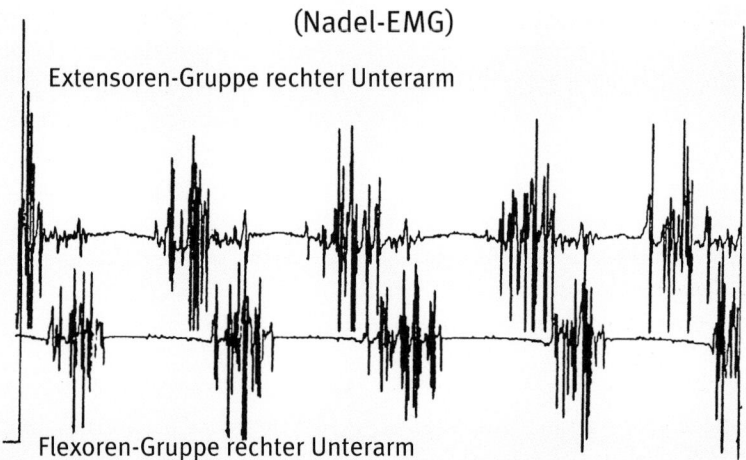

den Tremor (hier sind regelmäßige Blutbildkontrollen notwendig).

Vorsicht! Anticholinergika sind wirksam bei Tremor, sollten jedoch nicht bei älteren multimorbiden oder kognitiv eingeschränkten Patienten eingesetzt werden.

Therapie des Halte- oder kombinierten Halte- und Ruhetremors

Wenn sich der Haltetremor unter der Therapie mit Dopaminergika nicht befriedigend beeinflussen lässt, wird auch hier die zusätzliche Behandlung mit einem Betablocker oder mit Primidon (ein Mittel gegen epileptische Anfälle) in langsam aufsteigender Dosierung empfohlen. Die Antiepileptika Topiramat oder Zonisamid können alternativ eingesetzt werden. Von Betarezeptorenblockern profitieren besonders Patienten mit einem höherfrequenten Haltetremor und rascher Zunahme des Tremors bei emotionaler Anspannung. Auch das schon erwähnte Clozapin zeigt Wirkung auf den Haltetremor.

Ihr(e) Ergotherapeut(in) wird Ihnen Hilfsmittel für verschiedene Tätigkeiten im Alltag zeigen. So gibt es zum Beispiel einen Löffel, der elektronisch gesteuert, den Haltetremor beim Essen dämpfen kann.

Bei Fehlschlagen der Therapie und deutlicher Behinderung durch den Tremor (psychisch und physisch) wird die Indikation zur Tiefen Hirnstimulation (THS) (Seite 162) geprüft, die hochwirksam ist.

Bei welchen anderen Erkrankungen tritt auch ein Tremor auf?

Es gibt eine Vielzahl von Funktionsstörungen und Krankheitsbildern, die mit einem Tremor einhergehen. Neben dem Parkinson-Tremor sind der verstärkte physiologische Tremor und der essenzielle Tremor die häufigsten Tremorformen, auf die wir näher eingehen werden.

Ist Zittern immer Hinweis auf eine Erkrankung?

Nein! Zittern (Tremor) muss nicht Ausdruck einer Erkrankung sein. Sie kennen sicherlich das Zittern in der Kälte (Kältezittern), bei Anstrengung, Erschöpfung, viel Kaffee, Stress oder bei seelischer Erregung und in Angstsituationen (Stress- oder Angstzittern). Auch bei Drogenentzug tritt oft ein Tremor auf. Auf weitere Ursachen dieses verstärkten physiologischen Tremors werden wir im nächsten Abschnitt eingehen. Er ist die häufigste Tremorform, gefolgt vom essenziellen Tremor und dem Parkinsontremor.

Was ist ein verstärkter physiologischer Tremor?

»Physiologischer Tremor« (physiologisch = nicht krankhaft) heißt, dass ein Tremor zwar vorhanden ist, aber wegen seiner geringen Ausschläge nicht sichtbar ist und nur mit empfindlichen Messgeräten nachweisbar ist. Dieser Tremor kann aber durch besondere Faktoren so verstärkt werden dass er nun sichtbar und behindernd sein kann.

Es handelt sich um einen mittelschlägigen Haltetremor mit einer höheren Frequenz als die bisher genannten Formen (> 6 Hz, in der Regel 10–12 Hz). Natürlich kann auch ein Parkinson-Patient zusätzlich zu seinem Tremor noch eine weitere Tremorform entwickeln.

Im Folgenden finden Sie eine Auflistung der häufigsten Ursachen des verstärkten physiologischen Tremors und der medikamentös/toxisch induzierten Tremorformen.

Ursachen (nach den Tremor-Leitlinien, 2012):
- Schilddrüsen- und Nebenschilddrüsenüberfunktion
- Kalziummangel
- niedriger Blutzucker
- Niereninsuffizienz
- Vitamin-B_{12}-Mangel
- Drogenentzug
- Emotionen und Stress
- Erschöpfung
- Kälte

Wie zeigt sich ein medikamentös oder toxisch ausgelöster Tremor?
Der medikamentös induzierte Tremor wird als Haltetremor bei ausgestreckten Armen und mit gespreizten Fingern besonders deutlich. Ursächlich kommen Psychopharmaka (Antipsychotika, trizyklische Antidepressiva, Lithium), Medikamente bei Atemproblemen/Asthma, Schilddrüsenhormone, Zytostatika (Medikamente gegen Krebserkrankungen) und einzelne Antikonvulsiva (Medikamente gegen epileptische Anfälle) infrage.

Medikamentös induzierter Tremor (Beispiele):
- Lithium, Valproat
- Asthma-Medikamente
- Metoclopramid

Tremorformen (nach Deuschl, 2012)
- verstärkter physiologischer Tremor
- medikamentös oder toxisch induzierter Tremor
- essenzieller Tremor
- Tremor bei Parkinson-Syndromen
- orthostatischer Tremor
- aufgaben- und positionsspezifischer Tremor
- dystoner Tremor
- zerebellärer Tremor
- Holmes- und thalamischer Tremor
- Gaumensegeltremor
- Tremor bei peripherer Neuropathie
- psychogener Tremor

- Schilddrüsenhormone
- Zytostatika
- Antipsychotika
- Antidepressiva
- bei Alkoholabhängigkeit

Nach Alkoholentzug kann ein störender Tremor auftreten, den Alkoholkranke nicht selten mit erneuter Alkoholzufuhr »behandeln«. Auch der Entzug von Beruhigungsmitteln, Nikotin und Koffein kann von einem Tremor begleitet sein, wobei Nikotin und Koffein selbst auch einen Tremor auslösen können. Weitere Beispiele giftiger (toxischer) Tremorauslösung sind Quecksilber, Blei, Mangan, Kohlenmonoxid und Cyanide. Da die Tremoramplituden des medikamentös oder toxisch induzierten Tremors meist klein sind, ist der Betroffene in seiner motorischen Funktion weniger beeinträchtigt, fühlt sich jedoch in seiner sozialen Umgebung gestört. Die Behandlung zielt auf das Absetzen des auslösenden Medikaments oder der Entgiftung der entsprechenden Substanz.

Was ist ein essenzieller Tremor?

Die wichtigste organische Tremorform neben dem Parkinson-Tremor ist der klassische essenzielle Tremor, der in 60 % der Fälle vererbt wird (familiärer essenzieller Tremor). Man nimmt an, dass jeder hundertste Einwohner davon betroffen ist. Damit ist der essenzielle Tremor deutlich häufiger als die Parkinson-Krankheit. Das mittlere Erkrankungsalter wird mit 40 Jahren angegeben. Der Tremor kann jedoch auch schon in der Jugend beginnen und tritt in der Regel als isoliertes Krankheitszeichen auf, das heißt ohne sonstige Bewegungsstörungen oder Muskelsteifheit und ohne weitere neurologische Symptome. Nur ganz selten kann der Tremor mit einer leichten Gangstörung und Extremitätenunsicherheit sowie kognitiven Störungen einhergehen. Man geht davon aus, dass der essenzielle Tremor durch eine Regelkreisstörung zentraler Tremorgeneratoren mit Verbindungen zum Kleinhirn, zu bestimmten Nervenkernen des Hirnstammes und des Großhirns entsteht.

In der Regel handelt es sich um einen Halte- und Aktionstremor. Die Patienten sind z. B. beim Halten von Gläsern oder Besteck eingeschränkt und verschütten vieles oder zittern bei feinmotorischen Tätigkeiten. Insbesondere, wenn die Patienten sich »beobachtet« fühlen, kommt es zu einer Verschlechterung. Die Frequenz des essenziellen Tremors ist gewöhnlich höher als die des Parkinson-Tremors. Im Unterschied zum Parkinson-Tremor tritt der essenzielle Tremor meist beidseitig auf und zeigt einen normalen DaTSCAN™-Befund. Der Tremor betrifft mit absteigender Häufigkeit die Hände, den Kopf, die Stimme, die Beine, das Kinn und den Rumpf.

Peter, 70 Jahre
Es ist doch kein Parkinson

>> *Vor Monaten habe ich die Diagnose »Parkinson« bekommen und wurde auf L-Dopa eingestellt. Erst da habe ich mich erinnert, dass ich als junger Mann beim Essen bzw. Halten des Bestecks vorwiegend rechts etwas gezittert habe. Im Laufe der Jahre war eher eine Besserung eingetreten, aber seit zehn Jahren ist der Tremor wieder deutlicher, jetzt insbesondere beim Schreiben. In Gesellschaft habe ich festgestellt, dass ich das dritte Glas Sekt schon wesentlich ruhiger halten kann.*

In der neurologischen Untersuchung hat sich ein rechtsbetonter Halte- und Aktionstremor gezeigt. Schreiben ist mir nur in Druckbuchstaben möglich (wobei die linke Hand die schreibende rechte Hand stützt). Beim Spiralzeichentest hatte ich eine stark verzitterte Linienführung. Rasches Finger-Tapping und gutes Mitschwingen der Arme waren mir möglich, aber mein Gang war unsicher. Die Labordaten waren unauffällig.

Nach der Anamnese und dem Befund hat mir mein Neurologe gesagt, dass ich doch kein Parkinson-Syndrom hätte, es fehle vor allen Dingen die Bradykinese als diagnostisches Hauptkriterium. Mein Temor wurde als essenzieller Tremor eingeordnet. Das L-Dopa wurde abgesetzt. Die Monotherapie mit Primidon oder Gabapentin war nicht erfolgreich. Seit ich Propranolol in Kombination mit Topiramat bekomme, ist der Tremor immerhin gedämpft.

Behandlung

Die Mehrzahl der Patienten mit essenziellem Tremor hat die Erfahrung gemacht, dass Alkoholgenuss den Tremor deutlich mindert. Dadurch ist natürlich die Gefahr des Alkoholmissbrauchs gegeben. Dies ist aber selbstverständlich keine Lösung! Zur Behandlung des essenziellen Tremors werden vorwiegend Propranolol (Betarezeptorenblocker), Primidon und Topiramat sowie Gabapentin (Monotherapie) eingesetzt. Reserve-Medikamente sind Clonazepam und Clozapin. Botulinumtoxin ist in erfahrenen Zentren beim Kopf- und Stimmtremor erfolgreich eingesetzt worden. Die Tiefe Hirnstimulation im Thalamus ist zur Behandlung des essenziellen Tremors bei erheblicher Behinderung und fehlender Kontraindikation zugelassen.

Sonderform »orthostatischer Tremor«

Eine Sonderform ist der orthostatische Tremor, der als Schwächegefühl und Unsicherheit kurz nach dem Aufstehen (»Gummibeine«) empfunden wird. Ein schneller Tremor der Beine in stehender Position, der sichtbar und fühlbar ist, ist für dieses Krankheitsbild typisch. Die Betroffenen spüren im Stehen eine Bewegungsunruhe der Beinmuskeln, der ein hochfrequenter Tremor von 14–18 Hz zugrunde liegt. Beim Anlehnen wird der Tremor auf die Arme überragen. Das Unsicherheitsgefühl nimmt im Gehen ab, im Sitzen und Liegen sind die Betroffenen sogar beschwerdefrei.

Wenn der Patient sich ausschließlich nach dem Aufstehen unsicher fühlt und vielleicht ohne ersichtlichen Grund hinstürzt, wird der Arzt an diese Tremorform denken (müssen). Medikamentös werden Benzodiazepine, Betablocker und Gabapentin eingesetzt, Dopaminergika helfen nicht.

Was ist ein Alterstremor?

Ein nach dem 70. Lebensjahr auftretender Haltetremor wird bisher als seniler Tremor dem essenziellen Tremor zugeordnet. Es wird derzeit diskutiert, ob es sich beim Alterstremor nicht um einen eigenständigen altersassoziierten Haltetremor handelt, der mit kognitiven Beeinträchtigungen und erhöhter Mortalität einhergeht (Deuschl, 2015).

Was ist ein aufgaben- und positionsspezifischer Tremor?

Als weitere isolierte Tremorformen sind der aufgabenspezifische Tremor (bei einseitigen beruflichen Tätigkeiten, z. B. bei Berufsmusikern, Sportlern), der primäre Schreibtremor sowie der isolierte Stimm-, Kinn- und Zungentremor bekannt. Der primäre Schreibtremor tritt nur beim Schreiben und nicht bei anderen Tätigkeiten der Hand auf, z. B. nicht beim Essen mit Besteck.

Was ist ein psychogener Tremor?

Ein Tremor kann als psychogener Tremor auch einmal Ausdruck einer mehr oder weniger bewussten Konfliktsituation sein. Durch Ablenkung und passive Entspannung lässt sich der meist plötzlich auftretende psychogene Tremor unterdrücken. Im Unterschied zum Parkinson-Tremor ändert der psychogene Tremor seine Frequenz, ist stark variabel, betrifft oft den ganzen Körper und führt wegen der »willkürlichen« Muskelbewegungen rasch zur Ermüdung. Der Arzt prüft, ob ein sogenanntes Koaktivierungszeichen vorliegt, d. h., ob der Gegenspieler zum Tremormuskel auch angespannt wird.

Wie äußern sich Gang-, Stand- und Haltungsstörungen?

Gangstörungen werden meist erst im weiteren Verlauf der Erkrankung deutlich. Wir werden in einem späteren Abschnitt noch eingehend auf Gangstörungen als motorische Spätkomplikation eingehen. Es fällt dem Parkinson-Patienten schwer, eine Bewegung in Gang zu setzen (Startschwierigkeiten), eine Richtungsänderung durchzuführen, sich zu drehen oder plötzlich anzuhalten. Der Gang ist kleinschrittig, engbasig, zu Beginn oft schlurfend, hinkend oder trippelnd, mit der Gefahr des Hinstürzens. Nach einigen Schritten wird das Gangbild dann oft flüssiger und freier. Es kann zu einer ungewollten Beschleunigung des Gehens kommen (Festination des Gehens), wobei der Betroffene oft nicht rechtzeitig am Ziel stoppen kann. Frühes motorisches Parkinson-Zeichen ist das verminderte Mitschwingen der Arme beim Gehen mit Bevorzugung der stärker betroffenen Seite.

Mit zunehmender Krankheitsdauer entwickelt sich die für Parkinson-Patienten typische Körperhaltung: Kopf und Oberkörper sind nach vorn geneigt. Die Schultern fallen nach vorn. Die Arme sind im Ellenbogengelenk angewinkelt, die Oberarme werden dicht am Rumpf gehalten. Die Hände stehen in Beugestellung und sind leicht nach innen gedreht. Hüfte und Knie sind gebeugt und verleihen dem Körper eine insgesamt »gedrückte« Haltung. In dieser Haltung fühlt sich der Parkinson-Kranke wie eingebunden und fixiert. Die beschriebene Körperhaltung kann durch degenerative Veränderungen der Gelenke und der Wirbelsäule verstärkt werden.

Haltungsinstabilität

Der aufrechte Gang und der stabile Stand werden durch komplexe Regulationssysteme gesteuert, an denen das visuelle System, das Gleichgewichtsorgan und Rezeptoren in den Gelenken beteiligt sind. Die bei Gesunden automatisch geregelte Haltungsstabilität (posturale Stabilität) wird bei Parkinson-Patienten zunehmend gestört. Bei passiven Stößen (Pulsionen) gegen den Körper (z. B. im Gedränge oder im Bus, insbesondere bei Richtungsänderungen) kann der Parkinson-Kranke mit seinem Körper oft nicht rechtzeitig gegensteuern, um das Gleichgewicht zu halten. Er neigt dadurch zum Hinstürzen (Störung der gleichgewichtsregulierenden Stell- und Haltereflexe = posturale Reflexe).

Die Unfähigkeit, passive Stöße ausreichend auszubalancieren, wird in der Fachsprache mit »Pulsion« bezeichnet. In der Untersuchungssituation testet der Arzt die Standstabilität, indem er den Patienten plötzlich an den Schultern zu sich nach hinten oder nach vorn zieht (Schubstest, Achtung: Es besteht Sturzgefahr!). Der Gesunde gleicht mit ein bis maximal zwei Korrekturschritten aus, der Parkinson-Kranke benötigt mehrere Ausgleichsschritte. Auch die Anzahl der Einzelschritte bei einer Kehrtwendung auf der Stelle ist erhöht. Der Neurologe bewertet hierbei die sogenannte Schrittwendezahl. Ein Patient mit Parkinson benötigt eine größere Anzahl von Schritten für eine 180-Grad-Drehung und entwickelt dabei ein erhöhtes Sturzrisiko. Das Aufrichten aus dem Liegen, das Drehen im Bett, das Aufstehen von Sitzgelegenheiten oder das Umkehren auf der Stelle können nicht oder nur verzögert eingeleitet werden. Im fortgeschrittenen Stadium der Erkrankung können plötzliche Blockaden beim Gehen auftreten, die wir in einem späteren Abschnitt als »Freezing«-Phänomene besprechen werden.

Besondere Haltungsstörungen

An dieser Stelle möchten wir kurz auf besondere Haltungsstörungen eingehen, die auch beim Parkinson-Syndrom auftreten und besonders häufig durch Psychopharmaka ausgelöst werden. Es handelt sich um Kamptokormie, Pisa-Syndrom und Anterocollis.

Kamptokormie (gr. Kamptos = beugen; kormos = Rumpf) bezeichnet eine ausgeprägte, abnorme Beugung des Rumpfes beim fortgeschrittenem Parkinson-Syndrom. Meist im Stehen und Gehen, seltener im Sitzen ist der Oberkörper um mehr als 45 Grad nach vorn geneigt. In Rückenlage bildet sich die Beugung (fast) vollständig zurück. Ursächlich werden ein abnormer Rigor und/oder eine dystone Muskelaktivität, aber auch eine Erkrankung der beteiligten Muskeln selbst diskutiert. Meist entwickelt sich die Kamptokormie innerhalb weniger Wochen mit Rückenschmerzen. Die Therapie ist schwierig. Dopaminerge Medikamente sind in der Regel nicht wirksam, auch wenn sich die Motorik sonst gut bessert. Botulinumtoxin in die Bauchmuskeln kann hilfreich sein und auch für die Tiefe Hirnstimulation gibt es einzelne Erfolgsberichte. Eine gezielte Physiotherapie mit aktiven Trainingsmaßnahmen und Hilfsmitteln (z. B. hoher Rollator) bessern Haltung und Schmerzen. Orthopädische (chirurgische) Maßnahmen werden nicht empfohlen.

Pisa-Syndrom: Beim Pisa-Syndrom handelt es sich praktisch um eine Haltungsanomalie des Rumpfes. Hierbei steht eine Seitneigung des Oberkörpers und des Rumpfes in sitzender oder stehender Position (»Schiefer Turm von Pisa«) im Vordergrund. Dieses ebenfalls seltene Syndrom findet sich häufiger bei der Multisystematrophie als bei der Parkinson-Krankheit. Als Auslöser kommen auch atypische Antipsychotika und Antidepressiva in Frage. Die Therapie ist schwierig. Man kann versuchen, die dopaminerge Medikation zu reduzieren. Physiotherapie kann die Haltungsstörung geringfügig bessern.

Anterocollis (antero = nach vorn; collis = Hals) bezieht sich auf die Halswirbelsäule. Der Kopf ist um mehr als 45 Grad nach vorn geneigt und kann – ähnlich der Kamptokormie – im Liegen gerade gehalten werden. Für die meisten Fälle wird eine zervikale Dystonie als Ursache angenommen. Die therapeutischen Möglichkeiten sind wie bei der Kamptokormie und dem Pisa-Syndrom begrenzt.

Als Hilfsmittel kann eine abgepolsterte Halskrause versucht werden. Bei extremen Kopfhaltungen wird von einem »Dropped-Head-Syndrom« gesprochen (»Herabfallen« des Kopfes).

Wie ist das weitere Vorgehen bei der Verdachtsdiagnose?

Zunächst einmal wird der Neurologe eine ausführliche Eigen- und Familienanamnese (Krankengeschichte) erheben. Dabei fragt er insbesondere nach Bewegungsstörungen in der Familie und der Einnahme von Medikamenten, die Parkinsonzeichen auslösen können. Familienangehörige werden befragt, ob schon seit längerer Zeit Symptome wahrgenommen werden, die der Patient selbst vielleicht nicht bemerkt hat. So fällt häufig dem Partner schon früher eine Verlangsamung des Gangbildes oder eine erhöhter Zeitbedarf im Bad beim Rasieren oder beim Schminken auf. Ebenso berichten auch Bekannte oder Familienangehörige, die nicht täglichen Kontakt haben, von motorischen Beeinträchtigungen.

Klinisch werden Ihre Mimik, Blinkrate und Augenmotorik untersucht. Der Arzt wird prüfen, ob ein Tremor in Ruhe, unter mentaler Belastung (Rückwärtszählen, 100 minus 7), in verschiedenen Haltepositionen oder bei Zielbewegungen vorhanden ist. Weiter wird er untersuchen, wie der Bewegungsablauf bei repetitiven (wiederholenden) Bewegungen der Hände und Füße (Finger- und Fuß-

> **Zusammenfassung: Gang- und Haltungsstörung**
> - Der Gang ist kleinschrittig, schlurfend, trippelnd.
> - Beim Gehen werden die Arme kaum mitgeschwungen, seitenbetont.
> - Beim Gehen können Bewegungsblockaden auftreten (Freezing).
> - Wendebewegungen oder Aufrichten aus liegender Haltung sind erschwert.
> - Die posturale Instabilität im weiteren Krankheitsverlauf erhöht das Sturzrisiko.

tapping) ist, wie Ihr Gang und Ihre Körperhaltung aussehen und wie schnell Sie sich beim Laufen umwenden können. Er wird dokumentieren wie (rasch) Sie vom Stuhl aufstehen und sich auf die Untersuchungsliege legen und ob Ihre Muskelspannung im Sinne eines Rigors erhöht ist. Die Haltestabilität wird mit dem Schubstest kontrolliert. Dies sind motorische Zeichen, die auf ein Parkinson-Syndrom hinweisen können. Natürlich wird Ihr Arzt eine komplette neurologische Untersuchung mit Prüfung der Muskeleigenreflexe, der Sensibilität und der Koordination durchführen. Auch der psychische und kognitive Bereich ist Gegenstand der Untersuchungen. Die Brain-Bank-Kriterien sind die Grundlage der diagnostischen Einordnung.

Was spricht gegen ein idiopathisches Parkinson-Syndrom?

Weniger wahrscheinlich ist die Diagnose »Parkinson-Krankheit« bei einem schubhaften Verlauf oder einer stufenweisen Verschlechterung bzw. spontanen Besserung der Bewegungen. Warnzeichen (»red flags«) sind früh auftretende Gleichgewichts-, Sprech-, Blasen- und Sexualfunktionsstörungen oder weitere neurologische Zeichen, wie z. B. sogenannte Pyramidenbahnzeichen. Psychotische Episoden (z. B. Halluzinationen) und Demenz sind keine frühen Zeichen eines idiopathischen Parkinson-Syndroms.

Atypische Parkinson-Syndrome

- Multisystematrophie (MSA)
- Demenz vom Lewy-Körper-Typ (DLK)
- progressive supranukleäre Blickparese (PSP)
- kortikobasale Degeneration (CBD)

Was sind atypische Parkinson-Symptome?

Zu den Parkinson-Syndromen im Rahmen anderer neurodegenerativer Erkrankungen zählen die nachfolgenden Erkrankungen, die auch als atypische Parkinson-Syndrome bezeichnet werden.

Trotz ähnlicher Symptomatik findet man bei der Parkinson-Krankheit und den atypischen Parkinson- Syndromen unterschiedliche histopathologische Veränderungen. Beim idiopathischen Parkinson-Syndrom werden, wie anfangs beschrieben, Ablagerungen von α-Synuclein in Zellen gefunden. Ähnliche Veränderungen findet man sowohl bei der MSA als auch bei der DLK. Man nennt diese Erkrankungen daher Synukleopathien. (Die Demenz vom Lewy-Körper-Typ werden wir später zusammen mit der Demenz bei der Parkinson-Krankheit besprechen, auch weil derzeit diskutiert wird, ob die DLK nicht eine besondere Verlaufsform der Parkinson-Krankheit ist).

Im Gegensatz dazu sind bei der PSP und der CBD Ablagerungen von Tau-Protein in Hirnstrukturen zu finden. Man zählt diese Erkrankungen daher zu den Tauopathien. Die häufigste Tauopathie ist die Demenz vom Alzheimer-Typ.

Was ist eine Multi-System-Atrophie (MSA)?

»Multi-System-Atrophie« (MSA) bedeutet, dass mehrere (= multi) neuronale Systeme von einer Atrophie (Zelluntergang) betroffen sind. Bei der MSA sind die Basalganglien, das autonome Nervensystem und das Kleinhirn betroffen.

Man unterscheidet:
- einen Parkinson-Typ der MSA, der auch striatonigrale Degeneration (SND) oder MSA-P genannt wird (P steht für Parkinson), und
- einen Kleinhirn-Typ der MSA, auch sporadische Olivoponto-Zerebelläre-Atrophie (sOPCA) oder MSA-C (C steht für Cerebellum = Kleinhirn).

Die Diagnose einer MSA wird nach Konsensuskriterien (2008) als möglich, wahrscheinlich oder gesichert eingestuft. Eine sichere Diagnose ist nur histopathologisch, also nach dem Tode durch eine Hirnbiopsie möglich.

Neben Parkinson-Symptomen (MSA-P) oder Kleinhirnzeichen (MSA-C) treten als Leitsymptome früh im Krankheitsverlauf autonome Zeichen (Störungen des vegetativen Nervensystems) auf, wie Harninkontinenz, erektile Dysfunktion und orthostatische Hypotension. Anders als bei der Parkinson-Krankheit treten früh Störungen anderer motorischer Nervenbahnen mit einer Steigerung der Muskeleigenreflexe und einem sogenannten Babinski-Zeichen sowie ein Stridor (Atemgeräusch durch Enge der Luftwege) hinzu.

Die ersten Krankheitszeichen treten meist zwischen dem 45. und 60. Lebensjahr auf, wobei Männer etwas häufiger als Frauen betroffen sind (1,4:1). Gangstörungen treten schon innerhalb von drei Jahren nach den ersten motorischen Symptomen auf, sodass die Patienten schon früh auf den Rollstuhl angewiesen sind. Innerhalb von fünf Jahren treten Sprech- und Schluckstörungen (Dysarthrie, Dysphagie) hinzu. Die mittlere Überlebenszeit ist deutlich vermindert.

Für MSA ist das mangelnde Ansprechen auf L-Dopa charakteristisch (beim idiopathischen Parkinson-Syndrom spricht gerade das gute Ansprechen auf L-Dopa für die Diagnose). Die MSA kann mit Depression und pathologischer Affektlabilität (pathologisches Lachen und Weinen) einhergehen.

Welche therapeutischen Maßnahmen gibt es bei MSA?

Im Anfangsstadium der MSA ist mit hohen L-Dopa-Gaben oft noch eine Besserung zu erreichen (1 000 mg L-Dopa). Die Kombination mit Dopaminagonisten kann versucht werden. Bei Tagesmüdigkeit kann Amantadin helfen. Die Begleitstörungen wie vermehrter Speichelfluss, Schluckstörungen, orthostatische Blutdrucksenkung (Seite 93) und Blasenstörungen (Seite 100) werden symptomatisch behandelt. Die pflegerische und psychosoziale Betreuung rückt im weiteren Verlauf zunehmend in den Vordergrund.

Was ist eine progressive supranukleäre Blicklähmung?

Die Ärzte Steele, Richardson und Olszewski haben 1964 ein Krankheitsbild beschrieben, das neben Parkinson-Zeichen mit einer fortschreitenden Augenbewegungsstörung einhergeht. Deshalb wird dieses Krankheitsbild auch als progressive supranukleäre Blickparese (PSP) bezeichnet (progressiv = fortschreitend, supranukleär = oberhalb eines Kerngebiets im Zentralnervensystem gelegen, Parese = Lähmung).

Die Erkrankung betrifft mehr Männer als Frauen, tritt nach dem 40., meist zwischen dem 50. und 65. Lebensjahr, auf und zeigt ein rasches Fortschreiten. Neben der Bradykinese besteht ein deutlicher Rigor vornehmlich im Nackenbereich mit Überstreckung des Kopfes nach hinten als Retrocollis. PSP-Patienten klagen schon früh, häufig schon im ersten Jahr, über eine ausgeprägte Gang- und Standunsicherheit mit Neigung zu Stürzen. Rigor und Bradykinese sind bei der PSP symmetrisch ausgeprägt, ein Ruhetremor fehlt in der Regel, die Haltung ist eher aufrecht, das Mitschwingen der Arme nur wenig gemindert.

Erkannt werden die Patienten oft daran, dass sie bei einer Blickwendung Kopf und Rumpf »en bloc« mitdrehen müssen (beim Gesunden erreichen zuerst die Augen das Blickziel, der Kopf wird nachgeführt). Im Endstadium sind Blickwendungen nicht nur nach oben oder unten, sondern auch zur Seite weitergehend eingeschränkt, sodass der Blick starr, wie fixiert erscheint. Schon im frühen Krankheitsstadium entwickeln sich kognitive Störungen und Persönlichkeitsveränderungen. Affektive Störungen mit pathologischem Lachen und Weinen begleiten die PSP. Schon nach wenigen Jahren sind PSP-Patienten auf den Rollstuhl angewiesen oder werden bettlägerig.

MRT, SPECT- und PET-Untersuchungen können bei Abgrenzung zur Parkinson-Krankheit helfen. Während bei der MSA die autonome Störung als Leitsymptom wegweisend ist, führt bei der PSP die Augenbewegungsstörung, die der Erkrankung ihren Namen gegeben hat, zur Diagnose.

Therapeutische Maßnahmen bei der PSP

Wie die MSA lässt sich leider auch die PSP medikamentös wenig beeinflussen. Nur 10 % erreichen unter der Behandlung mit L-Dopa eine kurzzeitige Besserung der Gangstörung und des Rigors. Im Behandlungsversuch mit L-Dopa sollte bis 1 000 mg hochdosiert werden. Bei fehlendem Ansprechen können auch Dopaminagonisten unter Domperidonschutz versucht werden. In einigen Fällen hat Amantadin zu einer Besserung geführt, allerdings mit dem Risiko psychotischer Reaktionen. Ein initialer Therapieerfolg mit Dopaminergika muss im weiteren Verlauf überprüft werden.

Allgemeiner Hinweis für eine Zusatzbehandlung mit Domperidon: Domperidon soll wegen dosisabhängigen Neben-

Mögliche Diagnose einer PSP

- langsam progrediente Erkrankung mit Beginn nach dem 40. Lebensjahr
- entweder mit Augenbewegungsstörungen als vertikale supranukleäre Blickparese
- oder als Verlangsamung der vertikalen raschen Augenbewegungen (Sakkaden)
- Stand- und Gangunsicherheit mit Stürzen schon im ersten Jahr

Untergruppen der PSP und ihre Symptome

- Stand- und Gangunsicherheit sowie Sturzneigung (Richardson-Syndrom)
- Tremor, Extremitätendystonie und initiales gutes Ansprechen auf L-Dopa (PSP-P)
- Progredientes Freezing, erst später Blickparese (PACF)

wirkungen auf die Herzfunktion (QT-Zeit-Verlängerungen im EKG) nur nach einer EKG-Untersuchung und nur in einer Dosis bis zu 3 × 10 mg täglich über eine Woche gegeben werden. Darauf muss man unbedingt achten.

Gegebenenfalls muss die Reduktion einer bevorstehenden dopaminergen Therapie vorgenommen werden, um den Patienten nicht unnötig mit Nebenwirkungen zu belasten.

Bei Affektinkontinenz kann Amitriptylin (75 mg bis 150 mg/d) hilfreich sein. Mit Coenzym Q10 konnte in einer kleinen Studie eine Besserung motorischer und psychischer Störungen erreicht werden. Schwere Schluckstörungen machen im Spätstadium eine Sondenernährung notwendig. Im Vordergrund der therapeutischen Maßnahmen steht bei der PSP die psychosoziale Betreuung des Patienten und seiner Familie.

Was ist eine kortikobasale Degeneration?

Die außerordentlich seltene kortikobasale Degeneration (CBD) hat Ähnlichkeit mit der progressiven supranukleären Lähmung. Neben der akinetisch-rigiden Parkinson-Symptomatik stellt sich jedoch früh ein Zittern oder ein Zucken (Haltetremor, Myoklonien) einer Hand ein. Weitere Kennzeichen sind eine Apraxie im Hand-Mund-Bereich (Apraxie = Unfähigkeit, Körperteile in einen zweckmäßigen Handlungsablauf einzubinden) und die sogenannte kortikale Empfindungsstörung. Bei dieser eigenartigen Störung haben die Patienten das Gefühl, ihr Arm bzw. ihr Bein gehöre nicht zu ihnen, sei ihnen fremd und ungeschickt. Dieses Phänomen wird deshalb auch als »alien-hand/limb« bezeichnet (engl. alien = fremd; limb = Gliedmaße). Eine Blicklähmung tritt nicht auf.

Therapeutische Maßnahmen bei der CBD

Leider lässt sich auch diese Erkrankung durch L-Dopa kaum beeinflussen, dennoch sollte L-Dopa hochdosiert bis 1 000 mg über einige Monate versucht werden. Der Einsatz von Dopaminagonisten ist erfolglos. Therapieerfolge sind nach der Tiefen Hirnstimulation beschrieben worden. Aktions- und Haltetremor sowie Myoklonus lassen sich mit Clonazepam und Betablockern) beeinflussen. Der Rigor spricht in Einzelfällen auf Baclofen an. CBD-Patienten sind innerhalb weniger Jahre auf den Rollstuhl angewiesen.

Was sind symptomatische Parkinson-Syndrome?

Es gibt eine Reihe von Faktoren und Erkrankungen, die Parkinson-Symptome auslösen können und zu den symptomatischen oder sekundären Parkinson-Syndromen gezählt werden. Hierzu zählen die nachfolgenden Parkinson-Syndrome, die wir kurz besprechen wollen. Sekundäre Parkinson-Syndrome abzugrenzen ist wichtig, weil sich die Parkinsonzeichen nach Behandlung der auslösenden Ursache zurückbilden können.

Sekundäre Parkinson-Syndrome:
- durch Medikamente ausgelöst (z. B. Antipsychotika)
- durch einen Hirntumor ausgelöst
- durch ein Hirntrauma ausgelöst (z. B. »Boxer-Enzephalopathie«)
- entzündlich ausgelöst (z. B. »Enzephalitis lethargica«, heute selten)
- durch Stoffwechselstörungen ausgelöst (z. B. Morbus Wilson)

Können Medikamente die Parkinson-Erkrankung auslösen?

Die Parkinson-Krankheit wird nicht durch Medikamente ausgelöst. Es gibt jedoch eine Reihe von Medikamenten, die entweder die Dopaminwirkung am Rezeptor blockieren oder die Dopaminspeicher entleeren.

Folgende Medikamente können Parkinson-Symptome auslösen:
- Dopaminrezeptorblocker
- Antipsychotika (bei Verwirrtheitszuständen und Trugwahrnehmung)
- Antiemetika (gegen Übelkeit und Erbrechen, z. B. Metoclopramid)
- Tranquillanzien (Beruhigungsmittel)
- Kalziumantagonisten (Flunarizin, Cinnarizin)

Dopaminspeicherentleerer: einzelne Medikamente gegen Bluthochdruck wie Reserpin und Alpha-Methyldopa wirken negativ auf den Dopaminspeicher.

Weitere Wirkstoffe:
- Antidepressiva
- einzelne Medikamente gegen epileptische Anfälle
- einzelne Medikamente gegen erhöhte Blutfette
- Lithium

Antipsychotika

Ganz im Vordergrund medikamentös ausgelöster Parkinson-Syndrome stehen als Dopaminrezeptorblocker sogenannte Antipsychotika (frühere Bezeichnung: Neuroleptika). Antipsychotika sind Wirkstoffe, die bei psychomotorischer Erregtheit und psychotischen Zustandsbildern eingesetzt werden.

Antipsychotika können die Dopaminrezeptoren in der Substantia nigra blockieren, sodass freigesetztes Dopamin den Rezeptor nicht mehr ausreichend aktiviert. Innerhalb von Tagen bis Wochen nach Einleitung der Antipsychotikabehandlung können sich Parkinson-Zeichen ausbilden. Patienten über 65 Jahre sind stärker gefährdet als jüngere. Im weiteren Verlauf oder gleichzeitig können Verkrampfungen der Muskulatur (dystone Störungen) und Überbewegungen im Mundbereich (orofaziale Dyskinesien) hinzutreten. Die durch Antipsychotika ausgelösten Parkinson-Zeichen werden auch medikamentöses Parkinson-Syndrom oder Parkinsonoid genannt. Weitere Medikamente, die Parkinson-Zeichen auslösen können, sind Antiemetika (Brechmittel), Lithium, Kalziumantagonisten und Valproinsäure.

In den meisten Fällen bilden sich die Krankheitszeichen nach Absetzen der auslösenden Medikamente wieder zurück (was man bei der Parkinson-Krankheit nicht erwarten darf). Sogenannte atypische Antipsychotika, wie z. B. Clozapin und Quetiapin haben ein geringeres Parkinsonoidpotenzial und eignen sich deshalb auch zur Behandlung von Halluzinationen (Seite 156) bei Parkinson-Patienten.

Kann die Erkrankung durch einen Hirntumor ausgelöst werden?

Es gibt verschiedene Arten von Hirntumoren, die je nach Lokalisation zu neurologischen Symptomen führen. Es ist auffällig, dass ein Tumorwachstum in der Hirnregion, wo das Parkinson-Syndrom entsteht (Striatum, Substantia nigra), nur selten zu ausgeprägteren Parkinson-Symptomen führt. Mithilfe der Computertomographie und Kernspintomographie ist es heute relativ einfach, einen Tumor auszuschließen.

Kann eine Hirnverletzung die Ursache sein?

Das Auftreten eines isolierten Parkinson-Syndroms nach einer Schädel-Hirn-Verletzung ist äußerst selten. Neben der Parkinson-Symptomatik finden sich posttraumatisch immer auch weitere klinisch-neurologische Ausfallserscheinungen.

Für den »Boxer-Parkinsonismus« (Boxer-Enzephalopathie) sind wiederholte Hirnverletzungen mit kleinen Blutungen und Quetschungen durch Faustschläge verantwortlich. Die Parkinson-Symptomatik wird von Kleinhirnstörungen (unkoordinierte Bewegungen, Ataxie) und einer demenziellen Entwicklung begleitet. Etliche Boxer haben während oder erst nach ihrer aktiven Laufbahn ein traumatisches Parkinson-Syndrom entwickelt.

Ist eine Infektion als Auslöser möglich?

In den 20er-Jahren erkrankte in Europa eine große Anzahl jüngerer Menschen an einer Hirnentzündung (Enzephalitis), die neben anderen neurologischen Störungen mit einem Parkinson-Syndrom einherging. Als Ursache wurde eine Virusgrippe angenommen, jedoch nie nachgewiesen.

Heute kommt es ausgesprochen selten im Rahmen einer Hirnentzündung unterschiedlicher Ursache (Viren, Bakterien, Pilze) zu einem Parkinson-Syndrom. Nach einer erworbenen Immunschwäche (AIDS) mit Toxoplasmose sind (selten) Parkinson-Zeichen beschrieben worden. Auch bei der Borreliose, einer durch Zeckenbiss ausgelösten bakteriellen Infektionserkrankung, können in ganz seltenen Fällen auch Parkinson-Symptome auftreten. Zu den Parkinson-Zeichen treten dann jedoch immer auch weitere neurologische und/oder psychische Symptome hinzu.

Es werden auch autoimmunologische Faktoren mit Antikörperentwicklung als Auslöser diskutiert. Bei autoimmunologischen Prozessen kommt es zu überschießenden, entzündlichen Veränderungen gegen körpereigenes Gewebe, die durch frühere, oft virale Infekte bedingt sein können. Wissenschaftlich werden genetische und biologische Marker geprüft, die bei Parkinsonpatienten unterschiedliche Gruppen von Entzündungsprozessen identifizieren sollen. In diesem Zusammenhang wird aktuell ein Parkinson-Impfstoff in einer frühen klinischen Phase geprüft.

Wie zeigt sich die Wilson-Krankheit?

Bei der Wilson-Krankheit (Morbus Wilson) handelt es sich um eine seltene erbliche Kupferstoffwechselstörung, deren Abgrenzung vom Parkinson-Syndrom deshalb so wichtig ist, weil bei rechtzeitiger Diagnosestellung eine wirksame Therapie möglich ist. Die Erkrankung tritt meist im Kindes- und Jugendalter oder im jungen Erwachsenenalter auf. Kupfer ist in geringen Mengen in jedem Körper vorhanden. Bei der Wilson-Krankheit entsteht jedoch eine übermäßige Ablagerung von Kupfer in der Leber (Folge: Leberzirrhose), im Gehirn (Folge: akinetisch-rigides Parkinson-Syndrom) und im Kleinhirn (Folge: Koordinationsstörungen).

Kupferablagerungen in der Hornhaut des Auges sind als goldbrauner Ring zu erkennen (Kayser-Fleischer-Kornealring). Weitere Krankheitszeichen sind Halte- und Intentionstremor, Sprech- und

Schluckstörungen, abnorme Bewegungen und Fehlstellungen der Extremitäten sowie Persönlichkeitsveränderungen und Depression. Unbehandelt kommt es zu schweren Behinderungen und mitunter zum Tod. Die Diagnose wird durch Labortests gesichert. Die Wilson-Krankheit kann bei rechtzeitiger Diagnose gut behandelt werden.

Welche anderen Hirnerkrankungen müssen abgegrenzt werden?

Neben den neurodegenerativen Erkrankungen gibt es weitere Hirnerkrankungen, die mit Parkinson-ähnlichen Symptomen einhergehen können. Als wichtige Formen wollen wir kurz auf den Normaldruckhydrozephalus und die subkortikale arteriosklerotische Enzephalopathie eingehen.

Was ist ein Normaldruckhydrozephalus?

»Hydrozephalus« heißt wörtlich übersetzt »Wasserkopf« und ist die Bezeichnung für eine angeborene oder erworbene krankhafte Erweiterung der inneren (und äußeren) Liquorräume (Liquor = Nervenflüssigkeit). Die Bezeichnung »Normaldruck-« ist eigentlich nicht ganz korrekt, da der Druck im Gehirn (phasenhaft) doch leicht erhöht ist und so allmählich zur Erweiterung der Hirnkammern führt. Die krankhafte Erweiterung der inneren Hirnkammern kann im CT oder MRT nachgewiesen werden.

Die klinischen Zeichen eines Normaldruckhydrozephalus (NDH) bei den überwiegend älteren Patienten (über 70 Jahre) äußern sich durch die drei folgenden Symptome (Hakim-Trias):

Zeichen eines Normaldruck-Hydrozephalus:
- Gangstörung
- demenzielle Entwicklung
- Harninkontinenz

Die Gangstörung ist das häufigste Symptom eines NDH und ähnelt der Gangstörung vieler Parkinson-Patienten mit Unsicherheitsgefühl, kleinen Schritten und Neigung zum Stolpern (Sturzrisiko!). Im Gegensatz zu der Gangstörung bei der Parkinson-Krankheit ist das Gangbild jedoch eher »breitbasig« (verbreiterte Schrittbasis) und am Boden haftend oder »klebend« (»Magnetgang«). Die Beweglichkeit der oberen Extremitäten, das Mitschwingen der Arme und die Gestik sind weniger betroffen, so dass sich die englische Bezeichnung »Lower-Body-Parkinson« auch bei uns als »Parkinson der unteren Körperhälfte« eingebürgert hat.

Die Harninkontinenz (Unfähigkeit, den Urin zu halten) zeigt sich anfangs als sogenannte Dranginkontinenz. Die Demenz ist zunächst nur mild ausgeprägt und lässt sich nur testpsychologisch von anderen Demenzformen unterscheiden. Es bestehen z. B. Aufmerksamkeits- und Konzentrationsstörungen, Störungen des Arbeitsgedächtnisses, der visuokonstruktiven Fähigkeiten (räumliche Orientierung) und der Exekutivfunktionen (Planung und Durchführung von Aufgaben).

Nach der Entnahme von Nervenflüssigkeit (Liquor-/Lumbal-Entlastungspunktion, 50–100 ml) bessert sich häufig die Symptomatik vorübergehend, sodass diese Maßnahme auch zur Diagnosesicherung und zur Indikation einer Shunt-Operation (operative Anlage eines Ventilsystems zum Druckausgleich) beitragen kann.

> **Merkmale der subkortikalen arteriosklerotischen Enzephalopathie**
> - akuter oder subakuter Beginn mit schubweiser Verschlechterung
> - Gangstörung
> - weitere neurologische Ausfallerscheinungen und Zeichen
> - mehrfache kleine Substanzdefekte im MRT

Was ist eine arteriosklerotische Enzephalopathie?

Eine wichtige (von der Parkinson-Krankheit abzugrenzende) Störung ist die sogenannte subkortikale arteriosklerotische Enzephalopathie (SAE), eine bei älteren Patienten häufige Hirngefäßerkrankung. Die Patienten entwickeln »kleine Schlaganfälle« in Gehirnregionen unterhalb der Großhirnrinde (= subkortikal). Wichtige Risikofaktoren für die SAE sind hoher Blutdruck und Zuckerkrankheit.

Bei Betroffenen mit subkortikaler arteriosklerotischer Enzephalopathie sind vorwiegend die Beine von der Bewegungsstörung betroffen. Im Unterschied zur Parkinson-Krankheit bleibt die Mimik lange relativ lebhaft und die Arme schwingen beim Gehen meist gut mit. Der Gang ist breitbasig und unbeholfen, die Schritte schlurfend. Ein klassischer Ruhetremor fehlt. Weitere Zeichen sind Sprachstörungen (dysarthrische Sprache) und Affektlabilität mit krankhaftem Weinen und Lachen. Die Symptomatik verschlechtert sich schubweise. Im MRT (Magnetresonanztomographie) lässt sich die SAE mit den typischen, mehrfachen kleineren Substanzdefekten (siehe Abbildung, Seite 58) relativ gut von der Parkinson-Krankheit abgrenzen, die keine MRT-Auffälligkeiten zeigt. Patienten mit subkortikaler arteriosklerotischer Enzephalopathie sprechen nur schlecht auf Parkinson-Medikamente an.

Diagnose und Dokumentation von Parkinson

Bei der Diagnostik der Krankheit helfen apparative Verfahren wie CT, MRT, PET und SPECT, der Schweregrad wird mit Bewertungsskalen eingeschätzt.

Der Arzt stellt das Ausmaß der Behinderung fest, wobei nicht nur die Hauptsymptome Akinese, Rigor, Tremor und Haltungsinstabilität, sondern auch die vegetativen und psychischen Begleiterscheinungen in die Beurteilung mit eingehen. Erst in neuerer Zeit wird den Auswirkungen der Erkrankung auf die Alltagsaktivitäten (ADL, engl.: Activities of Daily Living) und die Lebensqualität (Quality of Life) mehr Bedeutung geschenkt und diese in die Beurteilungsskalen miteinbezogen.

Wie wird die Schwere der Erkrankung eingestuft?

Vor Einführung der L-Dopa-Therapie haben 1967 die amerikanischen Ärzte Hoehn und Yahr eine Einteilung der Krankheitsstadien veröffentlicht, die bis heute in leicht modifizierter Form international in Gebrauch ist. Es handelt sich um eine einfache, global-orientierende Bewertung der Krankheitsstadien. Motorische Fluktuationen, Überbewegungen (Dyskinesien), psychische und vegetative Begleitstörungen sowie die Lebensqualität werden hier allerdings nicht berücksichtigt.

Webster-Skala

Für die Beurteilung des Schweregrades sind verschiedene Bewertungsskalen in Gebrauch. Einen raschen Überblick über die Schwere der Erkrankung bietet die Webster-Skala. Folgende zehn Symptomkomplexe werden je nach Ausprägung mit 0 bis 3 Punkten bewertet:

Einteilung der Krankheitsstadien nach Hoehn und Yahr (modifizierte Fassung von 1987)

Krankheitsstadien	Symptome
Stadium 1	Symptomatik einseitig keine oder nur geringe funktionelle Beeinträchtigung
Stadium 1,5	Symptomatik einseitig, rumpfnah (axial) betont
Stadium 2	Symptomatik beidseitig keine posturale Gleichgewichtsstörung (Störung der aufrechten Körperhaltung)
Stadium 2,5	Symptomatik beidseitig Ausgleich bei Pulsionsprovokation (Schubstest)
Stadium 3	Erste Anzeichen gestörter Stellreflexe: Unsicherheit beim Umdrehen. Der Patient kann das Gleichgewicht nicht halten, wenn er mit geschlossenen Augen, mit geschlossenen Beinen stehend, angestoßen wird. Der Patient ist funktionell eingeschränkt, ist aber (abhängig von der Art der Arbeit) noch teilweise arbeitsfähig. Der Patient kann sich selbst versorgen und unabhängig leben. Die Behinderung ist schwach bis mäßig ausgeprägt.
Stadium 4	Voll entwickelte, schwer beeinträchtigende Symptomatik Der Patient kann noch gehen und stehen, ist aber stark behindert.
Stadium 5	Der Patient ist ohne Hilfe auf den Rollstuhl angewiesen oder bettlägerig.

Die Summe der Punktwerte ergibt die Einstufung in einen Schweregrad.
- Bewegungsverlangsamung (Bradykinese) der Hände
- Muskelversteifung (Rigidität)
- Haltung
- Mitschwingen der Arme
- Gang
- Zittern
- Gesichtsausdruck
- Salbengesicht
- Sprache
- Selbstständigkeit

0–11 Punkte: leichtes Parkinson-Syndrom, keine nennenswerte Einschränkung der täglichen Routinebewegungen

11–20 Punkte: mittelschweres Parkinson-Syndrom, deutliche Beeinträchtigung, jedoch noch weitgehende Selbständigkeit

21–30 Punkte: schwere bis schwerste Behinderung, fast vollständig auf fremde Hilfe angewiesen

UPDRS

In den meisten klinischen Studien und zunehmend auch in der stationären Beurteilung wird die 1987 publizierte »Unified Parkinson's Disease Rating-Scale« (UPDRS) zur Einschätzung des Verlaufs und Therapieerfolgs eingesetzt. Die UPDRS ist eine vierteilige Skala mit Untergruppen, mit denen kognitive Funktionen, Verhalten und Stimmung (Teil I), die Aktivitäten des täglichen Lebens (Teil II), die motorische Leistungsfähigkeit (Teil III) des Patienten sowie Komplikationen der Therapie (Teil IV) erfasst werden.

Kriterien:
- Kognition, Halluzinationen, Stimmung und Antrieb (UPDRS I)
- Auswirkung motorischer Störungen auf die Aktivitäten des täglichen Lebens (UPDRS II)
- Schweregrad motorischer Störungen (UPDRS III)
- Schweregrad von Fluktuationen und Dyskinesien (UPDRS IV)

Von der Movement Disorder Society (MDS) wurde 2008 eine erweiterte Version als »MDS-UPDRS« entwickelt (Goetz, 2008). Diese Skala bewertet detaillierter nichtmotorische Symptome.

Welche apparativen Zusatzuntersuchungen sind wichtig?

Apparative Zusatzuntersuchungen, insbesondere bildgebende Verfahren, können die Diagnose »Parkinson-Krankheit« nicht sichern, aber bei der Abgrenzung atypischer oder sekundärer Parkinson-Syndrome helfen. Wir möchten Sie auf den folgenden Seiten über Art, Aussagekraft und Durchführung der Untersuchungsmethoden informieren. Eine kraniale Computertomographie (CT) – besser eine Magnetresonanztomographie (MRT) – wird bei Diagnosestellung empfohlen.

Was ist eine Computertomographie des Gehirns (CT)?

Die Computertomographie (CT) ist eine spezielle Röntgenuntersuchung, bei der mit Röntgenstrahlen schichtweise Dichtemessungen z. B. des Gehirns vorgenommen werden. Die gemessenen Werte werden von einem Computer zu einem Schnittbild (Computertomogramm) verarbeitet. Die Untersuchung dauert etwa fünf Minuten, wobei der Patient in einer »Röhre« ruhig auf dem Rücken liegen muss. Die Strahlenbelastung ist relativ gering und entspricht etwa drei Röntgenaufnahmen des knöchernen Schädels. Bei der Parkinson-Krankheit ist das Computertomogramm unauffällig. Um zusätzliche Schädigungen des Gehirns nicht zu übersehen, führen wir bei jedem Patienten mit einem Parkinson-Syndrom einmal eine CT-Untersuchung (oder bevorzugt eine MRT-Untersuchung) durch. Wenn auch selten, so ist es wichtig, einen frontalen Tumor, einen Normaldruckhydrozephalus oder andere Hirnerkrankungen auszuschließen.

Was ist eine Magnetresonanztomographie des Gehirns (MRT)?

Die Magnetresonanztomographie (MRT) wird auch als Kernspintomographie (KST) bezeichnet. Das MRT erlaubt im Vergleich zum CT eine genauere Detailauflösung der Hirnstrukturen. Die Messung erfolgt nicht wie im CT mit Röntgenstrahlen, sondern in einem Magnetfeld. Durch das starke äußere Magnetfeld werden Atomkerne (Wasserstoffkerne) des Gewebes in der Magnetfeldrichtung ausgerichtet. Dabei führen die Wasserstoffkerne eine Kreiselbewegung um ihre eigene Achse durch, was als Spin bezeichnet wird (daher auch der Name »Kernspintomographie«). Durch kurze magnetische Impulse hoher Frequenz werden die Wasserstoffkerne aus ihrer Hauptfeldrichtung herausgedreht. Nach Ende des Hochfrequenzimpulses drehen sich die Kerne wieder in die Ausgangsrichtung zurück und entwickeln dabei elektromagnetische Signale, die zu einem Schnittbild rekonstruiert werden.

Mit dem MRT kann die Diagnose einer Parkinson-Krankheit nicht gesichert werden. Wenn der Verdacht auf ein nicht-idiopathisches Parkinson-Syndrom (MSA, PSP, CBD) besteht, kann das MRT bei der weiteren Differenzierung helfen. Auf die Darstellung verschiedener MRT-Verfahren, wie T1-, T2-, protonen- und diffusionsgewichtete Verfahren, können wir hier nicht näher eingehen. Hoffnungen setzen die Parkinsonforscher auf derzeit noch experimentelle MRT-Verfahren (DWI, DTI). Mit dem MRT kann man besser als mit der CT kleinere Herde von Durchblutungsstörungen (subkortikale arteriosklerotische Enzephalopathie, SAE) nachweisen (siehe Abbildung links). Auch ein Normaldruckhydrozephalus lässt sich besser im MRT erkennen.

⬇ Magnetresonanztomogramm mit horizontaler Schnittebene: Man erkennt im Hirngewebe kleine fleckige Strukturen, die kleinen Hirninfarkten entsprechen.

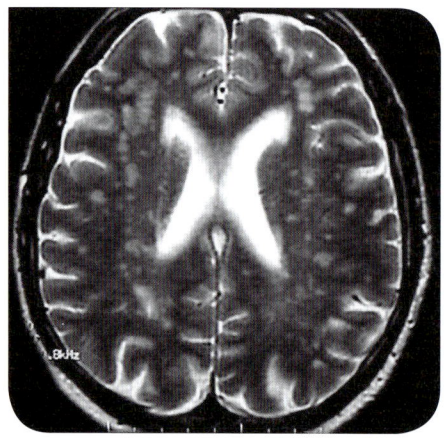

Wie funktioniert eine PET?

Mit der Positronen-Emissions-Tomographie (PET) können biochemische Veränderungen im Gehirn sichtbar gemacht werden. Mit radioaktiv markiertem L-Dopa kann bei Parkinson-Patienten die dopaminerge Störung dargestellt und quantifiziert werden (siehe Abbildung, Seite 59, rechts).

Diagnose und Dokumentation von Parkinson

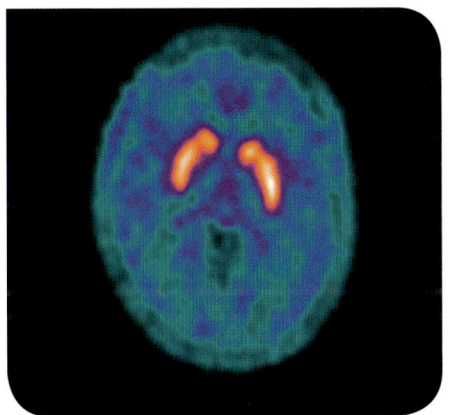

⬥ Positronen-Emissions-Tomogramm. Normalbefund mit seitengleicher Speicherung (mit freundlicher Genehmigung von Herrn Prof. Dr. M. Schreckenberger, PET-Zentrum Mainz).

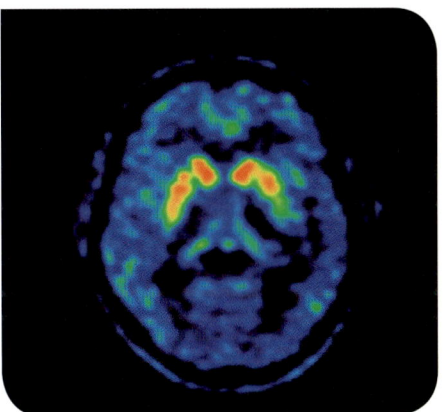

⬥ 55-jähriger Patient mit einem Ruhetremor der rechten Hand, keine Bewegungsverlangsamung. Der PET-Befund mit reduzierter Speicherung links spricht für eine Parkinson-Krankheit (mit freundlicher Genehmigung von Herrn Prof. Dr. M. Schreckenberger, PET-Zentrum Mainz).

Vereinfacht lässt sich das Prinzip etwa folgendermaßen beschreiben: Positronen sind Elementarteilchen mit positiver Ladung. Treffen Positronen und Elektronen aufeinander, zerstören sie sich gegenseitig unter Aussendung von Gammastrahlen. Inaktive biologische Atome können durch gammastrahlende Atome ersetzt (markiert) werden. Diese als Tracer benannte radioaktive Substanz wird kurz nach der Herstellung über eine Armvene injiziert. Der Tracer verhält sich genauso wie die biologische Substanz, verteilt sich im Blut und erreicht schließlich auch das Gehirn. Die Tracersubstanz strahlt nur Minuten bis Stunden und ist für den Patienten nicht schädlich. Die Gammastrahlung wird von ringförmigen Detektoren des PET-Geräts gemessen und über aufwendige Computerberechnungen bildlich umgesetzt. 18F-Fluorodopa (F-Dopa) war der erste PET-Tracer, mit dem die Degeneration dopaminerger Neurone nachgewiesen werden konnte.

Was ist eine SPECT-Untersuchung?

Ein dem PET ähnliches Verfahren der funktionellen Bildgebung ist die Single-Photon-Emissionscomputertomographie (SPECT). Während des Zerfalls radioaktiver Substanzen entsteht eine Gammastrahlung. Nach diesem Vorgang, der auch »single photon emission« genannt wird, hat die Methode ihren Namen erhalten. Wie bei der PET wird die Verteilung radioaktiv markierter Substanzen in räumlicher und zeitlicher Abfolge mit einer rotierenden Gammakamera gemessen und mittels Computer in ein Schnittbild umgesetzt. Die radioaktive Substanz zerfällt nach einigen Stunden, die Strahlenbelastung ist also relativ niedrig. Die SPECT ist weiter verbreitet und kostengünstiger als die PET. Für die Untersuchung muss eine medikamentöse Schilddrüsenblockade durchgeführt werden.

Was bedeutet DaTSCAN™?
Ein häufig verwendetes Radiopharmakon ist 123I-FP-CIT, das unter dem Handelsnamen DaTSCAN™ zur Verfügung steht. Mit dieser Methode kann die Dichte noch funktionsfähiger Dopamin-Transporter (DAT) präsynaptisch bestimmt werden. Eine sichere Korrelation zum Schweregrad der Parkinson-Krankheit besteht jedoch nicht. Zugelassen ist DaTSCAN™ für die Abgrenzung des idiopathischen Parkinson-Syndroms vom essenziellen Tremor und für die Differenzialdiagnose »Lewy-Körper-Demenz« und »Alzheimer-Krankheit«. MSA und PSP können nicht sicher vom idiopathischen Parkinson-Syndrom abgegrenzt werden.

Was ist eine IBZM-SPECT?
123I-Iodobenzamid (IBZM) ist ein weiteres Radiopharmakon, das an postsynaptische D2-Rezeptoren bindet. Bei der Parkinson-Krankheit ist dieser Bereich nicht geschädigt, wohl aber bei MSA und PSP, die in 60 % der Fälle eine verminderte D2-Rezeptorenbindung zeigen. Die Hoffnung mit DaTSCAN® und IBZM-SPECT eine sichere Differenzierung zwischen idiopathischem Parkinson-Syndrom und MSA bzw. PSP zu erreichen, hat sich nicht erfüllt. Die Untersuchung störende Faktoren können z. B. Dopaminagonisten und Antipsychotika sein.

Was ist eine MIBG-SPECT?
Mit einer reduzierten kardialen Aufnahme der radioaktiven Substanz I-Miodolbenzol-Guanidin kann bei Parkinson-Patienten schon früh eine Degeneration des peripheren autonomen Nervensystems nachgewiesen werden. Im Gegensatz dazu kann man bei MSA eine normale MIBG-Aufnahme am Herzen messen, da hier eine zentrale Störung des autonomen Nervensystems vorliegt. Die Untersuchung wird daher zur Differenzialdiagnose zwischen idiopathischen Parkinson und MSA verwendet, ist aber anfällig für Störfaktoren.

Welche Bedeutung haben PET und SPECT für Parkinson-Patienten?
Mit PET und SPECT ist es möglich, Störungen der dopaminergen Nerven im Gehirn bzw. der Nervenfasern im Herzmuskel (MIBG-SPECT) schon vor Auftreten der motorischen Parkinson-Zeichen zu erfassen. Insbesondere kommt diesen Verfahren jedoch eine Bedeutung in der Unterscheidung verschiedener Par-

kinson-Syndrome zu. PET mit Fluorodeoxyglukose (FDG-PET) kann mit hoher Treffsicherheit ein idiopathisches Parkinson-Syndrom von atypischen Parkinson-Syndromen abgrenzen. Beim essenziellen Tremor-Syndrom ist der DaTSCAN™-SPECT unauffällig. SPECT- und PET-Untersuchungen können bisher nur Hilfsmittel in der Diagnostik sein, entscheidend ist der klinische Befund.

oder generalisierte Funktionsstörungen bestehen, die eine andere Ursache haben und den weiteren Verlauf mit beeinflussen könnten. In diesen Fällen ist mit psychischen Begleitstörungen unter der dopaminergen Therapie zu rechnen. Bei Verdacht auf eine REM-Schlaf-Verhaltensstörung sollte ein Langzeit-EEG in einem Schlaflabor mit Videoaufzeichnung durchgeführt werden.

Wozu dient ein Elektroenzephalogramm (EEG)?
Für die Diagnose Parkinson-Krankheit hat das EEG keine Bedeutung. Nach dem Kurvenbild des EEG kann der Arzt jedoch feststellen, ob eventuell umschriebene

Sind evozierte Potenziale für die Parkinson-Diagnose wichtig?
Mithilfe der evozierten Potenziale (EP) können unterschiedliche Nervenbahnen untersucht werden.

⬇ DAT-Scan-Normalbefund: Patient mit essenziellem Tremor. Normale und seitengleiche Dichte der Dopamintransporter in den Basalganglien (mit freundlicher Genehmigung von Herrn Pof. Dr. M. Schreckenberger, PET-Zentrum Mainz).

⬇ DAT-Scan: 68-jährige Patientin mit subjektiv zunehmender »Ungeschicklichkeit« der rechten Hand. Kein typischer Tremor, leichte Hypomimie. Befund: verminderte Speicherung links (mit freundlicher Genehmigung von Herrn Pof. Dr. M. Schreckenberger, PET-Zentrum Mainz).

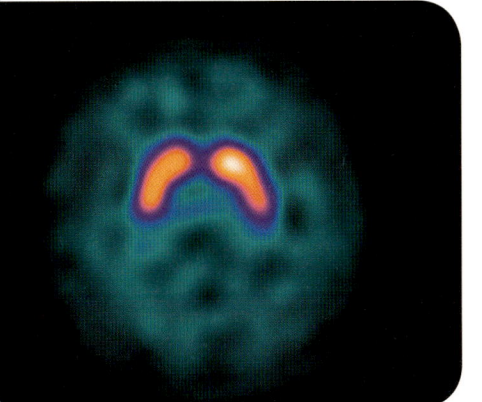
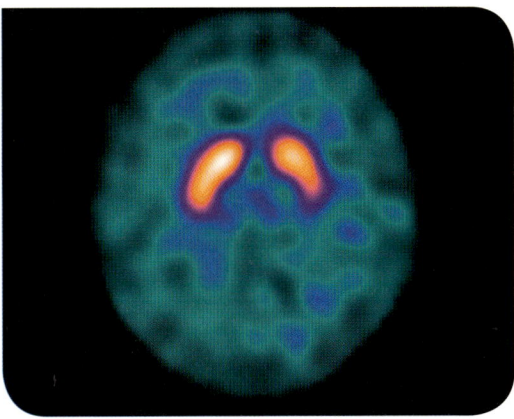

Visuell evozierte Potenziale (VEP) dienen der Untersuchung des Sehnervs und der nachfolgenden Sehbahn. Bei Parkinson-Patienten kann das VEP unter Verwendung bestimmter Reizmuster verändert sein. Unter der L-Dopa-Therapie ist eine Normalisierung der zuvor pathologischen VEP beschrieben worden. In der Praxis spielt das VEP für die Diagnosestellung und auch für die Verlaufsbeobachtung bislang eine eher untergeordnete Rolle.

Akustisch evozierte Potenziale (AEP).
Ähnlich der VEP-Untersuchung können die im Hörnerv und in der Hörbahn generierten Spannungsschwankungen von der Kopfhaut abgeleitet werden (akustisch evozierte Potenziale). Diese Untersuchung wird Ihnen eventuell dann empfohlen, wenn es um die Abklärung von Sturzereignissen (Schwindelabklärung) geht. Einen wesentlichen diagnostischen Wert bei Parkinson haben AEP jedoch nicht.

Motorisch evozierte Potenziale (MEP).
Obwohl mittels motorisch evozierter Potenziale Leitungszeiten in motorischen Bahnen bestimmt werden, kann diese Untersuchung nicht zur Diagnose der Parkinson-Krankheit beitragen. Mit einer ringförmigen Magnetspule werden motorische Hirnzellen durch den Schädel hindurch (= transkraniell) erregt. Man nennt dieses Verfahren auch transkranielle Magnetstimulation. Die Erregung wird über die motorischen Bahnen von Gehirn und Rückenmark zu den Muskeln geleitet und kann dort als Muskelzuckung abgeleitet werden. Die MEP-Latenz ist bei Parkinson-Patienten normal. Nach Einzel- und Doppelreizen lassen sich jedoch vereinzelt von der Norm abweichende Befunde nachweisen. Mit der repetitiven transkraniellen Magnetstimulation (rTMS, auch Magnetpulsstimulation) kann die regionale kortikale Aktivität verändert werden. Es liegen Mitteilungen über Verbesserungen motorischer und kognitiver Leistungen vor, die weiter überprüft werden müssen.

Was ist eine Blinkreflex-Untersuchung (BR)?

Um das Auge vor Fremdkörpern zu schützen und den Augapfel feucht zu halten, führen wir unbewusst (reflektorisch) in bestimmten Abständen einen kurzen Lidschluss durch (»Blink« oder »Blinzeln«). Der Reflex kann auch elektrisch ausgelöst und die Zeit bis zum Augenschluss gemessen werden. Beim Gesunden kommt es bei wiederholten Reizen zu einer »Gewöhnung« mit Verkleinerung der Muskelantworten, die bei Parkinson-Patienten ausbleibt. Eine Diagnosebestätigung ist mit dieser Untersuchung allerdings nicht möglich.

Wozu dient eine elektrookulographische Untersuchung (EOG)?

»Elektrookulographie« bedeutet »Ableitung und Aufzeichnung von Augenbewegungen« (oculus = Auge). Dabei geht

Diagnose und Dokumentation von Parkinson

es weniger um die Dokumentation einer Blicklähmung, wie bei der PSP, als um die Bestimmung der Geschwindigkeit der raschen Augenbewegungen (Sakkaden). Parkinson-Patienten können oft nur verzögert ein sprunghaft wechselndes Blickziel erreichen. Dies kann als Verlangsamung der Sakkadengeschwindigkeit dokumentiert werden. Ansonsten hat die EOG keine wesentliche Bedeutung für die Diagnosestellung.

Wie funktioniert eine apparative Tremoranalyse?

Die grobe Einschätzung und Zuordnung eines Tremors gelingt schon durch die klinische Beobachtung des Tremors unter verschiedenen Bedingungen (psychische und mentale Belastung, Muskelanspannung). Mithilfe eines Positions- oder Beschleunigungsaufnehmers kann der Arzt die Frequenz (Tremorschläge pro Sekunde) sowie die Ausschläge des Tremors (Tremoramplituden) messen und aufzeichnen.

Mit einem am Handgelenk tragbaren digitalen Bewegungsmonitor lassen sich nicht nur die Tremoraktivität, sondern generell Bewegungsaktivitäten messen (siehe Abbildung rechts). Seit kurzer Zeit

steht mit dem »Parkinson-KinetiGraph (PKG)™« ein weiterer einfacher Bewegungsmonitor zur Verfügung, der brady- und dyskinetische Zustände über mehrere Stunden dokumentiert und auch an die Medikamenteneinnahme erinnert.

Wie funktioniert die Tremoranalyse mit einem Smartphone?

In den meisten Smartphones sind Sensoren als Beschleunigungsaufnehmer eingebaut. Es stehen Apps zu Verfügung, die eine Tremormessung der Hände erlauben, während das Smartphone in der Hand liegt bzw. am Handrücken befestigt ist. Die Apps reichen von einer einfachen Bestimmung der Tremorfrequenz bis hin zur differenzierten Tremoranalyse mit Bestimmung der dominanten Tremorfrequenz, der Tremoramplitude und der Tremorstärke. Ein Beispiel ist die iPhone-App »Study MyTremor« (M. Lauk, Freiburg), die Messwerte speichert und Verlaufsbeobachtungen erlaubt. Das iPhone

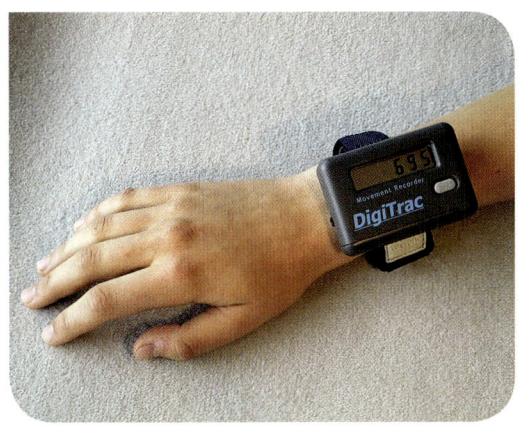

❯❯ Tragbarer digitaler Bewegungsmonitor am Handgelenk (Fa. Somnomedic GmbH, Randersacker) zur Durchführung einer Tremoranalyse.

liegt während der 60 Sekunden dauernden Messung auf der ausgestreckten Handfläche. Die Entwickler weisen darauf hin, dass diese App nicht für die Diagnose oder Therapiesteuerung im professionellen Umfeld entwickelt wurde.

Was ist der Tapping-Test?
Eine einfache Methode der Motorikprüfung ist, den Patienten aufzufordern, in schneller Folge Zeigerfinger und Daumen zu berühren, mit dem Finger auf die Tischplatte oder mit dem Vorderfuß auf den Boden zu klopfen und die Anzahl der Schläge während einer bestimmten Zeit zu beurteilen (Tapping-Test, Finger-Tapping, Fuß-Tapping). Wir haben ein kleines Taschengerät entwickelt, mit dem die Tapping-Frequenz der Finger semiquantitativ bestimmt werden kann. Innerhalb einer vorgegebenen Zeit muss der Patient in rascher Folge eine Taste drücken. Die Tapping-Frequenz wird digital angezeigt. Für die rechte und die linke Hand werden jeweils drei Durchgänge gewertet und die Mittelwerte bestimmt.

Wie wird der »Timed up and go Test« durchgeführt?
Mit dem »Timed up and go Test« (engl.: Zeitdauer für Aufstehen und Gehen) wird mit der Stoppuhr der Zeitaufwand bestimmt, den der Patient für das Aufstehen von einem Stuhl mit Armlehne, eine Gehstrecke von drei Metern hin und zurück und das Hinsetzen benötigt. Dabei dürfen Gehhilfen, jedoch keine Hilfsperson zur Unterstützung herangezogen werden. Eine Mobilitätseinschränkung liegt vor, wenn mehr als zehn Sekunden benötigt werden.

Was ist ein »Stecktest« (»Nine Hole Peg Test«)?
Dieser und der folgende Test wurden primär für die Multiple Sklerose entwickelt, eignen sich aber auch gut für die Einschätzung von Motorik und Mobilität bei Parkinson-Patienten. Mit dem Stecktest »9HPT« kann die Feinmotorik der Hände überprüft werden. Neun Stifte werden nacheinander in Bohrungen eines Testbretts gesteckt und einzeln wieder hingelegt, wobei der Zeitaufwand bestimmt wird.

Was ist ein »25-Fuß-Gehtest«?
Bei diesem Test wird der Zeitaufwand für eine Gehstrecke von 25 ft (7,6 m) bestimmt. Bei uns hat es sich bewährt, nicht nur die Zeit für eine Wegstrecke, sondern auch die Zeit für eine nachfolgende 180-Grad-Drehung auf der Stelle und den Rückweg zu bestimmen. Der Untersucher beurteilt gleichzeitig die Körperhaltung, die Schrittlänge und das Mitschwingen der Arme. Um ein Sturzrisiko einzuschätzen und möglicherweise einen Tremor zu provozieren, wird der Arzt Sie vielleicht auffordern, während des Gehens rückwärts zu zählen, um eine mentale Belastung zu erreichen.

Gut geeignet für Erst- und Kontrolluntersuchungen sowie den L-Dopa-Test ist die Video-Dokumentation, die wir heute einfach mit einem Smartphone durchführen, archivieren und vor der medikamentösen Ein-und Umstellung des Patienten bewerten und später kontrollieren. Dabei werden nicht nur der Tremor und das Gangverhalten, sondern auch Leistungen des täglichen Lebens (Knöpfen, Schuhebinden, Schreiben usw.) dokumentiert.

Was ist eine Dopplersonographie?
Das für Schallwellen gültige Doppler-Prinzip besagt, dass sich die Frequenz bei Annäherung des Wellenzentrums erhöht und bei Zentrumsentfernung wieder mindert. Sie kennen dieses Prinzip sicherlich vom an- und abschwellenden Ton eines mit einer Sirene vorbeifahrenden Krankenwagens. Der Doppler-Effekt eignet sich zum Messen der Strömungsgeschwindigkeit und -richtung der roten Blutkörperchen, wenn man eine kleine Schallsonde auf ein Blutgefäß setzt. So kann der Arzt Gefäßeinengungen oder -verschlüsse im Bereich der Halsgefäße (extrakranielle Doppler-Sonographie) und der großen Hirngefäße innerhalb des Schädels (transkranielle Doppler-Sonographie) feststellen.

Duplexsonographie
Die Kombination von Doppler-Sonographie und Ultraschall bezeichnet man als Duplexsonographie: So kann man in einem mittels Ultraschall gewählten Gefäßabschnitt die Wandstruktur beurteilen und gleichzeitig die Doppler-Sonographie durchführen. An einer dünnen Stelle im Schläfenbereich können durch den Schädel hindurch (transkraniell) Gefäße im Inneren des Schädels untersucht werden.

Für die Diagnose »Parkinson-Krankheit« selbst hat die Untersuchung der Hirngefäße zwar keine Bedeutung, der Arzt kann jedoch mit dieser Methode zusätzliche Schädigungs- oder Risikofaktoren aufspüren, die den Verlauf der Parkinson-Erkrankung komplizieren können.

Was ist eine transkranielle Ultraschalluntersuchung?
Mit dem Ultraschall lässt sich durch den Schädelknochen das Echosignal des Mittelhirngewebes beurteilen. Bei 80–90% der Parkinson-Patienten stellt sich hierbei die schwarze Substanz sehr echoreich (hyperechogen) dar, unabhängig von Dauer oder Schweregrad der Erkrankung.

Die Methode kann zur Differenzierung anderer Parkinson-Syndrome verwendet werden. Bei Personen mit klinischen Risikofaktoren für eine Parkinson-Erkrankung (z. B. Riechstörung oder REM-Schlafstörung) liegt häufiger eine Hyperechogenität vor. Man kann diese sehr kostengünstige und nebenwirkungsfreie Methode hilfreich in der Früh- und Differenzialdiagnostik verwenden.

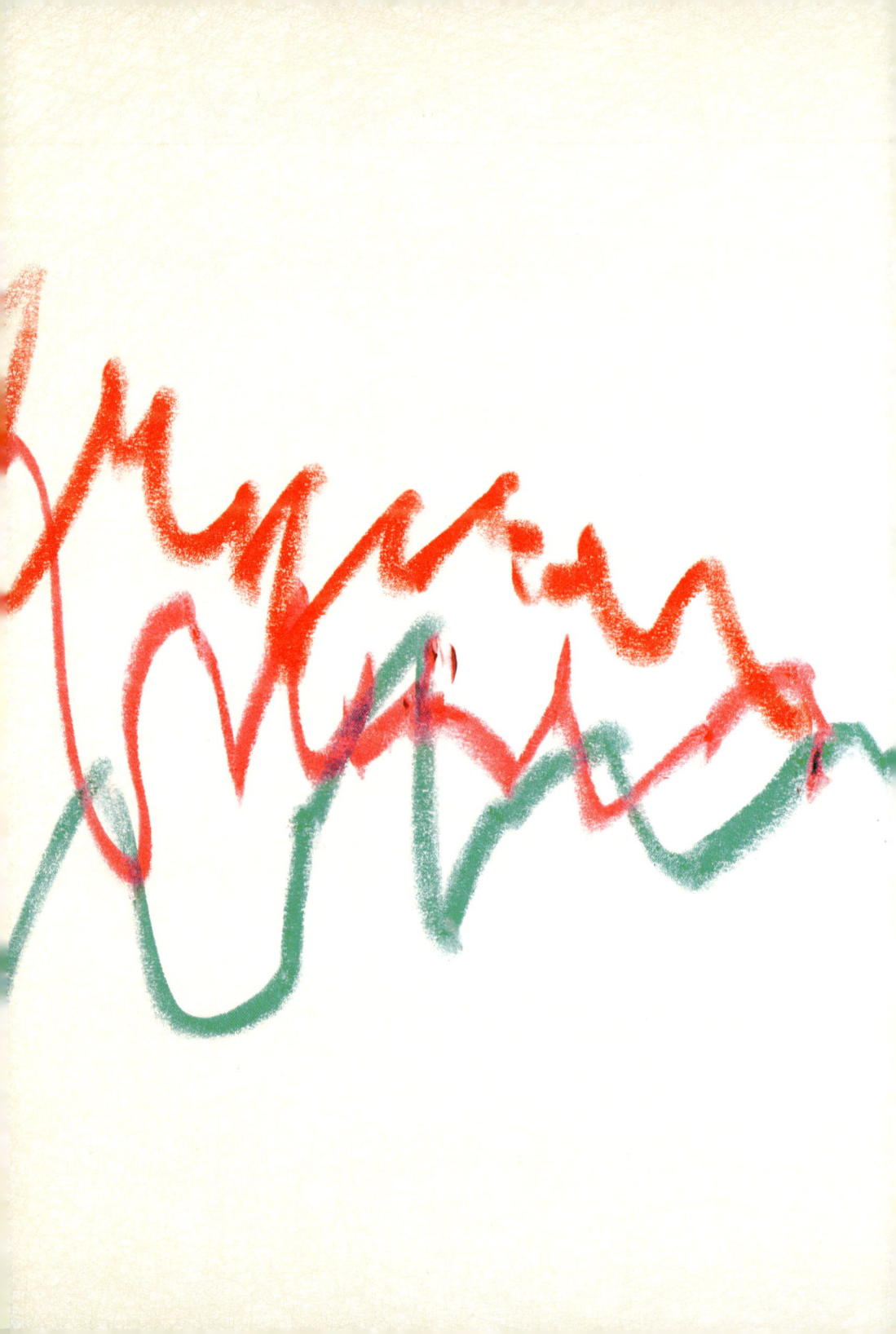

Verlauf und Begleiterscheinungen

Wie die Erkrankung bei Ihnen persönlich verlaufen wird, kann zwar nicht vorhergesagt werden. Aber Sie können helfen, den Verlauf günstig zu beeinflussen.

Verlauf und Prognose der Krankheit

Leider kann die Parkinson-Krankheit nach wie vor nur symptomatisch behandelt werden, der Krankheitsprozess an sich schreitet jedoch voran.

Nicht wenige Betroffene haben nach der Diagnosestellung bei guter, kontrollierter Medikamenteneinstellung noch viele Jahre ohne wesentliche Einschränkungen vor sich. Bei anderen kommt es jedoch innerhalb weniger Jahre zu motorischen, vegetativen, psychischen und kognitiven Beeinträchtigungen.

Bisher gibt es weder spezifische neurologische Untersuchungsbefunde noch Labor- oder andere Messwerte, die den weiteren Verlauf der Parkinson-Krankheit sicher voraussagen können.

Wie ist der Krankheitsverlauf?
Bei vielen Parkinson-Patienten kann der Dopaminmangel medikamentös mit Dopaminergika über lange Zeit gut ausgeglichen werden. Sie sind in ihrer motorischen Leistungsfähigkeit und Lebensqualität über viele Jahre kaum beeinträchtigt. Die meisten Patienten müssen allerdings nach fünf bis acht Jahren mit Schwankungen der Beweglichkeit und mit nichtmotorischen Störungen rechnen.

Bei initialer schlechter Ansprechbarkeit der Parkinson-Mittel wird Ihr Arzt auch an andere Erkrankungen denken, die mit Parkinson-Zeichen einhergehen können (z.B. Multi-System-Atrophie, progressive supranukleäre Blicklähmung).

Sie selbst werden vielleicht die Erfahrung gemacht haben, dass es anderen Parkinson-Patienten (z.B. in der Selbsthilfegruppe) besser geht als Ihnen und andere schwerer behindert sind. Die Patienten, denen es besser geht, werden dann oft nach deren medikamentöser Einstellung gefragt, um dem eigenen Arzt eine »gleich gut wirksame Medikation« vorzuschlagen. Denken Sie bitte daran, dass es individuell unterschiedliche Krankheitsstadien und -verläufe gibt. Das »therapeutische Fenster«, in dem man eine breite Auswahl medikamentöser Therapiestrategien hat, wird mit zunehmendem Fortschreiten der Erkrankung immer kleiner. Auch für den Parkinson-Spezialisten wird es dann zunehmend schwieriger, einen Therapierfolg zu erzielen.

Ist das Fortschreiten der Erkrankung beeinflussbar?

Es muss immer wieder darauf hingewiesen werden, dass bei der Parkinson-Krankheit die Ursache des zugrundeliegenden Krankheitsprozesses nicht bekannt und daher eine Heilung nicht möglich ist. Wir vermeiden jedoch Patienten gegenüber die Bezeichnung »unheilbare Erkrankung«, weil diese Formulierung sehr negativ besetzt ist und Hoffnungslosigkeit signalisiert. Wir klären ihn über seine chronisch-fortschreitende Erkrankung und die möglichen Therapiestrategien auf. Auch der vorliegende Ratgeber kann helfen, dass Sie Ihren derzeitigen Zustand besser einordnen, Ihre aktuelle Therapiestrategie verstehen und ihren Arzt »fachmännisch« unterstützen können. Fragen Sie nicht nur: »Was kann mein Arzt gegen meine Erkrankung tun?«, sondern fragen Sie auch: »Was kann ich selber tun?« Sie selbst können den weiteren Verlauf dadurch günstig beeinflussen, dass Sie Ihre Behandlung in regelmäßigen Abständen mit Ihrem Parkinson-Arzt abstimmen, ein regelmäßiges geistiges und körperliches Training betreiben und darüber hinaus für eine gesunde Lebensweise sorgen. Der Neurologe schätzt den Patienten als »Fachmann für seine eigene Parkinson-Erkrankung«. Als gemeinsames Ziel sollte vereinbart werden, Ihre Lebensqualität so gut wie möglich zu verbessern.

Ob Dopaminagonisten, MAO-B-Hemmer oder Amantadin beim Menschen eine zellschützende Wirkung haben, ist derzeit nicht gesichert. Vitamin C und Vitamin E haben nach bisherigen Studien keinen Einfluss auf das Fortschreiten der Erkrankung. Vitamin E soll jedoch das Risiko für eine Parkinson-Krankheit verringern. Eine ausreichende Eiweiß- und Kalziumzufuhr beugt einer Osteoporose vor, verlangsamt jedoch nicht den Krankheitsprozess.

Welche nichtmotorischen Störungen können auftreten?

Zu den beschriebenen charakteristischen motorischen Parkinson-Symptomen treten nichtmotorische Störungen hinzu. Dabei handelt es sich um psychische, kognitive und vegetative Störungen sowie sensorische Störungen, Schmerzen und Sexualfunktionsstörungen, die sich im Verlauf verstärken und sogar das Beschwerdebild beherrschen können.

Nichtmotorische Störungen der Parkinson-Krankheit:

Psychische Störungen:
- kognitive Störungen
- Demenz
- Depression
- Angststörung
- Verhaltensstörungen

Sensorische Störungen:
- Sehstörungen
- Riechstörungen

vegetative Störungen:
- Temperaturregulationsstörungen
- vermehrte Talgproduktion
- Herz-Kreislauf-Störungen
- Magen-Darm-Störungen
- vermehrter Speichelfluss
- Blasenentleerungsstörungen
- Sexualfunktionsstörungen
- Atemstörungen
- Schlafstörungen
- Schmerzen und Gefühlsstörungen

Welche psychischen Störungen sind zu erwarten?

Über die Hälfte der Parkinson-Patienten muss mit psychischen Begleitstörungen rechnen. Psychopathologische Auffälligkeiten können sogar den motorischen Störungen vorauseilen. Nachfolgend werden wir Sie über Depression, Angststörungen und kognitive Beeinträchtigungen einschließlich Demenz bei der Parkinson-Krankheit informieren. Die meist medikamentös bedingt im Langzeitverlauf auftretenden psychotischen Episoden (illusionäre Verkennung, Halluzinationen, Wahnvorstellungen, Verwirrtheitszustände) und Verhaltensstörungen (Impulskontrollstörungen, dopaminerges Dysregulationssyndrom, Punding) werden wir im Abschnitt Psychische Langzeitkomplikationen (Seite 155) besprechen.

Wie äußern sich Depressionen bei Parkinson-Patienten?

James Parkinson hat schon in seiner Erstbeschreibung einen seiner sechs Patienten als »melancholisch, deprimiert« charakterisiert. Verständlicherweise sind Patienten direkt nach der Diagnosestellung »Parkinson« deprimiert und verunsichert, nicht zuletzt wegen unzureichender Aufklärung über die Art der Erkrankung, den Verlauf und die Behandlungsmöglichkeiten. Die zunehmenden krankheitsbedingten Beeinträchtigungen können gleichermaßen zu Verstimmungen führen. Als Reaktion auf die Diagnose einer chronisch-fortschreitenden Erkrankung ist die Parkinson-Depression nicht zu erklären. Die frühere Bezeichnung »reaktive Depression« ist nicht mehr gültig. Heute wird nur noch zwischen einer leichten, einer mittelschweren und einer schweren Depression unterschieden.

Unabhängig von der Parkinson-Krankheit kann sich eine Depression in späteren Lebensabschnitten als »Altersdepression« entwickeln. Älteren Menschen erscheint das Leben häufig nicht mehr so attraktiv, weil der letzte Lebensabschnitt zunehmend mit Beeinträchtigungen, Zukunftsängsten und Verlustereignissen assoziiert ist. Bei Parkinson-Patienten ist weiter zu bedenken, dass es – unabhängig von der Parkinson-Krankheit – im höheren Alter auch zu einer Verschärfung negativer Charakterzüge kommen kann.

Als Hauptkriterien einer Depression sind traurige und gedrückte Stimmung, Interesse- und Freudlosigkeit sowie verminderter Antrieb und Aktivitätsverlust definiert. Die Hauptsymptome müssen mindestens zwei Wochen andauern. Unterstützende Kriterien sind Konzentrations- und Aufmerksamkeitsstörungen sowie das Gefühl der Wertlosigkeit. Weitere sonst klassische Depressionszeichen wie Schuldgefühle, Selbstanklagen und Suizidalität finden sich bei der »Parkinson-Depression« weniger häufig. Nicht selten wird die Depression durch Schlafstörungen, Konzentrationsprobleme und eine allgemeine körperliche und emotionale Müdigkeit (Fatigue) maskiert.

Die Angaben in der Literatur über die Häufigkeit von Depressionen bei der Parkinson-Krankheit sind sehr variabel. Durchschnittlich sind etwa 40 % betroffen. Es zeigt sich keine sichere Korrelation zwischen Schweregrad bzw. Krankheitsdauer und Häufigkeit einer Depression. In der Bildgebung lässt sich bei depressiven Parkinson-Patienten im Vergleich zu nichtdepressiven Parkinson-Patienten eine reduzierte Rezeptoraktivität des Botenstoffs Serotonin (»Glückshormon«) nachweisen.

Als »Off-Depression« werden depressive Episoden mit gereizter Stimmung, unberechtigten Vorwürfen und pessimistischen Äußerungen in Phasen schlechter Beweglichkeit beschrieben. Off-Phasen sind meist mit Gefühlen der Hoffnungslosigkeit verbunden.

Es ist für den behandelnden Arzt eine Herausforderung, einzelne Zeichen (z. B. Hypomimie) und anamnestische Hinweise (Interessenverlust, sexuelle Funktionsstörungen, Appetitminderung) als Depression zu erkennen. Helfen Sie als Patient oder Angehöriger mit entsprechenden Informationen. Nicht selten bestehen Hemmungen, gerade psychische Störungen und Beeinträchtigungen offen anzusprechen. Sie werden erfahren, dass depressive Symptome relativ häufig bei Parkinson-Patienten anzutreffen sind und erfolgreich behandelt werden können.

Wie behandelt man eine Depression bei Parkinson-Kranken?
Zunächst muss eine Optimierung der dopaminergen Therapie erfolgen. Der schwache antidepressive Effekt von Amantadin und einzelnen Dopamin-

agonisten kann bei der Einstellung mit Parkinson-Medikamenten ausgenutzt werden. Es gibt Hinweise dafür, dass Dopaminagonisten mit einem D3-Rezeptorprofil besonders geeignet sind, auch depressive Symptome zu bessern.

Es werden vielfältige Therapiestrategien nichtmedikamentöser und medikamentöser antidepressiver Maßnahmen angeboten. Die repetitive Magnetstimulation, die Lichttherapie und Ernährungsempfehlungen (z. B. Omega-3-Fettsäuren) zählen zu den Komplementärmaßnahmen.

Nichtmedikamentöse Maßnahmen

Bei milden depressiven Symptomen kann ohne Medikamente oder Psychotherapie ein aktivabwartendes Verhalten eingesetzt werden. Psychoedukative Ansätze klären über die Depression auf, empfehlen eine geordnete Tagesstruktur, körperliche Aktivität und einen geregelten Schlaf-Wach-Rhythmus. Daneben werden soziotherapeutische Unterstützungsmaßnahmen (Trainings- und Motivationsmethoden sowie Koordinationshilfen durch geschulte Personen) angeboten. Unter Einbindung des sozialen Umfeldes kann so eine Stimmungsverbesserung abgewartet werden.

Häufig angewendet wird die kognitiv-behavoriale Therapie bei Parkinson-Patienten. Diese Behandlung ist eine Verhaltenstherapie, die auf einer aktiven Gestaltung der subjektiven Wahrnehmung basiert. Hierbei wird individuell eine problem-, ziel- und handlungsorientierte Veränderung des Verhaltens erlernt. Durch Veränderung von Einstellungen, Gedanken und Wertungen der Lebensumstände können schon relativ kurzfristig gute Erfolge erzielt werden. Entspannungstechniken und eine realistische Planung der Alltagsaktivitäten in Abhängigkeit von den motorischen Beeinträchtigungen ergänzen die Therapie.

Medikamentöse antidepressive Therapie

Wenn sich nicht innerhalb von 2–3 Wochen eine Verbesserung der Stimmung und anderer Symptome einer Depression erreichen lässt, wird eine medikamentöse Therapie mit Antidepressiva eingeleitet. Die Auswahl der Wirksubstanz richtet sich nach dem Schweregrad der Depression, den begleitenden Symptomen, möglichen Kontraindikationen und Nebenwirkungen. Ein wichtiger Hinweis: Antidepressiva machen nicht abhängig!

Die Therapieeinleitung erfolgt anfangs in niedriger Dosierung, um mögliche Nebenwirkungen zu vermeiden und kann im Verlauf individuell optimiert werden. In der Regel benötigt ein Antidepressivum Tage bis wenige Wochen, bis eine stimmungsstabilisierende Wirkung erkennbar wird. In Medikamentenstudien zeigen sich Ansprechraten von 50–70 %, wobei eine schwere Depression eher auf Medikamente anspricht als eine leichte.

Hinweise für den Partner

In der Phase der Depression benötigt der Betroffene (und fordert oft auch) ein hohes Maß an persönlicher Zuwendung. Der depressive Parkinson-Patient muss in seiner Traurigkeit ernst genommen werden, ihm muss das Gefühl gegeben werden, für alle Bezugspersonen wichtig zu sein.
Der Patient muss noch stärker als bisher in das Familiengeschehen einbezogen und darf nicht alleingelassen werden. Es ist nicht förderlich, ihm in einer depressiven Phase psychisch belastende Informationen mitzuteilen. Etwaige Suizidgedanken müssen offen angesprochen werden. Ratschläge wie »Reiß dich doch mal zusammen, es gibt doch gar keinen Grund, traurig zu sein …« sind für den Betroffenen wenig hilfreich. Es sollte dem Depressiven Hoffnung vermittelt werden, dass sich die Depression unter der veränderten oder zusätzlichen Medikation bald bessern wird.

Es bestehen nach dem heutigen Kenntnisstand keine wesentlichen Unterschiede in der Wirksamkeit unterschiedlicher Antidepressiva, jedoch erheblich im Ausmaß möglicher Nebenwirkungen.

Zum Einsatz kommen trizyklische Antidepressiva (TCA), selektive Serotoninwiederaufnahme-Hemmer (SSRI) und selektive Serotonin-Noradrenalin-Wiederaufnahme-Hemmer (SSNRI). SSRI dürfen nicht zusammen mit MAO-B-Hemmern gegeben werden. Bei allen Substanzen müssen regelmäßige Laborkontrollen und EKG-Untersuchungen erfolgen.

Für die älteren trizyklischen Antidepressiva besteht ein relativ hohes Nebenwirkungsrisiko. Das betrifft besonders die anticholinerge Wirkung der TCA. In Kombination mit Dopaminagonisten können TCAs an der Auslösung von Impulskontrollstörungen beteiligt sein.

Im Gegensatz zu den sedierenden Eigenschaften der trizyklischen Antidepressiva haben SSRI eine eher aktivierende Wirkung. Bei Antriebsschwäche wird man ein antriebssteigerndes Antidepressivum und bei agitierten Patienten eher ein sedierendes Antidepressivum vorziehen. Bei leichter depressiver Symptomatik kann Johanniskrautextrakt wirksam sein, das im Vergleich zu den trizyklischen Antidepressiva weniger Nebenwirkungen hat.

Wie zeigen sich Angststörungen und Panikattacken?

Situativ ausgelöste Angst ist eigentlich ein ganz normaler psychologischer Zustand (im Sinne eines Schutz- und Motivationsverhaltens) und wirkt bei Bedrohung als Alarm- und Aktivierungssignal. In der Evolution gilt es, sich in einer bedrohlichen Situation vorzubereiten, zu kämpfen oder zu fliehen. Bei Angst werden Teile des vegetativen Nervensystems aktiviert, um Reserven des Stoffwechsels und des Herz-Kreislauf-Systems zur Verfügung zu stellen. Symptome sind Engegefühl in der Brust, Herzklopfen, Atmungsbeschleunigung, Muskelverspannung, Mundtrockenheit und Zittern.

Pathologisch wird Angst, wenn sie weiterbesteht, auch wenn keine Bedrohung vorliegt, zu lange andauert, mit erheblichen körperlichen Beschwerden einhergeht, keine Bewältigungsstrategien verfügbar sind und Alltagsaktivitäten deutlich eingeschränkt werden. Um die Diagnose einer krankhaften Angst zu stellen, müssen die Symptome über mindesten sechs Monate anhalten

Angststörungen können bei verschiedenen internistisch-endokrinologischen Erkrankungen (z. B. Schilddrüsen-, Herz- und Lungenerkrankungen) und auch bei Entzug von Medikamenten bzw. Alkohol auftreten. Eine abnorme, sich vor objektiv ungefährlichen Situationen oder Objekten zwanghaft aufdrängende Angst wird als Phobie bezeichnet. Zu den Phobien zählen Ängste vor weiten Plätzen oder vor Menschenansammlungen (Agoraphobie), in engen Räumen, im Fahrstuhl oder z. B. in der engen »Röhre« des MRTs (Klaustrophobie). Weitere an bestimmte Objekte oder Situationen gekoppelte Ängste sind soziale Phobien (z. B. Angst, eine Rede zu halten, Angst, negativ aufzufallen oder abgelehnt zu werden) und spezifische Phobien (bestimmte Objekte oder Situationen, z. B. Spinnen- oder Flugangst).

Bei der generalisierten Angststörung bestehen abnorm gesteigerte, zumeist unbegründete Sorgen und Befürchtungen. Hierbei kann der Patient aufgrund der »frei flottierenden« Angst in der Bewältigung seiner Alltagsaktivitäten sehr deutlich eingeschränkt sein. Der Patient erlebt häufig auch Schwindel, Benommenheit und das Gefühl, die Kontrolle zu verlieren.

Panikattacken stellen episodische Angstattacken dar, die in der Regel nur einige Minuten anhalten, dafür aber mit massiven körperlichen und psychischen Reaktionen einhergehen können. Panikattacken können an bestimmte Angstauslöser (z. B. bei Agoraphobie, Flugangst) oder psychische Störungen (Burnout, posttraumatische Belastungsstörungen) gekoppelt sein, aber auch völlig unabhängig davon auftreten. Plötzlich entwickeln sich, zumeist ohne Anlass, lawinenartig stärkste Angstsymptome, die sich bis zur Todesangst steigern können. Die im Sinne einer Fluchtreaktion auftretenden körperlichen Symptome (Engegefühl in Hals und Brustkorb, Atemnot, Gefühl bewusstlos zu werden) werden von dem Betroffenen als zusätzliche Bedrohung empfunden und treiben wie ein Teufelskreis die Panik weiter an.

Etwa 40 % der Parkinson-Patienten entwickeln eine Angststörung, die an Off-Phasen gebunden sein und in eine Panikattacke münden kann. Wenn sich die Ängste in einem begründeten Ausmaß und ohne Beeinträchtigung des Alltags, z. B. auf befürchtete Bewegungsblockaden (»Freezing«) und Stürze oder auf die Ungewissheit vor der weiteren Krankheitsentwicklung oder Pflegebedürftigkeit beziehen, liegt keine Angststörung im Sinne einer Erkrankung vor.

Was kann ich bei Angst und Panik tun?

Zur nichtmedikamentösen Behandlung der Angststörungen zählen Maßnahmen zur Krankheitsbewältigung, verhaltenstherapeutische und stützende psychotherapeutische Maßnahmen. Wenn die auslösende Situation bekannt ist, kann eine stufenweise Konfrontation helfen. Bei an Off-Phasen gebundenen Angstzuständen (»Wearing-off-Angstsyndrom«) steht die optimierte medikamentöse Behandlung der motorischen Fluktuationen im Vordergrund.

Führen nichtmedikamentöse Maßnahmen nicht zum Erfolg, werden Antidepressiva eingesetzt, vorwiegend die genannten selektiven Serotonin-Wiederaufnahmehemmer (SSRI) und zunehmend auch die selektiven Serotonin-Noradrenalin-Wiederaufnahmehemmer (SSNRI). Diese Medikamente führen auch ohne Vorliegen einer Depression zu einer Eindämmung der Angst. Hierbei ist erneut erwähnenswert, dass diese Medikation nicht abhängig macht. Der langsame Wirkungseintritt sowie das Neben- und Wechselwirkungsprofil sind zu beachten.

Rascher wirksame angstlösende Medikamente (Anxiolytika) aus der Reihe der Benzodiazepine können initial bis zum Wirkungseintritt der Antidepressiva verordnet werden oder bedarfsweise bei einer Angstattacke eingenommen werden. Sie wirken rasch, unterschiedlich sedierend und werden gut vertragen. Wegen des Sucht- und Abhängigkeitspotenzials ist die regelmäßige Einnahme auf 2–4 Wochen zu befristen. Gerade bei älteren Parkinson-Patienten können als Nebenwirkungen Tagesmüdigkeit und Aufmerksamkeitsstörungen auftreten bzw. zunehmen und das Sturzrisiko kann sich deutlich erhöhen.

Demenz und Parkinson

In diesem Kapitel wollen wir Ihnen zunächst eine kurze allgemeine Übersicht über Demenzen geben, um dann auf die Parkinson-Demenz einzugehen.

Demenz ist ein Syndrom als Folge einer meist fortschreitenden Krankheit des Gehirns, die mit dem Abbau und Verlust von kognitiven Funktionen und Alltagskompetenzen einhergeht.

Zu den Beeinträchtigungen, die als Zeichen einer Demenz auftreten, gehören:
- Störungen des Gedächtnisses
- gestörte Aufnahme und Wiedergabe neuer Informationen
- Verlust früher erlernter und vertrauter Inhalte
- Störungen des Denkvermögens
- Störung der Fähigkeit, vernünftig zu urteilen
- Verminderung des Ideenflusses
- Beeinträchtigung der Informationsverarbeitung
- Störung der emotionalen Kontrolle
- Störung des Sozialverhaltens und der Motivation

Was sind kognitive Störungen?
Kognitive Leistungen im engeren Sinne beziehen sich auf das intellektuelle Erkennen und Beurteilen (Wahrnehmen, Denken). Der motorischen Verlangsamung (Bradykinese) bei Parkinson-Patienten wird gern die Verlangsamung der Denk- und Wahrnehmungsvorgänge (kognitive Verlangsamung) im psychischen Bereich gegenübergestellt und als »Bradyphrenie« bezeichnet (griech. brady = langsam; phren = Geist, Seele, Gedächtnis). Bradyphrenie soll auf den Rückgang der Spontaneität, auf die Minderung und Verzögerung emotionaler Reaktionen, auf die erschwerte Umstellung auf eine neue

Umgebung mit verminderter Entschlusskraft und auf Aufmerksamkeitsstörungen hinweisen. Typisch für Parkinson-Patienten ist ein vermindertes Problemlösungsvermögen. Weitere neuropsychologische Symptome sind Störungen der zeitlichen und räumlichen Wahrnehmung und Orientierung. Die im Rahmen einer Depression auftretenden kognitiven Störungen werden als »Pseudodemenz« bezeichnet, die sich mit Abklingen der Depression zurückbilden.

Höhere kortikale Funktionen beziehen sich auf Gedächtnis, Denken, Orientierung, Auffassung, Rechnen, Lernfähigkeit, Sprache, Sprechen, Urteilsvermögen und Entscheidungsfähigkeit. Die Wachheit ist nicht beeinträchtigt. Nach ICD-10-Definition (eine Internationale statistische Klassifikation) müssen die Demenz-Symptome mindestens sechs Monate bestanden haben.

Was ist eine leichte »Altersvergesslichkeit«?

Im Alter kann sich die Zeit für das Einspeichern und Abrufen neuer Informationen verlängern. Man erinnert sich nicht sofort an Namen und kann Termine nicht so gut behalten. Es ist Ihnen sicherlich auch schon passiert, dass Sie Ihren Autoschlüssel verlegt hatten und nicht sofort fanden. Oder Sie mussten überlegen: »Was wollte ich denn grad noch im Keller oder was aus dem Kühlschrank holen?« Oder es fallen Ihnen Telefonnummern nicht sofort ein. Das kann passieren! Aber wichtig ist, dass nach kurzer Zeit der Schlüssel gefunden wurde oder es ihnen nach einem »gedanklichen erneuten Gang in den Keller« wieder einfiel.

Die Ursache für diese phasenhafte Vergesslichkeit können Stress und Aufmerksamkeitsmangel sein. Die Aufmerksamkeit schaltet gerne bei Routineaufgaben ab. Wenn Sie verlegte Gegenstände nicht sofort wiederfinden, bleiben Sie ruhig, schließen Sie die Augen und entspannen Sie sich kurz. So wächst die Chance, den Gegenstand wiederzufinden. Und noch ein Tipp: Wählen Sie feste Orte für Ihre Ablage. Aber Vorsicht! Der Haustürschlüssel sollte nicht unter der Fußmatte liegen!

Im medizinischen und wissenschaftlichen Bereich findet der Begriff »Altersvergesslichkeit« oder »noch altersgemäße Vergesslichkeit« keine Anwendung. Es wird vielmehr eine »leichte kognitive Beeinträchtigung« von einer Demenz abgegrenzt. Nicht nur bei Parkinson-Patienten, sondern ganz allgemein bei älteren Menschen ist die Sorge groß, eine Demenz zu entwickeln

Wichtig ist, dass nicht jede phasenhafte kognitive Leistungseinbuße gleich als beginnende Demenz eingeordnet wird. Manche Parkinson-Patienten neigen bei subjektiv empfundenen kognitiven Störungen zu übertriebener Selbstbeobachtung und hypochondrischen Befürchtungen.

Was bedeutet »Leichte kognitive Störung«?

Eine leichte kognitive Störung (engl. »mild cognitive impairment«, MCI) liegt vor, wenn subjektiv und objektivierbar eine kognitive Leistungsverschlechterung eingetreten ist. Die MCI kann, aber muss nicht zwangsläufig in eine Demenzentwicklung münden, d. h., die MCI ist auch rückbildungsfähig. Neben neurodegenerativen und vaskulären Ursachen muss besonders nach Depression, Medikamenteneinfluss und Alkoholkrankheit gefahndet werden. Risikopatienten für eine Demenzentwicklung bei MCI sind Patienten mit Bluthochdruck, Zuckerkrankheit, Fettstoffwechsel- und Nierenfunktionsstörungen, Vitamin- und Hormonmangel.

Wie werden die Demenzen eingeteilt?

Nach ursächlichen Kriterien werden primäre Demenzformen und sekundäre Demenzformen unterschieden. Die sorgfältige differenzialdiagnostische Abklärung einer Demenz ist auch deswegen wichtig, weil die sekundären Demenzsyndrome potenziell behandelbar bzw. rückbildungsfähig sind. Primäre Demenzformen sind:
- Demenz bei Alzheimer-Krankheit
- vaskuläre Demenz
- gemischte Demenz
- frontotemporale Demenz
- Demenz bei Morbus Parkinson
- Lewy-Körper-Demenz

Demenz bei Alzheimer-Krankheit

Die häufigste und dem Laien zunehmend bekannte primäre Demenz ist die Demenz bei Alzheimer-Krankheit, die nach dem deutschen Nervenarzt Alois Alzheimer (1864–1915) benannt ist. Man spricht auch von einer Demenz vom Alzheimer-Typ (DAT). Im Gehirn von Alzheimer-Kranken werden Zelluntergänge der gedächtnisrelevanten Hirnareale mit einer Schrumpfung des Gehirns (Atrophie) gefunden. Die Ursache für den Zelluntergang bei der Alzheimer-Krankheit kennen wir ebenso wenig wie die der Parkinson-Krankheit. Es wird vermutet, dass es für beide Krankheiten ähnliche Schädigungsmechanismen gibt.

Die Alzheimer-Krankheit kann vor dem 65. Lebensjahr beginnen (»früher Beginn«) mit raschem Fortschreiten oder erst später, meist in den späten 70er Jahren mit eher langsamer Progredienz, auftreten. Charakteristisch für die Alzheimer-Krankheit ist eine episodische Gedächtnisstörung (z. B. Erinnerung an persönliche Erlebnisse), die mit anderen kognitiven Beeinträchtigungen (z. B. örtliche Orientierungsstörung, Wortfindungsstörung, verminderte Problemlösungsstrategien, Probleme im Erlernen neuer Dinge) und Verhaltensveränderungen assoziiert sein kann.

Durch Zusatzuntersuchungen lassen sich in der Nervenflüssigkeit (Liquor) einzelne Biomarker (z. B. erniedrigtes Aβ42, erhöhtes bzw. phosphoryliertes Tau-Protein) nachweisen. Im MRT und im PET können sich Hinweise ergeben, jedoch keine Beweise.

Vaskuläre Demenz

Demenzen können durch mehrfache »kleine« Schlaganfälle (Hirninfarkte) entstehen (vaskuläre Demenz, Multiinfarktdemenz). Im Gegensatz zu der schleichend beginnenden und unaufhaltsam fortschreitenden Alzheimer-Demenz zeichnet sich die vaskuläre Demenz meist durch eine raschere Entwicklung nach mehreren kleinen Schlaganfällen aus, die durch Verschlüsse kleiner Hirngefäße oder Blutungen auftreten. Andere neurologische Ausfälle wie z. B. Lähmungen müssen hierbei nicht auftreten. Die sogenannte Multiinfarkt-Demenz beginnt eher schleichend, zeigt aber einen fluktuierenden Verlauf und neurologische Herdbefunde.

Gemischte Demenz: Die atypische oder gemischte Form ist die Kombination von Alzheimer-Krankheit und vaskulärer Demenz.

Frontotemporale Demenz

Diese Demenzform zeichnet sich durch eine frühe, fortschreitende Persönlichkeitsänderung und den Verlust sozialer Fähigkeiten aus. Erst dann folgen kognitive Beeinträchtigungen und Sprachstörungen. Im MRT kann im Verlauf der Erkrankung eine frontotemporale Atrophie (vorderer und seitlicher Hirnschwund) nachgewiesen werden, die dieser Demenz den Namen gegeben hat.

Unabhängig von der o. g. Einteilung werden wir jetzt die Demenz bei der Parkinson-Krankheit (DPK) und die Lewy-Körper-Demenz (DLK) besprechen. Es wird diskutiert, ob die Demenzformen DPK und DLK nicht eine gemeinsame Grundlage haben und nur unterschiedliche Verlaufsformen darstellen.

Wie zeigt sich eine Demenz bei Parkinson?

Nach neueren Untersuchungen muss etwa jeder fünfte Parkinson-Patient nach längerem Krankheitsverlauf im fortgeschrittenen Lebensalter mit einer demenziellen Entwicklung rechnen. Das Risiko steigt mit dem Alter des Patienten, so dass etwa 10 % der unter 65-Jährigen, 20 % der 65- bis 75-Jährigen und über die Hälfte der über 75-Jährigen mit einer Demenz rechnen müssen. Für Patienten mit einem frühen Beginn der Erkrankung (vor dem 40. Lebensjahr) wird das Risiko einer Demenzentwicklung geringer eingeschätzt.

Die Diagnose »Demenz bei der Parkinson-Krankheit« erfordert, dass die Parkinson-Diagnose nach den oben beschriebenen Brain-Bank-Kriterien gesichert ist. Hinsichtlich der kognitiven Defizite muss mehr als eine der nachfolgenden Funktionen gestört sein (nach Goetz und Mitarbeitern, 2008):

Kognitive Beeinträchtigung:
- Aufmerksamkeit
- exekutive Funktionen (Initiierung, Planung, Konzeptbildung von Aufgaben), beeinträchtigte mentale Geschwindigkeit (Bradyphrenie)
- visuell-räumliche Funktion (z. B. räumliche Orientierung; siehe auch Uhren-Zeichen-Test, Seite 82)
- Gedächtnis (z. B. Kurzzeitgedächtnis, Erlernen neuer Inhalte)
- Sprache (z. B. Wortfindungsstörungen)

Beeinträchtigt sind bei der Parkinson-Demenz besonders die Aufmerksamkeit, die visuell-räumlichen Funktionen, die Exekutivfunktionen und die Wortflüssigkeit. Die Gedächtnisstörung muss objektiv nachweisbar sein (durch neuropsychologische Tests). Persönlichkeitsveränderungen mit Störung der Motivation, der emotionalen Kontrolle und des Sozialverhaltens treten hinzu. Psychotische Symptome, wie visuelle Halluzinationen (siehe Seite 156) können auch ohne Demenz auftreten.

Psychopathologische Merkmale:
- Apathie
- Persönlichkeitsveränderungen
- visuelle Halluzinationen (Personen, Tiere, Objekte)
- paranoide Wahnvorstellungen (z. B. Untreue des Partners oder Anwesenheit unwillkommener Personen)
- verstärkte Tagesmüdigkeit

Erst wenn die geistige Bewältigung der beruflichen und sozialen Tätigkeiten, die persönlichen Beziehungen und besonders die Lösung der Alltagsaufgaben beeinträchtigt sind und die Störungen mindestens ein halbes Jahr andauern, ist die Diagnose »Demenz« gerechtfertigt.

Was ist die Lewy-Körper-Demenz?

Lewy-Körper hatten Sie als Einschlusskörper beim Parkinson-Syndrom kennengelernt. Die Lewy-Körper haben dieser Demenzform ihren Namen gegeben. Bei dieser Demenzform handelt es sich um eine häufiger bei Männern (2:1) vorkommende progrediente Demenz in Kombination mit einem Akinese-Rigor-dominanten Parkinson-Syndrom. Die Lewy-Körper-Demenz macht 10 % der Demenzen aus.

Charakteristisch sind fluktuierende kognitive Störungen mit wechselnder Aufmerksamkeit (Vigilanz). Häufig sind psychotische Episoden mit komplexen Halluzinationen (visuell und akustisch). Als weitere klinische Kriterien werden Sturzneigung, Ohnmachten (Synkopen) und vorübergehende Bewusstseinsveränderungen herausgestellt. Früh finden sich Blasenentleerungsstörungen. Es besteht eine ausgeprägte Überempfindlichkeit gegen Medikamente, die bei Psychosen eingesetzt werden (Antipsychotika-Hypersensitivität). Die Parkinson-Symptomatik ist bei der Lewy-Körper-Krankheit eher mild ausgeprägt und zeigt ein nur geringes Ansprechen auf Dopaminergika.

Welche psychologischen Kurz-Tests werden durchgeführt?

Als orientierende Verfahren bei kognitiven Störungen werden in der ambulanten Praxis z. B. der Mini-Mental-Status-Test, der DemTect, der Test zur Früherkennung von Demenzen mit Depressionsabgrenzung und der Panda-Test herangezogen. Ergänzend findet der Uhren-Test Anwendung. Es handelt sich um Screening-Verfahren, die einen ersten Hinweis auf eine Demenzentwicklung geben können. Diese Tests ersetzen nicht ausführliche neuropsychologische Testbatterien und standardisierte diagnostische Interviews. Der Arzt wird Sie fragen, ob und wann Sie eine derartige Testuntersuchung wünschen. Stimmungslage und Wachheit können diese Testergebnisse negativ beeinflussen. Die Tests sollten möglichst in der On-Phase erfolgen. Für Parkinson-Patienten ohne Beschwerden und Symptome, die für eine Demenz sprechen, werden kognitive Testuntersuchungen nicht empfohlen (Leitlinien Demenz, 2016).

Mini-Mental-Status-Test (MMST)

Der MMST ist der älteste und bekannteste Test für eine erste Beurteilung von kognitiven Beeinträchtigungen und Demenz. Der Test beinhaltet unter anderem Fragen nach zeitlicher und örtlicher Orientierung. Drei Begriffe müssen gemerkt, eine Rechenaufgabe gelöst (von 100 immer 7 abziehen) und ein einfacher Satz formuliert werden. Danach müssen geometrische Figuren nachgezeichnet und ein einfacher Auftrag ausgeführt werden.

DemTect-Test

»DemTect« ist die Abkürzung von »Demenz-Detection«. Der Test besteht aus dem Gedächtnistest für Wörter und Zahlen, der Zahlenumwandlungsaufgabe und dem Nennen von Gegenständen, die es in einem Supermarkt zu kaufen gibt. Die Ergebnisse werden mit Punkten bewertet. Im Vergleich zum MMST ist die Trefferrate höher. Da visuell-konstruktive Fähigkeiten nicht untersucht werden, empfiehlt

---

Unterscheidung

»Parkinson-Krankheit mit Demenz« und »Lewy-Körper-Demenz« unterscheiden sich in der zeitlichen Abfolge des Auftretens der Demenz. Bei der Lewy-Körper-Demenz tritt die Demenz vor oder mit den Parkinson-Symptomen auf. Die Diagnose »Parkinson-Krankheit mit Demenz« wird gestellt, wenn eine Demenz im späteren Stadium der Parkinson-Krankheit hinzutritt.

sich die Kombination mit dem Uhren-Zeichen-Test. Auch der DemTect-Test kann nur als Screening-Test gelten.

Test zur Früherkennung von Demenzen mit Depressionsabgrenzung

Der TFDD enthält Aufgaben zur sofortigen und verzögerten Wiedergabe, zur zeitlichen Orientierung, zur Wortflüssigkeit und zur konstruktiven Fähigkeit (Uhren-Zeichen-Test). Zusätzlich wird die Stimmungslage in Eigen- und Fremdbewertung eingeschätzt.

PANDA-Test

Panda ist die Abkürzung von »Parkinson Neuropsychometric Dementia Assessment« und wurde speziell für die Demenzdiagnostik bei Parkinson-Patienten entwickelt. Entsprechend den kognitiven Beeinträchtigungen beim Parkinson-Syndrom liegt der Schwerpunkt auf der Erfassung mnestischer und exekutiver sowie visuell-räumlicher Funktionen. Geprüft werden Paarassoziationslernen, Wortflüssigkeit, räumliches Vorstellungsvermögen, Arbeitsgedächtnis, und verzögerte Abfrage. In einer Selbstbewertung kann die Stimmung eingeschätzt werden.

Uhren-Zeichen-Test

Ergänzend kann der Uhren-Zeichen-Test eingesetzt werden, der die visuell-konstruktiven Funktionen sowie abstraktes Denken und mnestische Fähigkeiten prüft. Der Patient wird aufgefordert, in einen vorgegebenen Kreis das Ziffernblatt einer Uhr zu zeichnen und die Zeiger auf eine mündlich vorgegebene Uhrzeit einzuzeichnen, z. B. 11.10 Uhr. Die Auswertung erfolgt über ein Punktesystem.

Wie wird die Demenz therapiert?

Nootropika. Hierbei handelt es sich um Substanzen, die die Hirnleistung aktivieren sollen. Die wissenschaftliche Datenlage dazu ist uneinheitlich. Über die Wirkung bei Parkinson-Demenz liegen nur wenige Daten vor. Zu den Nootropika gehören Substanzen wie Piracetam, Pyritinol, Dihydroergotoxin, Nimodipin und Nicergolin. Zu den pflanzlichen Nootropika zählen Gingko-Biloba-Trockenextrakte, deren Einsatz (in einer Dosierung von 40–240 mg pro Tag) »erwogen werden kann« (Leitlinien Demenz, 2016). Wenn Nootropika nicht innerhalb von drei (bis sechs) Monaten zu einer Besserung führen, sollten sie wieder abgesetzt werden.

Acetylcholinesterase-Hemmer. Die modernen Mittel gegen Alzheimer-Demenz (= Antidementiva) gehören zu der Wirkgruppe der Acetylcholinesterase-Hemmer (AChE-Hemmer) oder der Glutamat- bzw. der NMDA-(N-Methyl-D-Asparat) Antagonisten. Als AChE-Hemmer stehen Donepezil, Rivastigmin und Galantamin für die Behandlung der leichten bis mittelschweren Demenz zur Verfügung. Die Anwendung ist bei relevanten Erkrankungen des Herz-Kreislauf-Systems eingeschränkt. Die häufigsten potenziellen Nebenwirkungen umfassen Kopfschmerzen und Magen-Darm-Beschwerden.

Nur der Acetylcholinesterase-Hemmer Rivastigmin (z. B. Exelon®, 3–12 mg/d) ist zur symptomatischen Behandlung der leichten bis mittelschweren Demenz bei der Parkinson-Krankheit (Parkinson-Demenz) zugelassen, allerdings nur in der oralen Form (Kapsel). Die transdermale Applikation (Pflaster) wird besser vertragen, ist jedoch nicht zugelassen. Nach Studien mit über 500 Parkinson-Patienten konnte ein geringer bis mäßiger Therapierfolg erreicht werden. Die Zielparameter der Studien waren Beurteilungen von Kognition, Aktivitäten des täglichen Lebens und neuropsychiatrische Symptome.

Cholinesterasehemmer. Donepezil (z. B. Aricept®) und Galantamin (z. B. Reminyl®) haben für die Parkinson-Demenz keine spezielle Zulassung, können aber in zulassungsüberschreitender Anwendung (Off-Label-Use) verabreicht werden (Leitlinien Demenz, 2016).

Glutamatantagonisten. Der Glutamatantagonist Memantine (z. B. Axura®, Ebixa®) ist für mittelschwere bis schwere Formen der Alzheimer-Demenz zugelassen, also nicht speziell für die Parkinson-Demenz.

Nichtmedikamentöse Maßnahmen

Wichtige Faktoren der nichtmedikamentösen Therapie sind die Aufklärung und Information über die Art der Erkrankung und den zu erwartenden Verlauf. Betroffene, Angehörige (und auch Therapeuten) vermeiden es leider in der Regel, offen über die Demenz zu sprechen, es sei denn, die erhebliche intellektuelle Beeinträchtigung ist sofort für jeden erkennbar. Erst wenn durch eine sorgfältige Abklärung eine sekundäre Demenzform ausgeschlossen ist, darf bzw. muss man sich auf den leider fortschreitenden Prozess einstellen.

Künstlerisch-expressive Therapieformen wie Malen, Musik und Tanz zählen zu den psychosozial-stabilisierenden Maßnahmen. Soziale Kontakte sollten möglichst lange erhalten bleiben. Langfristig bleibt Angehörigen und Betreuern nur der Weg, sich auf die Defizite und eingeschränkten Möglichkeiten des Demenzkranken einzustellen und diese zu akzeptieren. Man sollte sich also an den noch vorhandenen Ressourcen des Betroffenen orientieren, diese in den Alltag integrieren, weiter fördern und versuchen, diese möglichst lange zu erhalten, ohne den Betroffenen damit zu überfordern.

Bei Orientierungsstörungen und Neigung zu Verwirrtheitszuständen mit Weglauftendenz sollten Betroffene nicht unbeaufsichtigt das Haus verlassen können und sich womöglich auf der Straße einer Gefahr aussetzen. In besonderen Fällen sind Angehörige gezwungen, zwischen Sicherheitsüberlegungen und Freiheitsschutz abzuwägen. Es kann auch notwendig sein, ein Bettgitter anzubringen oder Türen zu verschließen. Die juristischen Vorbedingungen dafür müssen natürlich erfüllt sein und mit einem Amtsrichter der Betreuungsbehörde abgestimmt werden. Möglicherweise kann man sich aber auch mit einem Alarmsystem in der Haustür, einer Matratze vor dem Bett oder dem Abschalten der Sicherung für den Herd behelfen.

Allgemein dürfen wir nach aktuell (2015) vorgestellten großen Studien (ONTARGET, TRANSCEND) davon ausgehen, dass sich eine gesunde Ernährung positiv auf die kognitiven Leistungen auswirkt. In einer anderen Studie (FINGER) konnte gezeigt werden, dass ein Schulungsprogramm mit Ernährungsrichtlinien, regelmäßigem Sport und Kognitionsübungen die Hirnleistung verbessern kann. Eine mediterrane Diät soll protektiv wirken (Alcalay, 2012).

Wie gehe ich mit der »Vergesslichkeit« meines Angehörigen um?

Es ist wichtig, sich klarzumachen, dass ein Mensch, der an einer Demenz leidet, die Fähigkeit verliert, Dinge zu lernen. Das heißt, dass er auch nicht mehr in der Lage ist, sich Dinge wieder anzueignen, die er vergessen hat. Es ist also auf der einen Seite verlorene Liebesmüh', biografische Daten, den Ablauf des zurückliegenden Tages etc. zu üben oder ihn auf Fehler diesbezüglich hinzuweisen. Zudem wird der Kranke dadurch immer wieder damit konfrontiert, dass er Dinge nicht mehr kann. Dies führt zu Verunsicherungen, Trauer und eventuell zu Aggressionen.

Immer wieder kann man beobachten, wie Angehörige ihren an Demenz erkrankten Partner ungewollt »vorführen«, indem sie in Anwesenheit anderer z. B. seine biografischen Daten von ihm abrufen. In seiner Anwesenheit sollte nicht über ihn und seine kognitiven Defizite geredet werden, als sei er nicht anwesend. Vielleicht wehrt er sich in dieser Situation nicht, verletzen oder beschämen kann es ihn dennoch. Dies führt dann oft zu einer Verschlechterung der krankheitsbedingten Verhaltensauffälligkeiten, wie Verunsicherung, Ängsten, Unruhe und/oder Aggressionen.

Soll ich mit meinem Angehörigen Dinge üben, die er vergessen hat?

Wie erwähnt ist es wenig sinnvoll, Dinge zu üben, die ein Mensch mit Demenz verlernt hat – das konfrontiert ihn nur mit seinen Defiziten. Das heißt aber keinesfalls, ihm Dinge abzunehmen, die er vielleicht noch kann! Das wiederholte Ausführen von noch funktionierenden Tätigkeiten stärkt seine Ressourcen und erhält seine Alltagskompetenz länger. Zu dem Zeitpunkt, an dem er diese Dinge verlernt, sollte man jedoch unauffällig diese Tätigkeiten übernehmen ohne den deutlichen Hinweis, dass man das ab jetzt für ihn erledigen werde.

Ein Beispiel: Vielleicht tut sich Ihr Angehöriger schon etwas schwer, seine Schnürsenkel zu binden (zumal er aufgrund seines Parkinsonsyndroms auch feinmotorisch eingeschränkt ist), man verfällt dann leicht dem Fehler, dies »mal schnell« zu übernehmen.

Alltagsaktivitäten regelmäßig auszuführen, erhält diese Fähigkeiten jedoch länger und stützt das Selbstwertgefühl, weil man etwas so »Banales« noch kann. Zu dem Zeitpunkt jedoch, an dem ihr Angehöriger mit den Schnürsenkeln nichts mehr anzufangen weiß, sollten Sie Schuhe mit Klettverschlüssen kaufen – am besten mit dem Hinweis darauf, dass die alten Schuhe ja schon durchgelaufen seien. Ähnliches gilt für das Knöpfen eines Hemdes.

Wie gehe ich mit den Aggressionen meines Angehörigen um?

Zunächst sollten Sie analysieren, in welchen Situationen diese Verhaltensstörungen auftreten. Nach Überforderung? Nach Korrekturen? Nach Kritik? Im Rahmen von Wahnepisoden? Versuchen Sie entsprechend, die Situationen zu verändern. Ein Patient mit Demenz kann sich seiner Umwelt nicht anpassen – seine Umwelt muss sich an ihn anpassen!

Also: keine Eile, keine Kritik, keine Korrekturen. Konflikte und Überforderungssituationen vermeiden, Kompetenzerleben stärken.

Mein Angehöriger macht von sich aus nichts, was kann ich tun?

Viele Menschen mit Demenz »leiden« an Antriebsstörungen. Die Frage hierbei sollte jedoch sein, wer daran leidet. Oftmals sind es eher die Angehörigen, die an der Antriebsstörung des demenzkranken Partners leiden. Ihr Partner macht von sich aus nichts mehr, beteiligt sich wenig an Gesprächen, äußert keine Wünsche, hilft nicht im Haushalt und trägt wenig zu den Alltagsaktivitäten bei. In diesen Fällen kann soziale Aktivierung hilfreich sein, z. B. der Besuch einer Tagespflege, die Aktivierung durch eine geregelte Tagesstruktur, Besuche von Freunden und Angehörigen, Spaziergänge oder die Teilnahme an Seniorensportgruppen (aber Achtung: keine Überforderung!). Auch Gespräche über vertraute Themen und Einbeziehung in einfache hauswirtschaftliche Tätigkeiten (z. B. Obstsalat schnippeln, Wäsche zusammenlegen) sind geeignet. Wenn möglich, aktivieren Sie zum

---

Grundsätzliche Empfehlungen zum Umgang mit Demenzkranken

- regelmäßige Tagesstruktur
- soziale Kontakte pflegen
- ressourcenorientierte Förderung der erhaltenen Kompetenzen
- keine Eile
- die drei »K«: keine Kritik, keine Korrekturen, Konflikte meiden

Musizieren, Mitsingen und zur Teilnahme an einfachen Gesellschaftsspielen. Dies gelingt oft noch lange und fördert das Kompetenzerleben und Wohlbefinden.

Ist Ergotherapie bei Demenz sinnvoll?

Grundsätzlich ist Ergotherapie bei Patienten mit einem Parkinson-Syndrom einschließlich der Parkinson-Krankheit mit Demenz sinnvoll. Nach den Demenz-Leitlinien (2016) ist Ergotherapie wirksam, wenn sie individuell ausgerichtet im häuslichen Umfeld unter Einbeziehung des pflegenden Angehörigen stattfindet. Die Therapie bei Patienten mit demenzieller Erkrankung sollte von einem demenzerfahrenen Therapeuten durchgeführt werden. Bei Patienten mit Demenz sollte eine Förderung der Alltagskompetenz im Vordergrund stehen und ressourcenorientiert gearbeitet werden. Bei Patienten ohne kognitive Einschränkungen würde auch defizitorientiert gearbeitet werden, um diese Defizite zu beheben – ein dementer Patient kann davon nicht profitieren.

Hilft kognitives Training bei Demenz?

Ein Patient mit Demenz profitiert davon, Dinge zu üben, die er noch kann, damit sie nicht so schnell verlernt werden. Beeinflussen lässt sich das Fortschreiten der Erkrankung jedoch nicht. Kreuzworträtsel zu lösen oder Aufgaben aus dem Bereich des »Hirn-Joggings« zu lösen ist nur dann sinnvoll, wenn der Patient Spaß daran hat und nicht unter seinen Defiziten leidet. Nach den Demenz-Leitlinien gibt es einen Nachweis für geringe Effekte eines kognitiven Trainings bzw. einer kognitiven Stimulation auf die kognitive Leistung bei Patienten mit leichter bis moderater Demenz.

Wie gehe ich damit um, wenn ich gegen den Willen meines Angehörigen entscheiden muss?

Im Verlauf einer demenziellen Erkrankung kommt der Zeitpunkt, an dem ein Patient Entscheidungen nicht mehr selbst treffen kann. Damit Sie als Angehöriger Entscheidungen für ihn/in seinem Sinne treffen können, benötigen Sie unbedingt eine rechtliche Grundlage (siehe Vorsorgevollmacht/gesetzliche Betreuung, Seite 87). Und auch dann ist dies natürlich emotional belastend. Manchmal ist es jedoch unvermeidbar.

Beispiel: Ihr Angehöriger lebt allein, aber kann sich nicht mehr allein versorgen, läuft nachts im Winter unbekleidet auf die Straße und vergisst, zu essen oder die Medikamente einzunehmen. Dann müssen Sie gegebenenfalls auch gegen seinen Willen Entscheidungen treffen und zum Beispiel Pflegedienst, Medikamentendienst, Umzug ins Pflegeheim oder zu Angehörigen organisieren. Hierfür brauchen Sie jedoch auf jeden Fall die erwähnte rechtliche Grundlage.

Es hilft, wenn man im Vorfeld gemeinsam besprochen hat, wie die Wünsche des Patienten aussähen, wenn er irgendwann in eine solche Situation käme. Wie hätte er entschieden? Was wäre sein Wunsch gewesen? Dies betrifft auch Entscheidungen über medizinische Maßnahmen, welche ein Patient über eine Patientenverfügung im Vorfeld in seinem Sinne regeln kann. Möchte ich bei Schluckstörungen eine künstliche Ernährung, möchte ich im Falle eines Herzstillstandes wiederbelebt werden? Möchte ich an lebenserhaltende Instrumente angeschlossen werden? Dies sind Fragen, die nicht nur bei einer beginnenden Demenz besprochen werden sollten. Letztendlich kann es jedem von uns passieren, dass wir aufgrund einer Erkrankung oder eines Unfalls nicht mehr für uns selbst entscheiden können.

Wo kann ich mir Beratung, Hilfe oder Entlastung holen?

Als Anlaufstelle für Angehörige von Alzheimererkrankten berät bei allen Demenzformen, auch bei Parkinson-Demenz, die Deutsche Alzheimergesellschaft (https://www.deutsche-alz heimer.de. Alzheimertelefon: 030/259 37 95 14 oder 01803/171017). Oder erkundigen Sie sich in Ihrer Parkinson-Selbsthilfegruppe.

Die Deutsche Alzheimergesellschaft kann Ihnen auch die Kontaktdaten der nächsten Pflegestützpunkte oder Beratungs- und Koordinierungsstellen geben, welche in vielen Gemeinden ansässig sind. Dort bekommen Sie Unterstützung bei der Organisation von entlastenden Hilfen, zum Beispiel bei der Beantragung einer Pflegestufe und bei der Kontaktaufnahme mit Pflegediensten oder Tagespflege-Einrichtungen.

Betreuungsvereine unterstützen Sie beim Erstellen von Patientenverfügungen und einer Vorsorgevollmacht. Diese Dokumente müssen heutzutage nicht mehr notariell beglaubigt werden.

Wenn die Demenz Ihres Angehörigen schon zu weit fortgeschritten ist und er die Tragweite einer Vorsorgevollmacht nicht mehr erfassen kann, dann können die Betreuungsvereine Sie bei der Beantragung einer gesetzlichen Betreuung unterstützen. Alternativ können Sie sich direkt an die zuständige Betreuungsbehörde des Amtsgerichts wenden.

Vielen Angehörigen hilft der Besuch von Angehörigengruppen. Dort erfahren Sie, wie andere Hilfe organisiert haben und mit bestimmten Situationen umgegangen sind. Sie werden erfahren, dass Sie mit Ihrer Situation nicht allein sind.

Informationen, Beratung und Unterstützung in Bezug auf Parkinson allgemein erhalten Sie bei der Deutschen Parkinson Vereinigung e.V. (Seite 196).

Sensorische und autonome Begleitstörungen

Nichtmotorische Begleitstörungen, wie z. B. Riechstörungen oder Kreislaufbeschwerden, können schon früh auftreten und sich im weiteren Verlauf in den Vordergrund drängen.

Wir haben erwähnt, dass Riechstörungen schon Jahre vor den motorischen Parkinsonzeichen auftreten können. Aber auch Seh- und Augenbewegungsstörungen können begleitend auftreten. Stimm- und Sprechstörungen fördern soziale Rückzugstendenzen. Vermehrtes Schwitzen kann nicht nur zu Hautproblemen, sondern zu einem gefährlichen Flüssigkeits- und Elektrolytmangel führen. Ein erhebliches Problem für Parkinson-Patienten sind Blutdruckschwankungen, wobei ein Blutdruckabfall nach dem Aufstehen zur Ohnmacht führen kann.

Welche »Augensymptome« sind zu erwarten?

Der seltene Lidschlag bei Parkinson-Patienten kann zu Augentrockenheit und Bindehautentzündungen führen. Die schon früh auftretende Blickeinschränkung nach oben behindert im Alltagsleben nur wenig. Schwierigkeiten beim Lesen können dadurch auftreten, dass die zum Lesen notwendigen Blicksprünge (Sakkaden) verzögert sind. Doppeltsehen entsteht oft dadurch, dass kleine Stellungsfehler der Augen nicht mehr zentral kompensiert werden können. Eine sogenannte Prismenbrille kann hilfreich sein.

Klagen über verschwommenes Sehen können auch Ausdruck einer Akkommodations- und Konvergenzschwäche sein. Konvergenzschwäche bedeutet, dass sich die Augen in Zielnähe nicht mehr ausreichend nach innen bewegen (konvergieren) können. Störungen des Farb- und Kontrastsehens werden häufig vom Patienten nicht bemerkt und basieren auf Veränderungen dopaminerger Neurone in der Netzhaut. Die genannten Sehstörungen treten durch Veränderung der Augenmotorik und die gestörte visuelle Verarbeitung im Gehirn auf. Jedoch können auch durch die medikamentöse Therapie, häufig bei Überdosierung oder im fortgeschrittenen Krankheitsstadium, Sehstörungen hervorgerufen werden. Am häufigsten tritt bei Parkinsonmedikamenten und Begleitmedikamenten (Blasenstörungen) mit anticholinergen Nebenwirkungen visuelle Störungen mit Verschwommensehen, Doppeltsehen und erhöhter Lichtempfindlichkeit auf.

Gehören Riech- und Geschmacksstörungen dazu?

Eine Minderung des Riechvermögens wird »Hyposmie« (griech.: osme = Geruch) und ein funktioneller Riechverlust »Anosmie« genannt. Die Minderung oder Aufhebung des Riechvermögens ist bei der Parkinson-Krankheit häufig und schon früh anzutreffen (nach Angaben in der Literatur bei 75 % im Vergleich zur Altersnorm), wenn gezielt danach gefragt und eine erweiterte quantitative Untersuchung des Geruchssystems durchgeführt wird (z. B. Riechstifte, »Sniffin'-Sticks-Test«, Geruchsstoffe auf Filzstiften).

Wir hatten erwähnt, dass eine Schädigung der Riechzellen möglicherweise schon vor der Schädigung der dopaminergen Zellen in der Substantia nigra auftritt. Gern wird darauf hingewiesen, dass Parkinson-Patienten den Oregano-Geruch in einer Pizza (»Pizza-Test«) oder Vanillegeruch nur schwer erkennen. Unter der dopaminergen Therapie wird keine Verbesserung der Riechfunktion erreicht. Da Geschmacksempfindungen wesentlich durch den Geruch mitbestimmt werden, klagen viele Patienten auch über einen verminderten Geschmack.

Hilfreich in der differenzialdiagnostischen Abklärung können Hinweise sein, dass bei der Multi-System-Atrophie (MSA) Geruchsstörungen seltener bzw. erst im weiteren Verlauf auftreten. Bei der progressiven supranukleären Blicklähmung (PSP) und bei der kortikobasalen Degeneration (CBD) treten Riechstörung nicht vermehrt auf. Patienten mit im Vordergrund stehendem Tremor haben eine bessere Riechfunktion als Patienten mit der akinetisch-rigiden Verlaufsform oder dem Äquivalenz-Typ. Die Alzheimer-Demenz und die Lewy-Körper-Demenz gehen ebenfalls mit Riechstörungen einher. Am häufigsten findet man Riechstörungen jedoch bei Entzündungen und Allergien im Bereich der Riechschleimhaut. Natürlich können Geruchsstörungen auch durch Vergiftungen, Medikamente und Tumoren bedingt sein.

Wie zeigen sich Stimm- und Sprechstörungen?

Bei etwa der Hälfte aller Parkinson-Patienten lassen sich besonders in späteren

Stadien deutliche Stimm- und Sprechstörungen nachweisen. Die Aussprache (= Artikulation) kann sich im weiteren Verlauf so verändern, dass Parkinson-Patienten nur noch schwer zu verstehen sind (Dysarthrie). Die Stimme wird mit zunehmender Krankheitsdauer oft leise, heiser, rau und monoton (Dysphonie). Die Kombination von Sprech- und Stimmbildungsstörungen bezeichnet der Arzt als Dysarthrophonie.

Die veränderte Sprachmelodie (meist falsche Betonung beim Sprechen und das Setzen von Pausen) ist sowohl der gestörten Atemmechanik als auch der Steifheit (Rigor) der Schlundmuskulatur zuzuordnen. Die Störung der Artikulation (Formung der Sprachlaute) wird dagegen auf den Rigor der Zungen- und Mundmuskulatur zurückgeführt. Der Silbenfluss (die Sprechrate) kann verlangsamt, beschleunigt oder normal sein und im Sprachfluss auch die Frequenz wechseln

Einige Patienten stufen ihre Sprechweise als »weich und weinerlich« ein, sodass für den Gesprächspartner der falsche Eindruck einer depressiven Verstimmung entstehen kann. Manchmal werden ein Stimmtremor, ein Stottern oder das völlige Auslassen von Sprachlauten beobachtet. Das Sprechen kann plötzlich, besonders zu Beginn eines Satzes, blockiert sein (»Freezing des Sprechens«), sich aber auch abnorm beschleunigen (»Festination des Sprechens«, lat. festinare = sich beeilen). Zusätzlich kann ein vermehrter Speichelfluss oder auch eine trockene Mundschleimhaut den Sprechablauf stören. Die Therapie besprechen wir im Abschnitt Logopädie (Seite 173).

Sprechstörungen beim Parkinson-Syndrom:
- leise, monoton (Hypophonie)
- heiser, Dysphonie
- verwaschen, stockend (Dysarthrie)
- leise, monoton und stockend (Dysarthrophonie)
- zitternd (Stimmtremor)
- Sprechblockade (»Freezing des Sprechens«)
- beschleunigtes Sprechen (»Festination des Sprechens«)

Übermäßiges Schwitzen – was tun?

Beim Parkinson-Syndrom, insbesondere beim atypischen Parkinson-Syndrom ist die zentrale Temperatursteuerung gestört. Bei Temperaturerhöhung kann die vermehrte Wärme nicht durch Gefäßerweiterung abgeführt werden und es können sich hochfieberhafte Zustände entwickeln.

Belastend sind starke, besonders nächtliche Schweißausbrüche, die häufig in Phasen schlechter Beweglichkeit auftreten, sodass der Betroffene auf Hilfe beim Wäschewechseln angewiesen ist. Das Wechseln der Wäsche ist aber unbedingt notwendig, um nicht durch längeres Liegen im Feuchten Hautveränderungen (Druckstellen, Druckgeschwüre) zu fördern.

Die vermehrte Schweißsekretion betrifft besonders die Nacken- und Kopfregion, kann sich jedoch auf den gesamten Körper ausbreiten. Vermutlich fühlen Sie sich während der heißen Jahreszeit deutlich unwohler, weil Ihre Körpertemperatur stärker als bei Gesunden ansteigt. Auf der anderen Seite wird Parkinson-Patienten auch eine erhöhte Kältetoleranz zugeschrieben, sodass sie bei niedrigen Temperaturen durch Unterkühlung gefährdet sind.

Maßnahmen
Während der warmen Jahreszeit sollten Sie luftige Kleidungsstücke aus Naturstoffen bevorzugen, die stärker als Kunststoffe den Wärmeaustausch fördern und den Schweiß besser aufnehmen können. Bei Kälte dagegen müssen Sie sich mit warmer Kleidung schützen. Plastiküberzüge bei Sitzmöbeln oder Kissen fördern das Schwitzen und sollten gegen entsprechende Stoffwaren ausgetauscht werden. Denken Sie daran, bei starkem Schwitzen für eine ausreichende Flüssigkeits- und Elektrolytzufuhr zu sorgen.

Die Einnahme von Salbeiextrakten am Abend kann durchaus hilfreich sein. Bei massiven Schweißausbrüchen werden sogenannte Betablocker (z. B. Propranolol) eingesetzt. Salben auf Aluminiumbasis oder auch Botulinuminjektionen sind nur dann sinnvoll, wenn sich die abnorme Schweißsekretion auf bestimmte Körperareale beschränkt.

Wie behandelt man fettige oder zu trockene Haut?
Eine häufige Begleiterscheinung beim Parkinson-Syndrom ist eine veränderte Talgproduktion, die sowohl als fettige oder seltener als trockene Haut in Erscheinung tritt. Als Ursache für eine vermehrte Talgproduktion wird eine erhöhte Freisetzung von Hormonen angenommen, die beim Gesunden durch Dopamin gehemmt wird. Bevorzugte Stellen sind das Gesicht (Stirn, Schläfe) und der Nacken. Die vermehrte Talgproduktion kann dem Gesicht ein fettig glänzendes Aussehen verleihen, sodass von einem »Salbengesicht« gesprochen wird.

Bei Parkinson-Patienten sind die Tränensekretion und die Blinkrate vermindert, sodass sich zusammen mit der vermehr-

Hautpflege
Versuchen Sie es zunächst mit entfettenden Seifen oder Badezusätzen. Bei trockener Haut sind natürlich fetthaltige Hautpflegemittel zu bevorzugen. Viele Patienten klagen über eine starke Schuppen- und Aknebildung. Hier helfen eher indifferente Seifen, Anti-Schuppen-Shampoos und bei dermatologischer Indikation hydrocortisonhaltige Hautsalben. In einzelnen Fällen kann sich eine seborrhoische Dermatitis ausbilden.

ten Talgproduktion Entzündungen im Augenbereich ausbilden können (Blepharitis und als weitere Folge Keratitis). In schweren Fällen helfen hier hydrocortisonhaltige Augensalben. Bei verminderter Tränensekretion empfehlen sich die Anwendung einer künstlichen Tränenflüssigkeit und das mehrmalige Auflegen warmer Kompressen. Als Nebenwirkungen von Dopaminagonisten und Amantadin können Ödeme und netzförmige bläuliche Hautveränderungen (Livedo reticularis) auftreten.

Welche Herz-Kreislauf-Beschwerden treten auf?

Charakteristisch für die Parkinson-Krankheit sind Blutdruckschwankungen mit relativ hohen Blutdrücken im Liegen (bis 160 mmHg) und niedrigen im Stehen. Die Klagen über einen ungerichteten Schwindel mit Schwarzwerden vor Augen lassen sich bei Parkinson-Patienten oft auf Kreislaufregulationsstörungen zurückführen. Parkinson-Patienten neigen zu einem plötzlichen Blutdruckabfall nach dem Aufrichten, den man als orthostatische Hypotonie bezeichnet.

Was ist eine orthostatische Hypotonie (Blutdruckabfall)?

Bei der orthostatischen Hypotonie handelt es sich um einen Blutdruckabfall, der beim Wechsel in die aufrechte Körperlage, also kurz nach dem Aufstehen auftritt. Normalerweise steuert das autonome Nervensystem einem drohenden Blutdruckabfall entgegen, wenn es zum »Versacken des Blutes« in die unter Körperabschnitte kommt. Diese Gegenregulation ist bei Parkinson-Kranken häufig gestört. Ihr Arzt misst Ihren Blutdruck (und Puls) im Liegen und sofort nach dem Aufstehen (Schellong-Test) oder prüft das Blutdruckverhalten auf dem Kipptisch. Bei der orthostatischen Hypotonie sinkt der systolische Blutdruckwert (oberer Wert) um mehr als 20 mmHg. Vielleicht besitzen Sie ja ein Blutdruckmessgerät zuhause und können Ihrem Arzt schon einige Messwerte liefern.

Die orthostatische Hypotonie als vegetative Störung kann durch mangelnde Bewegung, unzureichende Flüssigkeitszufuhr oder durch Parkinson-Medikamente verstärkt werden und wird mit dem Schweregrad der Erkrankung deutlicher.

Tipp: Trainieren Sie Ihren Kreislauf und achten Sie auf eine ausreichende Flüssigkeits- und Kochsalzzufuhr.

Wie können Sie Ihren Blutdruck stabil halten?

Gerade in der Einstellungsphase mit L-Dopa und Dopaminagonisten kann es zur Blutdrucksenkung kommen, sodass die Dosissteigerung langsam, in kleinen Schritten erfolgen muss. Um dem niedrigen Blutdruck entgegenzuwirken, sollten Sie ein regelmäßiges körperliches Training durchführen und genügend Flüssigkeit und Kochsalz zu sich nehmen. Meiden Sie Alkohol und Hitze. Gut helfen auch Trockenmassagen, Wechselduschen und angepasste Kompressionsstrümpfe.

Lassen Sie sich Zeit, wenn Sie aus dem Liegen aufstehen. Setzen Sie sich z. B. morgens beim Aufstehen zuerst auf die Bettkante und warten Sie einen Moment, bis der Kreislauf »in Schwung« gekommen ist. Sie sollten mit angehobenem Oberkörper ruhen oder schlafen (gilt auch für den Mittagsschlaf). Heben Sie Ihren Lattenrost oben um 20–30 Grad an. Bei bettlägerigen Patienten sollte das Bett mehrmals am Tag zum Fußende hin geneigt werden. Voluminöse Mahlzeiten können die hypotone Kreislaufstörung fördern, sodass Parkinson-Patienten nach dem Mittagsschlaf stärker gefährdet sind. Wenn Sie einen niedrigen Blutdruck spüren (Schwächegefühl, Schwarzwerden vor Augen), gehen Sie in die Hocke oder legen Sie sich hin, um einem weiteren Blutdruckabfall entgegenzuwirken.

Welche Medikamente werden zur Blutdruckbehandlung eingesetzt?

Erst wenn die natürlichen Maßnahmen nicht helfen, wird Ihr Arzt eine medikamentöse Behandlung einleiten. Domperidon hilft bei dopaminerg, d. h. durch Parkinsonmedikamente induzierter orthostatischer Hypotension (Blutdruckabfall beim Aufstehen). Das häufig eingesetzte Astonin H® war über einen längeren Zeitraum nicht verfügbar, ist aber seit Februar 2016 wieder lieferbar. Eine Alternative ist Midodrin (Gutron®) in Tabletten- oder Tropfenform. Kurz wirksame Antihypertensiva können zur Nacht gegeben werden, um den »Liegend-Hochdruck« zu mindern (Achtung: Risiko des Blutdruckabfalls beim Aufstehen). Das in Japan und den USA für einen neurogen bedingten niedrigen Blutdruck (Hypotonie) zugelassene Medikament Droxydopa kann in Einzelfällen über die internationale Apotheke bezogen werden. Zu beachten sind bei diesem Medikament hohe Blutdruckwerte im Liegen, sodass eine Kopfhochlage beim Schlafen empfohlen wird.

Maßnahmen bei orthostatischer Blutdrucksenkung

Allgemein:
- Hitze, heiße Bäder meiden (lieber duschen)
- intensives Pressen vermeiden
- für ausreichende Flüssigkeitszufuhr sorgen
- keine zu voluminösen Mahlzeiten
- kochsalzreiche Diät (wenn kein Bluthochdruck)
- Schlafen mit angehobenem Oberkörper

Medikamentös:
- Domperidon
- Midodrin
- Fludrocortison

Verdauungssystem und Blase

Hier erhalten Sie Antworten darauf, wie Schluckbeschwerden, Verstopfung und Blasenentleerungsstörungen entstehen und was Sie jeweils dagegen machen können.

Schon der Erstbeschreiber James Parkinson hat 1817 auf Magen-Darm-Störungen hingewiesen:

> *Die Nahrung verweilt längere Zeit im Munde, bis sie zerkaut wird … wenn sie mit Schwierigkeiten geschluckt ist, findet der Speichel nicht den hinteren Weg zum Schlund, sondern rinnt fortwärend aus dem Munde … Die Eingeweide, die bisher gut funktionierten, brauchen in den meisten Fällen Medizinen von großer Kraft; das Ausstoßen von Stuhl aus dem Enddarm braucht manchmal mechanische Hilfe.*

Begleitstörungen, die den gesamten Verdauungstrakt betreffen:
- vermehrter Speichelfluss
- Schluckstörungen
- Störungen der Magenentleerung
- Störungen der Darmentleerung

Wie entsteht vermehrter Speichelfluss?

Vermehrter Speichelfluss kann zu einer erheblichen Störung im sozialen Umfeld führen und bedingt nicht selten eine zunehmende Isolierung. Ursache für den störenden Speichelfluss (Hypersalivation) ist nicht die vermehrte Speichelproduktion, sondern die Schluckstörung (Dysphagie). Aufgrund der Schluckstörung sind die Patienten nicht in der Lage, die normale Speichelmenge vollständig hinunterzuschlucken. Schluckstörungen sind in Phasen schlechter Beweglichkeit (Off-Phase) besonders stark ausgeprägt.

Wie kann ich den Speichelfluss verringern?

Bei vermehrtem Speichelfluss hilft manchmal die Optimierung der medikamentösen Einstellung mit L-Dopa oder Dopaminagonisten, um die Schluckfähigkeit zu verbessern und damit den Speichelfluss zu vermindern. Die zusätzliche Gabe von Anticholinergika (z. B. Biperiden, Scopalaminpflaster) vermindert den Speichelfluss, wobei die Nebenwirkungen – insbesondere Minderung der Hirnleistung – zu beachten sind. Oft helfen auch pflanzliche Mittel (z. B. Salbei). Nach Injektion von Botulinumtoxin in die Speicheldrüsen ist die Speichelproduktion für einige Monate vermindert.

Kann es auch zu Mundtrockenheit kommen?

Mundtrockenheit ist meist die Folge der Behandlung mit Anticholinergika, Amantadinen oder Budipin, in der Regel jedoch nur bei Behandlungsbeginn. Überprüfen Sie auch Ihre übrige Medikation zur Frage der Mundtrockenheit. Achten Sie immer auf eine gute Mundpflege und trinken Sie häufiger einen kleinen Schluck Wasser oder Tee. Manchmal hilft auch das Lutschen eines sauren oder salzigen Bonbons bzw. das Kauen eines Kaugummis. In hartnäckigen Fällen kann künstlicher Speichel aus der Spraydose (Glandosane®) Mundtrockenheit bessern. Bei Schwerstpflegebedürftigen muss mehrmals am Tag die Mundhöhle mit einem feuchten Watteträger behandelt werden.

Gehören Schluckstörungen zur Erkrankung?

Der Schluckvorgang ist ein komplizierter Mechanismus, der die Nahrung in die Speiseröhre transportiert, ohne Nahrungsteile in die Luftröhre gelangen zu lassen. Der Schluckvorgang kann willkürlich eingeleitet werden, läuft dann aber automatisch ab.

Schluckstörungen entwickeln sich meist erst im fortgeschrittenen Krankheitsstadium und sind in Phasen schlechter Beweglichkeit (Off-Phase) besonders stark ausgeprägt. Nicht nur der Speichel, sondern auch die Nahrung und die Medikamente werden unvollständig und verlangsamt mit der Zunge in den Rachen geschoben, geschluckt und in der Speiseröhre nur langsam weiterbefördert. Wenn zusätzlich der Hustenreflex abgeschwächt ist, können Nahrungsreste in die Luftröhre und von dort in die Lunge gelangen (Aspiration). Eine sogenannte »stille Aspiration« ist bei Parkinson-Patienten nicht selten die Ursache für eine Lungenentzündung. Mit der Videofluoroskopie kann der Schluckakt für verschiedene Konsistenzen der Nahrung überprüft werden.

Was kann ich bei Schluckstörungen tun?

Die Behandlung von Schluckstörungen gestaltet sich oft schwierig. Um Mundschleimhautentzündungen (z. B. Soor) vorzubeugen, sollten Sie Ihre Zahn- und

Prothesenpflege durch Mundspülungen (z. B. Kamille, Salbei) ergänzen.

Über einen kurzen Zeitraum kann versucht werden, ausgeprägte Schluckstörungen mit Amantadin-Infusionen (z. B. PK-Merz®) oder subkutaner Apomorphingabe zu bessern. Medikamente müssen im Mörser zerkleinert oder in Wasser aufgelöst werden. Mit dem Rotigotin-Pflaster können Sie die orale Gabe von Dopaminergika umgehen. Sogenannte Prokinetika (z. B. Domperidon) oder Injektion von Botulinumtoxin in den Ösophagussphinkter können versucht werden. Manchmal wird auch die mechanische Erweiterung des oberen Speiseröhrenabschnitts erwogen. Versuchen Sie nicht, feste Speisen mit viel Flüssigkeit hinunterzuspülen, das erhöht Ihr Schluckproblem. Hilfreich kann sein, wenn Sie feste Nahrung in dickere Soßen oder Dips eintunken. Wenn auch Breikost nicht mehr geschluckt werden kann, lässt sich bei anhaltenden schweren Schluckstörungen und Gewichtsabnahme eine Sondenernährung nicht umgehen. In der Logo- und Ergotherapie erhalten Sie individuell abgestimmte Hilfen.

Wie sind Magen-Darm-Beschwerden einzuordnen?

Krankheitsbedingte Störungen der Magen-Darm-Funktion müssen von Störungen abgegrenzt werden, die als Nebenwirkungen von Parkinson-Medikamenten auftreten. Magen-Darm-Störungen betreffen vornehmlich die Magenbeweglichkeit und Dickdarmentleerung.

Gestörte Magenentleerung

Schon in früheren Krankheitsstadien kann es zu einer verminderten Magenbeweglichkeit und verzögerten Magenentleerung kommen. Wenn sich die Nahrung im Magen abnorm ansammelt, entsteht ein Völle- und vorzeitiges Sättigungsgefühl. Die verzögerte Magenent-

---

Wie Sie sich das Schlucken erleichtern können

Versuchen Sie, den Kopf beim Schlucken gerade zu halten, und schließen Sie nach dem Schlucken fest die Lippen. Nehmen Sie erst die nächste Portion, wenn Sie die vorherige vollständig hinuntergeschluckt haben. Essen Sie möglichst in der Phase guter Beweglichkeit (On-Phase). Im Anschluss an die Mahlzeit sollten Sie noch etwa ein halbe Stunde in aufrechter Position verbringen, um den Nahrungstransport zu unterstützen. Das Lutschen eines sauren Bonbons fördert zwar den Speichelfluss, aber auch das vermehrte Schlucken. Angedickte Getränke lassen sich oft besser schlucken.

leerung kann zu Übelkeit und Brechreiz sowie Aufstoßen und Sodbrennen führen. Parkinson-Medikamente werden erst im Dünndarm in den Blutkreislauf abgegeben, um schließlich das Gehirn zu erreichen. Der verzögerte Transport führt zur Wirkungsminderung und ist ein wesentlicher Verursacher für Off-Phasen. Deswegen wird bei ausgeprägten motorischen Fluktuationen die Sondennahrung auch nicht über eine Magen-, sondern über eine Dünndarmsonde zugeführt (siehe Duodopa®-Pumpe, Seite 127). Hilfreich kann Domperidon sein (Motilium® in einer Dosierung von 3 × 10 mg).

Achtung! Metoclopramid (Paspertin®) darf beim Parkinson-Syndrom mit Magenbeschwerden nicht gegeben werden, da es schon beim Gesunden Parkinsonzeichen auslösen kann.

Verstopfung

Sehr häufig klagen Parkinson-Patienten über Darmträgheit bzw. Verstopfung (Obstipation), die sich mit zunehmendem Alter und der Schwere der Erkrankung verschlechtern kann. Verstopfung kann schon lange vor den motorischen Symptomen als frühes nichtmotorisches Zeichen auftreten. Sie entsteht infolge verlängerten Verweilens des Stuhls im Dickdarm mit seltener, verminderter und erschwerter Entleerung des oft verhärteten Stuhls. In seltenen Fällen kann es zur maximalen Erweiterung des Dickdarms und sogar zum Durchbruch kommen.

Als Ursache für Verstopfung beim Parkinson-Syndrom ist zunächst einmal der Krankheitsprozess selbst zu nennen. Darmbewegungen werden durch kleine Nervenzellen geregelt, die neben den Blutgefäßen in der Darmwand verlaufen. Wir haben gehört, dass schon in einem frühen Stadium der Krankheitsentwicklung degenerierte dopaminerge Neurone mit Lewy-Körpern in der Darmwand nachgewiesen werden.

Für den Transport durch den Enddarm ist ein koordiniertes Zusammenspiel von Öffnung des Darmausgangs und Anspannung der Muskeln des Enddarms, des Beckenbodens, der Bauchwand und des Zwerchfells notwendig. Es wird vermutet, dass dystone Muskelverspannungen an der Ausprägung der Verstopfung beteiligt sind.

Weitere ursächliche Faktoren sind die Therapie mit Dopaminergika (L-Dopa, Dopaminagonisten), Anticholinergika und Amantadin. Aber auch trizyklische Antidepressiva und andere Medikamente können mitbestimmende Faktoren sein. Verminderte körperliche Aktivität, verminderte Anspannung der Zwerchfell- und Bauchmuskulatur, unzureichende Flüssigkeitsaufnahme und falsche Ernährung (zu wenig Ballaststoffe) sind weitere Ursachen für Verstopfung.

Ursachen für Magen-Darm-Störungen bei Parkinson-Patienten:
- Degeneration der Darmnerven

- Anticholinergika, Dopaminergika
- verminderte Anspannung der Zwerchfell- und Bauchmuskulatur
- unzureichende Flüssigkeitsaufnahme
- falsche Ernährung (verminderte Zufuhr von Ballaststoffen)
- verminderte körperliche Aktivität.
- Wenn die Obstipation neu auftritt, muss besonders sorgfältig auch nach anderen Ursachen gefahndet werden (z. B. Kolonkarzinom).

Welche Maßnahmen helfen gegen Verstopfung?

Zunächst ist es wichtig, darauf hinzuweisen, dass man nicht täglich Stuhlgang haben muss. Der Transport der Nahrungsreste durch den Dickdarm dauert bei Gesunden bis zu drei Tage. Diese Kolontransitzeit kann man mit kleinen röntgendichten Kapseln nachweisen (Jost, 1999).

Zwei ursächliche Faktoren für eine Darmträgheit können Sie selbst günstig beeinflussen: Das sind die mangelnde körperliche Bewegung und eine unzureichende Flüssigkeitsaufnahme. Wichtig ist eine ballaststreiche Kost mit viel Gemüse, frischem Obst und Dörrobst. Leinsamen und Weizenkleie lassen sich unter Joghurt oder Quark verrühren. Weitere Ballaststoffe und Quellmittel sind Flohsamen, Methylzellulose oder Karaya. Weißbrot, Reis, Bananen, fleischreiche Kost und Süßigkeiten fördern dagegen die Verstopfung. Kaugummikauen kann die Darmtätigkeit fördern. Wenn wegen Schluckstörungen kleine Mahlzeiten bevorzugt werden, ist die mechanisch ausgelöste reflektorische Darmentleerung vermindert. Paraffine und Glyzerin zählen zu den sogenannten Stuhlweichmachern bzw. Gleitmitteln, die mit reichlich Flüssigkeit einzunehmen sind, um eine mechanische Verstopfung zu verhindern. Lactulose wirkt relativ rasch. In hartnäckigen Fällen lassen sich Klistiere (z. B. Microklist®), Darmrohr-Einläufe oder die digitale Ausräumung (bei der harter Stuhl aus dem Enddarm manuell entfernt wird) nicht umgehen. Zu beachten ist, dass bei einer Beckenbodenfehlfunktion stimulierende Abführmittel zu schmerzhaften Verkrampfungen führen können.

Der periphere Dopaminrezeptorenblocker Domperidon (z. B. Motilium®) kann die Regulation der Peristaltik in den oberen Abschnitten des Verdauungstraktes verbessern und dadurch die L-Dopa-Aufnahme im Dünndarm fördern. Domperidon beschleunigt zwar die Magenentleerung, wirkt aber nicht so gut auf den Transportmechanismus im Dickdarm.

Macrogol (z. B. Movicol®, auch in flüssiger Form, Parkolax®) hat sich als wirksames Abführmittel zur Behandlung der Verstopfung bei Parkinson-Kranken bewährt. Die großen Moleküle von Macrogol werden nicht aus dem Darm ins Blut aufgenommen. Durch Anlagerung von Wassermolekülen im Stuhl wird dieser voluminöser und weicher. Durch Dehnung der Darmwand wird dann eher der reflektorische Entleerungsprozess eingeleitet. Bei diesem relativ natürlichen Vorgang findet kein Verstoffwechseln von Macrogol statt und unangenehme Blähungen sind nicht zu erwarten. Macrogol ist daher von anderen Abführmitteln abzugrenzen, die neben Krämpfen auch zu einem Flüssigkeitsverlust über den Darm führen können. Abführmittel sind für den andauernden Gebrauch nicht geeignet. Bei hartnäckiger Verstopfung in längeren Off-Phasen kann Apomorphin subkutan helfen, indem es die Anspannung der Beckenbodenmuskulatur vermindert. Unwillkürliche, dystone Kontraktionen des analen Schließmuskels werden in Einzelfällen mit Botulinumtoxin-Injektionen behandelt.

Wie zeigen sich Blasenentleerungsstörungen?

Fast die Hälfte aller Parkinson-Kranken klagt mit zunehmendem Alter und zunehmender Dauer der Erkrankung über Blasenentleerungsstörungen (Miktionsstörungen). Zu beachten ist jedoch, dass auch allgemein Blasenentleerungsstörungen häufiges Symptom bei älteren Menschen sind. Bei Männern spielt die Vergrößerung der Prostata (Prostatahypertrophie) und bei Frauen eine Beckenbodenschwäche oder eine Gebärmutter- bzw. Blasensenkung eine wichtige Rolle.

Für die normale Blasenentleerung ist ein kompliziertes Zusammenspiel zwischen dem Hohlmuskel der Blase und dem Blasenschließmuskel nötig. Unsere Blase fasst etwa 500 ml Urin. Täglich produzieren wir bei einer Trinkmenge von 1½–2 Liter etwa 1½ Liter Urin, die in 3–5 Toilettengängen entleert werden. Wenn im Alter die Muskelkraft der Blase und ihre Speicherfähigkeit sinken, müssen wir häufiger und auch nachts zur Toilette.

Allgemein werden drei Formen von Blasenentleerungsstörungen unterschieden:

1. Urin kann nicht eingehalten werden (Hyperaktive Blase): häufiger Harndrang bei geringer Harnmenge, unwillkürlicher Urinabgang (Dranginkontinenz). Vollständige Entleerung der Blase möglich (kein Restharn!), kein Infektionsrisiko.
2. Urin kann nicht entleert werden (Hypoaktive Blase): kaum Harndrang, große Restharnmenge (Überlaufblase), Infektionsgefahr.
3. Entleerungsstörung und Inkontinenz (Detrusor-Sphinkter-Dyssynergie): Zusammenspiel der Blasenmuskulatur (Detrusor, Sphinkter) ist gestört, Harndrang, Inkontinenz, verzögerte und nicht vollständige Entleerung (6–30 % der Fälle).

Bei Parkinson-Patienten sind altersbedingte Blasenfunktionsstörungen besonders durch Harndrang, vermehrtes nächtliches Wasserlassen (Nykturie) und häufiges Wasserlassen in kleinen Portionen (Pollakisurie) häufig. Unwillkürlicher Urinabhang (Inkontinenz) verstärkt die durch Immobilität bedingte soziale Isolierung bei Parkinson-Patienten weiter.

Unwillkürlicher Urinabgang (Inkontinenz)

Parkinson-Patienten beklagen häufig eine Dranginkontinenz. Sie müssen – besonders nachts – mehrmals die Toilette aufsuchen, ohne dann eine ausreichende Urinausscheidung zu erreichen (Pollakisurie). Durch den Ausfall hemmender Nervensignale auf den Blasenmuskel (Detrusor) kommt es zu einer Überaktivität und Verkrampfung dieses Muskels (Detrusorhyperaktivität). Die Blasenentleerung wird zusätzlich durch die mangelnde Entspannung der Beckenbodenmuskulatur erschwert. Schon kleine Füllmengen führen zum unwillkürlichen Urinabgang. Seltener ist die krankheitsbedingte Aktivitätsminderung der Blasenmuskulatur (Detrusorhypoaktivität) mit der Folge einer sogenannten Überlaufblase und Restharnbildung. Weitere Klagen sind Abschwächung des Harnstrahls und erschwerter Beginn des Wasserlassens.

Was hilft bei Blasenentleerungsstörungen?

Bevor eine medikamentöse Behandlung eingeleitet wird, muss eine urologische und evtl. gynäkologische Untersuchung erfolgen, um eine von der Parkinson-Krankheit unabhängige Ursache nicht zu übersehen. Beachten Sie, dass L-Dopa und Anticholinergika, möglicherweise auch Dopaminagonisten und auch Antidepressiva, Blasenstörungen verstärken können.

Dauerkatheter

Die Versorgung mit einem Dauerkatheter über die Harnröhre kann nicht mehr empfohlen werden, da oft irreparable Schäden der Harnröhre oder Blase verursacht werden, sich das Infektionsrisiko erhöht und der Dauerkatheter zudem eine erhebliche psychische Belastung darstellt. Hinzu kommt, dass die Entwöhnung vom Dauerkatheter bei wiedererlangter Blasenfunktion sich oft schwierig gestaltet. Viele Patienten vermeiden eine ausreichende Flüssigkeitsaufnahme aus Angst vor einer Inkontinenz. Sowohl die Beweglichkeit des Parkinson-Patienten, wie auch Kognition und Verstopfungen können sich bei Flüssigkeitsmangel verschlechtern. Achten Sie daher unbedingt darauf, dass Sie am Tage ausreichend trinken. Einige unserer Patienten halten in verschiedenen Zimmern Wasserflaschen bereit oder stellen den Wecker, um sich immer wieder zu erinnern.

Nichtmedikamentöse Maßnahmen

Wichtig ist, dass Sie Ihren Arzt über Ihre Blasenprobleme informieren. Für die diagnostische Einordnung ist es hilfreich, wenn Sie ein sogenanntes Miktionstagebuch führen. Versuchen Sie, über einige Tage Ihre Miktionsfrequenz, die Urinmenge und die zugeführte Flüssigkeitsmenge zu bestimmen (Ihren Urin können Sie in einem Messbecher auffangen).

Nachts können Sie eine Urinflasche bereithalten. Ihre Kleidung sollten Sie so einrichten, dass Sie die Miktion rasch durchführen können (z. B. Reißverschlüsse). Ein Toilettentraining mit regelmäßigen Toilettengängen fördert die Blasenfunktion. Für den Tag gibt es Inkontinenzeinlagen, nachts werden oft stärker urinaufnehmende Windeln benötigt. Über Kondom-Urinale für Männer kann der Urin in einem kleinen, von außen nicht erkennbaren Beutel aufgefangen werden. Für Frauen gibt es ein System, das im Liegen und Sitzen benutzt werden kann. Für unterwegs gibt es faltbare Urinflaschen für Männer und Frauen. Im Sanitätsfachgeschäft wird man Ihnen die Handhabung zeigen.

Medikamentöse und medizinische Maßnahmen

Harndrang und nächtliches Wasserlassen werden mit anticholinerg wirkenden Medikamenten behandelt. Die eingesetzten Anticholinergika sollten möglichst wenig zentrale Wirkungen haben. Botulinumtoxin-Injektionen in den hyperaktiven Blasenmuskel können wirksam sein.

Wenn nach gründlicher Untersuchung eine Blasenentleerungsstörung über längere Zeit zu erwarten ist, ist die Indikation für das Anlegen eines suprapubischen Katheters gegeben. Im Rahmen eines kleinen Eingriffs wird durch den Urologen unter sterilen Bedingungen ein kleiner Schlauch durch die Bauchdecke oberhalb des Schambeins (suprapubisch) in die Blase geführt. Es gibt Urinbeutel mit abgedichteten Systemen, die unsichtbar unter der Kleidung getragen werden können. Es muss ja nicht gleich jeder sehen, dass Sie einen Katheter tragen!

Medikamentöse Maßnahmen:
- Anticholinergika (dämpfen den überaktiven Blasenmuskel): Oxybutynin (z. B. Dridase®, Kentera®), Trospium (zum Beispiel Spasmex®, Spasmolyt®), Propiverin (zum Beispiel Mictonorm®, Mictonetten®), Darifenacin (zum Beispiel Emselex®), Fesoterodin (zum Beispiel Toviaz®)
- Alphablocker (führen zur Entspannung des Blasenschließmuskels): Tamsulosin (z. B. Omnic®)
- Antispastika/trizyklische Antidepressiva
- Desmopressin (vermindert vorübergehend Urinproduktion/-ausscheidung)
- Harnwegsinfekte antibiotisch behandeln
- Harnansäuerung durch Methionin oder Cranberry-Präparate

Gefühls-, Sexual- und Schlafstörungen

Mehr als die Hälfte aller Parkinson-Patienten klagt über Schmerzen oder Missempfindungen, die auch schon im Frühstadium der Erkrankung auftreten können.

In der Vergangenheit sind Schmerzen bei Parkinson-Patienten von Ärzten eher nicht der Grunderkrankung zugeordnet worden. Sie fanden eine geringere Beachtung. Sie wurden meist auf degenerative orthopädische Alterserscheinungen zurückgeführt und als schicksalhaft gegeben angesehen. Normalerweise ist der akute Schmerz ein sinnvolles Warnsignal, das mit »tatsächlicher oder drohender Gewebeschädigung einhergeht oder von betroffenen Personen so beschrieben wird, als wäre eine solche Gewebeschädigung die Ursache« (WHO). Passend dazu hat eine Parkinson-Patientin Folgendes berichtet: Beim Abschälen von Tomaten mit einem sehr scharfen Messer verspürte sie plötzlich einen heftigen Schmerz am Finger, als sie eine vermeintlich blutige Verletzungsstelle sah.

Diese war allerdings durch ein sichelförmiges Stückchen der Tomatenschale vorgetäuscht; das Gehirn hatte dies als Gewebeschädigung wahrgenommen und Schmerzen signalisiert. Ein chronischer Schmerz ist nicht (mehr) sinnvoll, weil er den Charakter eines Warn- und Leitsignals verloren und sich als ein eigenständiges Krankheitsbild, als »chronisches Schmerzsyndrom«, verselbstständigt hat. Ein chronischer Schmerz liegt vor bei einer Schmerzdauer von 3–6 Monaten an wenigstens 50 % der Tage. Die Entwicklung chronischer Schmerzen ist ein komplexer Prozess, der sich im Bereich des Gehirns, des Rückenmarkes und der peripheren Nerven abspielt. Das Schmerzgedächtnis entwickelt sich, wenn Schmerzen länger bestehen und nicht behandelt werden. Das Schmerzgedächtnis erschwert den therapeutischen Zugang. Durch einen häufigen oder andauernden Schmerzreiz werden Rückenmarkszellen stimuliert, die im Verlauf übermäßig viele Signale an das Gehirn senden.

Welche Arten von Schmerzen treten bei Parkinson auf?

Rücken-, Glieder- und Nackenschmerzen werden im Frühstadium, wenn die Diagnose »Parkinson-Krankheit« noch nicht gestellt werden kann, nicht selten vom Patienten (und auch vom Arzt) als eine rheumatische oder eine orthopädische Erkrankung fehlgedeutet. Nicht wenige Patienten werden über längere Zeit unter der Diagnose »Schulter-Arm-Syndrom«, »Wirbelsäulen-Syndrom«, »HWS-Syndrom« oder »Bandscheiben-Syndrom« behandelt.

Schmerzen bei der Parkinson-Krankheit:
- muskuloskeletale Schmerzen (beteiligt sind Gelenke, Bänder, Muskeln)
- neurotischer Schmerz (beteiligt sind neuronale Strukturen)
- zentral-neuropathische Schmerzen (beteiligt sind zentrale Regelkreise)
- dystonieassoziierte Schmerzen (schmerzhafte Muskelverkrampfungen)

Über die Ursache(n) von Schmerzen bei Parkinson-Patienten weiß man bis heute nur wenig. Dopamin hat einen modulierenden Effekt auf die Schmerzwahrnehmung, d. h., Parkinson-Patienten nehmen Schmerzen anders (stärker) wahr als Nicht-Parkinson-Patienten. Experimente haben gezeigt, dass die Schmerzschwelle bei Parkinson-Patienten erniedrigt ist.

Sie können Ihrem Arzt bei der Ursachenforschung und Therapieeinleitung helfen, indem Sie zunächst dokumentieren, ob Ihre Schmerzen mit dem Wirkspiegel Ihrer dopaminergen Medikation korrelieren bzw. ob Ihre Schmerzen eher bei guter oder bei schlechter Beweglichkeit auftreten (Schmerztagebuch).

Besonders quälend sind für manche Parkinson-Patienten krampfartige Schmerzen in Waden, Füßen und Zehen, vor allem während der frühen Morgenstunden, wenn die Medikamentenwirkung abgeklungen ist. Man bezeichnet die Verkrampfungen deshalb auch als »Off-Phasen-Dystonie« oder »Frühmorgens-Dystonie«. Die schmerzhafte Verkrampfung des Fußes mit Streckstellung der Großzehe und Einwärtswendung des Fußes wird »Fußdystonie» genannt. Schmerzen können auch zum Zeitpunkt der maximalen Medikamentenwirkung zusammen mit schmerzhafter Dystonie auftreten (Peak-Dose-Dystonie). Natürlich können Schmerzen und Missempfindungen auch viele andere Ursachen haben, die nicht direkt mit der Parkinson-Erkrankung zusammenhängen.

Wie äußern sich Gefühlsstörungen bei Parkinson-Patienten?

Gefühlsstörungen (Sensibilitätsstörungen) empfinden Parkinson-Patienten oft als unangenehmes Brennen (z. B. im Mundbereich) oder Ameisenlaufen (Parästhesien), als Taubheits- oder Kältegefühl, meist im Bereich der unteren Extremitäten. Das Gesicht ist fast nie betroffen. Da sensible Störungen mit motorischen Fluktuationen korrelieren können, werden – wie bei den Schmerzen – auch zentrale Regulationsstörungen vermutet. Brennende Parästhesien sprechen auf Amantadin und Anticholinergika an.

Natürlich gibt es außer der Parkinson-Krankheit viele andere Ursachen für Gefühlsstörungen, wobei eine Schädigung peripherer Nerven im Vordergrund steht (Polyneuropathie). Bei Sensibilitätsstörungen und Bewegungsdrang ist an ein Restless-Legs-Syndrom (RLS, Syndrom der unruhigen Beine) zu denken, das gut auf L-Dopa und Dopaminagonisten anspricht.

Maßnahmen
Wenn die Schmerzen eine Dosisabhängigkeit der Dopaminergika zeigen, ist eine gute Therapiechance gegeben. Bei Beschwerden frühmorgens als schmerzhafte Verkrampfung (Dystonie) ist die zusätzliche abendliche Einnahme von L-Dopa-Retard oder Dopaminagonisten mit langer Wirkzeit hilfreich. Vorsicht ist bei Risikopatienten mit Neigung zu nächtlichen psychotischen Episoden geboten. Am Tage auftretende Off-Schmerzen lassen sich durch Verkürzung der Dosisintervalle mit einer insgesamt höheren Tagesdosis bzw. Kombination mit COMT-Hemmern behandeln. Bei Peak-Dose-Schmerzen muss die L-Dopa-Gesamtdosis gesenkt und eine Fraktionierung mit Verringerung der Einzeldosen vorgenommen werden. Auch in diesen Fällen haben zusätzlich COMT-Hemmer und Dopaminagonisten oft einen günstigen Einfluss.

Bei schweren chronischen muskuloskelettalen und nächtlichen Schmerzen ist nach einer aktuellen Studie retardiertes Oxycodon/Naloxon (Targin®) bei der Parkinson-Krankheit wirksam (Trenkwalder, 2015).

Wie zeigen sich Sexualfunktionsstörungen bei Parkinson?

Nach einer 1999 durchgeführten Untersuchung mit über 2000 DPV-Mitgliedern gaben 50 % der männlichen und 30 % der weiblichen Parkinson-Patienten Appetenz-, Erregungs- oder Orgasmusstörungen seit der Diagnosestellung an. Etwa die Hälfte aller männlichen Parkinson-Patienten klagt über Erektions- und Ejakulationsstörungen. Besonders betroffen sind die unter 50-Jährigen. Bei ca. 20 % kommt es im Verlauf zu einer kompletten sexuellen Inaktivität. Psychische und psychosoziale Faktoren (Religion, Erziehung, frühere sexuelle Erfahrungen) wie auch das Selbstbewusstsein und die Selbstwahrnehmung des Betroffenen und des Partners spielen bei Sexualfunktionsstörungen eine Rolle. Die durch Hypomimie reduzierte emotionale Ausdruckfähigkeit kann beim Sex fälschlicherweise verminderte Lust signalisieren. Weiter können Speichelfluss und Verlangsamung als geminderte sexuelle Attraktivität empfunden werden, ja sogar Ekel hervorrufen. Rigor und Feinmotorikstörungen beeinträchtigen den zärtlichen Umgang miteinander. Sexuelle Lust und Erregung sind durch mangelnde einfühlsame Berührung erschwert auslösbar. In Zahlen ausgedrückt, muss bei den Ursachen zwischen rein organischen (50–80 %), rein psychischen (15–30 %) und komplexen organisch-psychischen (ca. 20 %) Faktoren differenziert werden.

Erektionsstörungen (erektile Dysfunktion)

Erektile Dysfunktion bedeutet, dass für befriedigende sexuelle Aktivitäten keine ausreichende Erektion erlangt oder aufrechterhalten werden kann: Spontane nächtliche oder morgendliche Erektionen fehlen bei Parkinson-Patienten oft. Die Erektion bleibt bei sexuellen Reizen aus oder ist nur unvollständig oder nur von kurzer Dauer.

Es gibt eine große Palette von Erkrankungen und Nebenwirkungen von Medikamenten, die zu Erektionsstörungen führen können.

Sie sollten beachten, dass Erektionsstörungen im höheren Lebensalter auch ohne Parkinson-Krankheit häufig sind. Eine früh im Krankheitsverlauf auftretende Impotenz sollte den Verdacht auf eine Multisystematrophie (MSA) lenken. Dopaminagonisten können zu einem gesteigerten Sexualverlangen (Libido) führen, ggf. auch zur Hypersexualität. Wenn die Libidosteigerung auf Erektionsstörungen trifft, ist der Frust natürlich groß.

Parkinsonmedikamente, Antidepressiva und Betablocker können die Ursache einer erektilen Dysfunktion sein. Dauerstress, Beziehungsprobleme (unabhängig vom Sexualleben) und Versagensängste (verstärkt durch Sexualmythen, wie »Man(n) kann immer«), aber auch eine Depression können weitere Faktoren sein.

Wenn die genannten Störungen nur gelegentlich bei extremer Müdigkeit, Stress oder Alkoholeinfluss auftreten, besteht noch kein Grund zur Sorge. Erst wenn die Erektionsstörung wiederholt über einen Zeitraum von drei Monaten auftritt, liegt eine erektile Dysfunktion vor.

Körperliche Ursachen für eine Erektionsstörung:
- Blutgefäßschäden (Arteriosklerose)
- Zuckerkrankheit (Diabetes)
- hormonelle Störungen (z. B. Testosteron, Prolaktin, Schilddrüsenfunktion)
- Zustand nach Operation (Dickdarm-, Blasen-, Prostata-OP)

- Nebenwirkungen von Medikamenten (z. B. Blutdruckmedikamente, Entwässerungstabletten, Psychopharmaka, Hormone, lipidsenkende Medikamente)

Achtung! Rauchen, starkes Übergewicht, Bewegungsmangel und übermäßiger Alkoholkonsum sind Risikofaktoren für die Entwicklung einer Erektionsstörung!

Sexualfunktionsstörungen bei weiblichen Parkinson-Patienten

Über Sexualfunktionsstörungen bei weiblichen Parkinson-Patienten ist bisher wenig bekannt. Im Vordergrund der Klagen stehen verändertes Sexualleben (80 %), reduzierte Libido (70 %) und verminderte sexuelle Aktivität (43 %). Bei Frauen wird zusätzlich eine trockene Scheidenschleimhaut (mangelnde Lubrikation) als Ursache von Sexualfunktionsstörungen angegeben. In einer anderen Studie gaben weibliche Parkinson-Patienten folgende Sexualfunktionsstörungen an: verringerte Erregbarkeit (88 %), Orgasmusprobleme (75 %), mangelnde sexuelle Lust (47 %) und sexuelle Unzufriedenheit (38 %).

Mit wem kann ich über Sexualfunktionsstörungen sprechen

Neben partnerschaftlicher Kommunikation und Verständnis spielen Intimität und Sexualität sowohl für Patienten, wie auch für den gesunden Partner eine wichtige Rolle. Partnerschaftliche Probleme und Störungen des Sexuallebens beeinflussen beide auf körperlicher und psychischer Ebene. Oft führen die krankheitsbedingten Beeinträchtigungen (z. B. Bewegungsstörungen, Inkontinenz) zu Schamgefühlen, schwindendem Selbstvertrauen und depressiven Verstimmungen, die sich wiederum negativ auf die Sexualität auswirken.

Sprechen Sie Ihren Neurologen auf diese Thematik an, das ist die Voraussetzung für weitere Maßnahmen. Wir wissen, dass es Überwindung kostet, mit dem Arzt (aber auch mit dem Partner) über Probleme »im Bett« zu sprechen. Die Thematik ist aber so häufig und inzwischen »so normal«, dass Sie keine Scheu haben sollten, diese Dinge anzusprechen. Ihr Arzt wird Sie und ihren Partner auch darüber aufklären, was noch »normal« in der Sexualität ist, was durch die Erkrankung hinzukommt und wie therapeutische Schritte aussehen könnten.

Sexualität ist durch ein kompliziertes Zusammenspiel unterschiedlicher biologischer, psychischer und sozialer Faktoren geprägt. Vorrausetzung für eine normale Sexualfunktion sind intakte motorische, sensorische und vegetative Zentren und deren Verschaltungen in Gehirn und Rückenmark. Gleichermaßen sind die Blutversorgung von und zu den Geschlechtsorganen und das hormonelle System beteiligt. Während der Erregungsphase füllt sich das Genitale mit Blut, schwillt an und führt beim Mann zur Erektion,

Gefühls-, Sexual- und Schlafstörungen

bei der Frau zusätzlich zur vaginalen Schleimabsonderung (Lubrikation).

Welche Möglichkeiten der Therapie gibt es bei sexuellen Störungen?

Der erste therapeutische Schritt ist das Gespräch über die Sexualfunktionsstörung mit dem Arzt und der Partner untereinander. Ein geringer Sexualtrieb ist besonders bei älteren Menschen keine Krankheit! Zu fahnden ist nach Medikamenten, die Erektionsstörungen verursachen können, wie z. B. Anticholinergika, Antidepressiva oder Betablocker.

Ein großer Fortschritt wurde mit der Einführung von Sildenafil (Viagra) eingeleitet. Danach wurden Tadalfil und Vardenafil zugelassen. Diese Wirkstoffe werden wie folgt eingesetzt:
- Sildenafil (Viagra®): 60 Minuten vor dem Geschlechtsverkehr
- Vardenafil (Levitra®): 30 Minuten bis 1 Stunde vor dem Geschlechtsverkehr
- Tadalfil (Cialis®): 30 Minuten bis 12 Stunden vor dem Geschlechtsverkehr
- in Einzelfällen intrakavernosale Injektion (direkt in den Penis) von Papaverin

Die Medikamente gehören zu der Gruppe der Phosphodiesterase-Hemmer Typ 5 und wirken sich auf eine Gefäßerweiterung mit verbesserter Erektionsfähigkeit aus. Zugelassen sind sie zur Behandlung der erektilen Dysfunktion. Diese Medikamente fördern nicht die sexuelle Erregbarkeit oder Stimulation, fördern also nicht die Lust.

Sprechen Sie vor Gebrauch dieser Medikamente unbedingt mit Ihrem Arzt, da bei Herz-Kreislauf-Erkrankungen gefährliche Nebenwirkungen auftreten können! Warnen müssen wir auch vor Käufen dieser oder ähnlicher (Wirk-)Substanzen über das Internet, da die Wirkstoffkonzentrationen oft unsicher oder völlig wirkungslos sind.

In den USA hat die Arzneimittelbehörde aktuell Flibanserin (Addyl®) für Frauen vor der Menopause zur Luststeigerung zugelassen (nochmals der Hinweis: Viagra und Co steigern nicht die sexuelle Lust!). Flibanserin zeigt eine nur geringe Wirksamkeit und potenziell ernste Nebenwirkungen. Viagra ist bei weiblicher sexueller Funktionsstörung untersucht und hat sich als nicht wirksam herausgestellt.

Neben einer Sexualberatung und Psychotherapie können hormonelle Behandlungsmöglichkeiten und physiotherapeutische Maßnahmen (z. B. spezielle Beckenbodenmassagen) hilfreich sein. Befriedigende Sexualpraktiken können auch durch eine liebevolle, aufmerksame gegenseitige Zuwendung und zärtliche Berührungen erreicht werden. Nochmals der Hinweis: Dopaminagonisten haben nicht selten sexuell stimulierende Nebenwirkungen, die sich bis zur Hypersexualität steigern können.

Warum leiden viele Patienten unter Schlafstörungen?

Die Nacht ist bei den meisten Patienten die Phase eines »längeren Medikamentenentzugs«, sodass sich im Verlauf der Erkrankung eine Wirkungsminderung der Dopaminergika oft zuerst nachts einstellt. Der Gesunde dreht sich nachts häufiger (ohne zu erwachen), um eine muskuläre Entspannung zu erreichen. Bei nächtlicher Akinese ist diese Entspannung nicht möglich und der Betroffene erwacht. Zu einer verminderten Beweglichkeit in den frühen Morgenstunden können sich schmerzhafte Muskelverkrampfungen (»frühmorgendliche Dystonie«) gesellen, die ebenfalls zum vorzeitigen Erwachen führen.

Nächtliche Atempausen (Schlaf-Apnoe-Syndrom) und periodische Beinbewegungen im Schlaf sind bei Parkinson-Patienten häufiger als in der altersgleichen Normalbevölkerung zu finden und können ebenfalls zu Schlafstörungen führen.

Bei den nächtlichen »End-of-Dose«-Akinesien helfen retardiertes L-Dopa (100–200 mg zur Nacht) bzw. langwirksame Dopaminagonisten als Abenddosierung bzw. die Umstellung auf ein Medikamenten-Pflaster. Dopaminagonisten können bei niedriger Dosierung schlaffördernd sein.

Bei Einschlafstörungen dürfen Sie befristet eine pflanzliche schlafanstoßende Substanz, wie Baldrian, versuchen. Wenn eine Depression als Ursache wahrscheinlich ist, werden sedierende trizyklische Antidepressiva bevorzugt, wobei allerdings Vorsicht bei kognitiven Einschränkungen geboten ist. Wenn Sie kurzfristig ein Schlafmittel aus der Benzodiazepamgruppe einnehmen wollen, müssen Sie dies mit Ihrem Arzt besprechen.

Ursachen der Schlafstörungen beim Parkinson-Syndrom:
- krankheitsspezifisch: verminderte Beweglichkeit, Harndrang, REM-Schlaf-Verhaltensstörungen, periodische Beinbewegungen
- medikamentös: Dopaminergika, Amantadin

Begleitstörungen:
- psychiatrische Begleitstörungen: Depression, psychotische Episoden
- Atemstörungen
- Schilddrüsenfunktionsstörungen

Allgemeine Maßnahmen

Zunächst ist es wichtig, regelmäßige Schlaf- und Aufstehzeiten einzuhalten. Stimulierende Getränke, wie Kaffee oder Tee, sollten am Abend gemieden werden. Auf größere Mengen von Flüssigkeit sollten Sie abends verzichten, um nicht häufiger durch Harndrang geweckt zu werden. Mit Alkohol können Sie möglicherweise besser einschlafen, vermindern aber Ihre Schlafqualität. Sie sollten Ihr Schlafzimmer nicht in ein Arbeits- oder Fernsehzimmer umwandeln.

Ein »aufregendes Buch« bzw. eine spannende Fernsehsendung kann nachwirken und das Einschlafen behindern. Zur sogenannten Schlafhygiene gehören auch ein ruhiges, kühles Schlafzimmer, keine zu voluminöse Mahlzeit am Abend, körperliche Aktivität (z. B. Abendspaziergang) und gewohnte Einschlafrituale.

Was sind REM-Schlaf-Verhaltensstörungen?

REM ist die Abkürzung von »Rapid Eye Movement« (schnelle Augenbewegungen). REM-Schlaf ist eine Schlafphase, in der diese schnellen Augenbewegungen ablaufen und die mit Träumen verbunden ist. REM-Phasen treten 1–2 Stunden nach dem Einschlafen auf und können sich, besonders in der zweiten Nachthälfte, vier- bis sechsmal wiederholen. Wenn in dieser Phase sehr lebhafte Träume mit aktionsgeladenen Inhalten in kräftige Bewegungen umgesetzt werden, spricht man von REM-Schlaf-Verhaltensstörungen (RBD, engl. »Rapid eye movement sleep Behavior Disorder«).

Die normalerweise in der REM-Traumphase schlaffe Muskulatur wird bei RBD nicht blockiert. Die Trauminhalte werden ausgelebt mit heftigsten, zielgerichteten Bewegungen, z. T. auch Schlägen. Die motorischen Symptome werden oft von lautem Sprechen, Schreien und Fluchen begleitet. Es gibt RBD-Phasen mit nur geringen Bewegungen und leisem Stöhnen, aber auch Phasen mit erheblicher Gewalt gegen sich selbst und/oder den Bettnachbarn (daher die Bezeichnung »Gewaltschlaf«). Nach dem Erwachen sind die Betroffenen orientiert und erinnern sich meist an den Trauminhalt.

In 1 % der Fälle tritt RBD auch bei Gesunden auf, meist bei Männern über 50 Jahre. Ein RBD kann vor den motorischen Symptomen auftreten und zählt zu den spezifischen Risikofaktoren als Frühzeichen einer Parkinson-Krankheit und anderer neurodegenerativer Erkrankungen. Der Vorhersagewert soll höher als die nichtmotorischen Symptome, wie Riechstörung, Verstopfung, Schlafstörung und Depression, sein. Im Schlaflabor können die raschen Augenbewegungen und die zugleich fehlende Muskelerschlaffung nachgewiesen werden.

Wenn RBD erst im weiteren Verlauf der Parkinson-Krankheit auftritt, muss eine symptomatische Ursache (z. B. Schlaganfall in tieferen Hirnregionen, wie der Brücke) ausgeschlossen werden.

Maßnahmen: Das Mittel der Wahl ist Clozapin in niedriger Dosierung oder Melatonin. Um Verletzungsgefahren vorzubeugen, müssen Gefahrenquellen in der Nähe des Bettes beseitigt und z. B. eine weiche Unterlage vor das Bett gelegt werden. Ob der Partner sein Bett verschiebt oder gar das Zimmer wechselt, hängt von den bisherigen »Erfahrungen« ab.

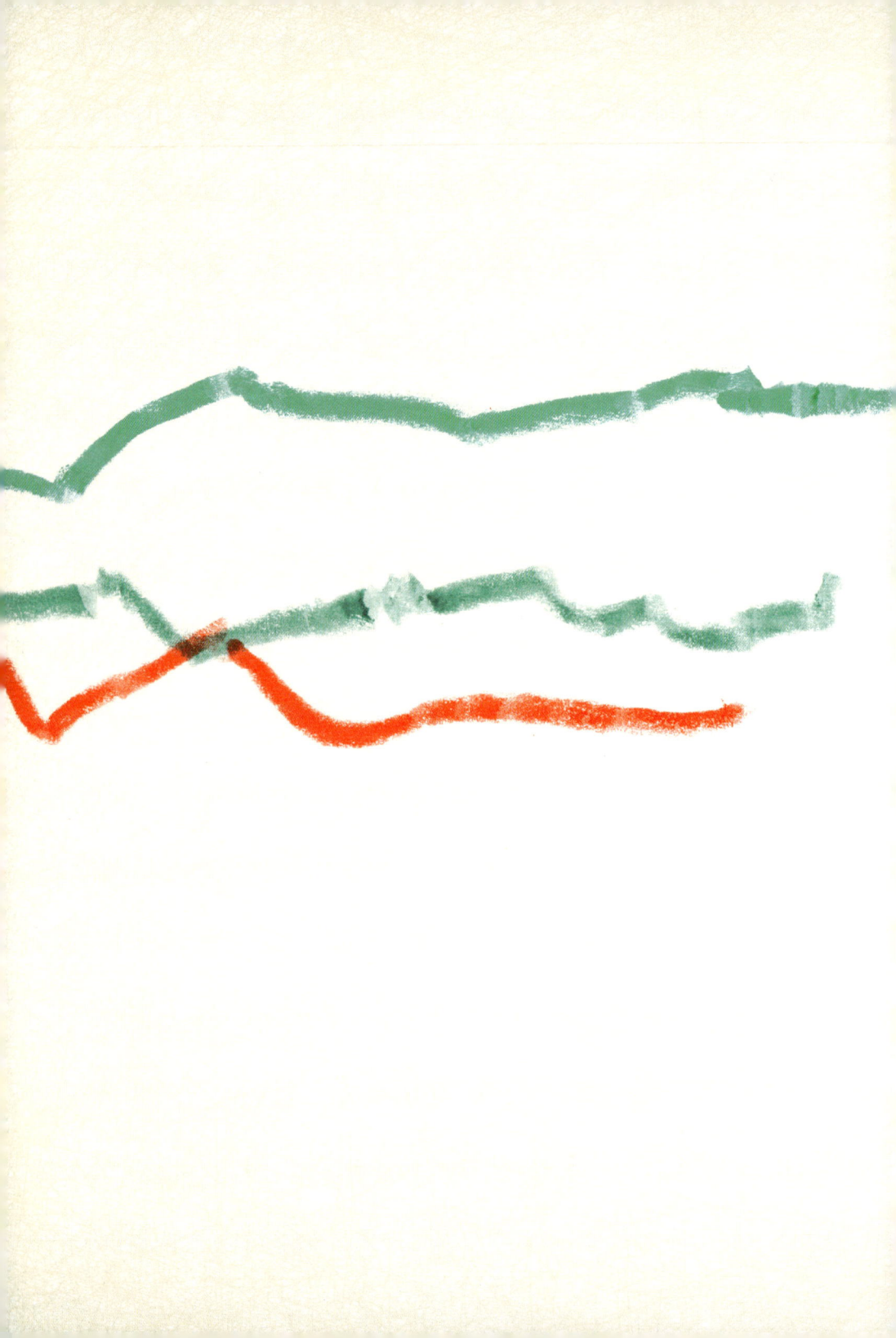

Therapie der Parkinson-Krankheit

Wir zeigen nicht nur auf, welche medikamentösen und operativen Therapiemöglichkeiten es gibt, sondern erläutern auch mögliche Langzeitkomplikationen.

Therapiestrategien

Welche Therapie für Sie geeignet ist, hängt von vielen Faktoren ab, z. B. von Ihrem Alter, der Schwere der Erkrankung, den Symptomen und Ihren Lebensumständen.

Der ideale therapeutische Ansatz wäre eine medikamentöse Therapie bei Auftreten erster Symptome, die nicht nur die Krankheitszeichen lindern, sondern auch das weitere Fortschreiten der Erkrankung verhindern oder wenigstens verlangsamen könnte. Für alle derzeit verfügbaren Parkinson-Mittel ist eine derartige zellschützende (neuroprotektive) Wirkung beim Patienten bisher nicht ausreichend belegt, sodass wir uns im Wesentlichen auf die symptomatische, d. h. auf die einzelnen Krankheitszeichen bezogene Therapie beschränken müssen.

Kommt für mich eine Parkinson-Spezialklinik infrage?

Es gibt in der Bundesrepublik Deutschland relativ wenige Parkinson-Spezialkliniken. In großen (Universitäts-)Kliniken gibt es besondere Abteilungen und Institute für Bewegungsstörungen. In den neurologischen Kliniken und Abteilungen stehen Ihnen jedoch auch im stationären Bereich Ärzte zur Seite, die langjährige Erfahrungen im Umgang mit Parkinson-Patienten haben. In der Regel sind ausreichend geschultes Pflegepersonal, Krankengymnasten, Logopäden und Ergotherapeuten vorhanden. Ihr behandelnder Arzt kennt die einzelnen Einrichtungen in Ihrer Umgebung und wird Ihnen sicherlich die richtige Adresse geben.

Auch für Patienten, die nicht mehr im Berufsleben stehen, kann eine stationäre Rehabilitationsmaßnahme mit dem Ziel einer Wiedereingliederung in den Alltag beantragt werden. Die stationäre Rehabilitationsmaßnahme erfolgt meist als Nachbehandlung nach einem Klinikaufenthalt, wenn das Behandlungsziel noch nicht erreicht wurde.

Nach welchen Gesichtspunkten richtet sich die Therapieplanung?

Der therapeutische Grundsatz »So viel wie nötig und so wenig wie möglich« hat auch für die Parkinsonbehandlung Bedeutung, gerade unter dem Gesichtspunkt der Spätkomplikationen. Wichtig ist zunächst, dass Ihr Arzt die Diagnose gesichert und auch eine symptomatische Ursache ausgeschlossen hat.

Wir fordern bei jeder Erstdiagnose – auch bei typischer Befundkonstellation – eine computertomographische Untersuchung des Gehirns (MRT, CT), um eine seltene symptomatische Ursache nicht zu übersehen. Die neurologische Untersuchung beinhaltet auch die pharmakologische Überprüfung (z. B. L-Dopa-Test) und die Befunddokumentation mittels Bewertungsskalen und Videoaufzeichnungen.

Der Arzt wird seinen Patienten vorsichtig und einfühlsam, aber sachlich über sein Krankheitsbild aufklären und ihn in die Strategie und Problematik der bevorstehenden Langzeit-Therapie einführen. In die Gespräche werden Angehörige und an der weiteren Therapie beteiligte Personen mit einbezogen. Die frühzeitige Hilfestellung bei der Krankheitsbewältigung und -verarbeitung (coping) stellt einen wichtigen Pfeiler in der psychosozialen Betreuung dar.

Die Parkinson-Krankheit ist nicht, wie z. B. die Zuckerkrankheit, eine »unsichtbare chronische Erkrankung«, sondern durch die Bewegungsstörungen auch eine sozial relevante Krankheit. Im weiteren Verlauf seiner Erkrankung braucht der Patient immer wieder stützende Gespräche, die seine familiäre, berufliche und soziale Umgebung berühren und zum Ziel haben, sein Selbstwertgefühl zu stärken. Sehr hilfreich ist die regelmäßige Teilnahme an Selbsthilfegruppen, wo sich Betroffene gegenseitig informieren und unterstützen (auch für die Angehörigen wichtig und hilfreich).

Wenn die Entscheidung für eine medikamentöse Therapie getroffen ist, sind für die initiale Therapie biologisches Alter, Begleitstörungen und Umgebungsfaktoren (Beruf, sozialer Anspruch etc.) zu berücksichtigen. Nach der Diagnosesicherung entwickeln Arzt und Patient einen individuellen Therapieplan für die medikamentöse Einstellung. Die Frage, wann mit der Therapie begonnen wird, ist nach heutigem Kenntnisstand leichter zu beantworten als die Frage, mit welcher Wirksubstanz oder in welcher Kombination.

Die in den nachfolgenden Absätzen dargelegten Therapievorschläge orientieren sich an Empfehlungen aus den Leitlinien der Deutschen Gesellschaft für Neurologie (DGN), an aktuellen Forschungsergebnissen und an eigenen Erfahrungen. Es soll nicht verschwiegen werden, dass die hier aufgeführten Therapieempfehlungen und -strategien unter Fachleuten nicht immer einheitlich beurteilt werden und sich im Fluss befinden.

Für die Planung der Therapie werden folgende Aspekte berücksichtigt:
- Ihr Lebensalter (biologisches Alter)
- Ihre Lebensumstände (z. B. Beruf)
- die Schwere Ihrer Symptomatik (Krankheitsstadium)
- der Schwerpunkt der Symptomatik (Ihre Hauptsymptome)
- das Fortschreiten der Erkrankung
- Begleitstörungen (z. B. psychiatrische, internistische, orthopädische)

Wann kommt eine Monotherapie infrage?

Grundsätzlich ist eine Monotherapie für den Patienten und den Arzt einfacher zu handhaben, auch deswegen, weil Wirkungen und Nebenwirkungen eindeutig dem Einzelmedikament zugeordnet werden können. Die Monotherapie mit Dopaminagonisten, MAO-B-Hemmern, Amantadin, Budipin und Safinamid zielt wegen der weiterhin diskutierten L-Dopa-Spätkomplikationen auf das Hinauszögern der L-Dopa-Gabe, insbesondere bei jüngeren Patienten, ab. Die Entscheidung für ein bestimmtes Parkinson-Mittel hängt von seiner Wirkstärke und seinem Nebenwirkungsprofil ab und muss die derzeitige objektive und subjektive Beeinträchtigung durch die Parkinson-Krankheit berücksichtigen.

Für wen ist eine Kombinationsbehandlung geeignet?

Ziel der frühen Kombinationsbehandlung von L-Dopa mit einem Dopaminagonisten ist es, das mögliche Auftreten von L-Dopa-Spätkomplikationen hinauszuzögern. Durch den zusätzlichen Einsatz von Dopaminagonisten können die Einnahmefrequenz und die Einzeldosis von L-Dopa deutlich gesenkt werden. Durch die Kombination von L-Dopa mit einem MAO-B-Hemmer können im Mittel 20–30 % L-Dopa eingespart werden. Langzeitstudien haben ergeben, dass die Wirkung von MAO-B-Hemmern im Laufe der Zeit abnehmen kann. Der zusätzliche Einsatz von Amantadin ist bei Auftreten von dopaminerg induzierten Dyskinesien angezeigt.

Wie erfolgt die medikamentöse Ersteinstellung?

In Deutschland wird die Medikamentenwahl für die Ersteinstellung vorwiegend vom (biologischen) Alter des Patienten abhängig gemacht. »Biologisches Alter« bedeutet, dass der betroffene Parkinson-Patient ansonsten gesund ist. Wenn weitere gravierende Erkrankungen, z. B. kardiologisch-internistische Erkrankungen, hinzutreten (der Arzt spricht von Multimorbidität), kann das biologische

Therapieempfehlungen für die Ersteinstellung von Parkinson-Patienten

Alter	Therapie
< 70 Jahre	Monotherapie mit Dopaminagonisten (in Kombination mit Amantadin oder MAO-B-Hemmern), bei gering ausgeprägter Symptomatik: Monotherapie mit Amantadin oder MAO-B-Hemmern
> 70 Jahre	L-Dopa in Kombination mit Dopaminagonisten und/oder COMT-Hemmern, evtl. Kombination mit MAO-B-Hemmern oder Amantadin, Kombination COMT- und MAO-B-Hemmer vermeiden)
höheres Alter	initial L-Dopa-Monotherapie, evtl. später Kombination mit Dopaminagonisten
Tremor-Dominanz (biologisch jung)	Dopaminagonisten, Anticholinergika, MAO-B-Hemmer, Budipin, β-Blocker, Clozapin, L-Dopa
Tremor-Dominanz (biologisch alt)	initial L-Dopa-Monotherapie plus COMT-Hemmer oder MAO-B-Hemmer, evtl. später Kombination mit Dopaminagonisten

Alter deutlich höher als das biographische Alter sein.

Parkinson-Experten teilen die Betroffenen gewöhnlich in zwei Altersgruppen ein und wählen als Grenze das 70. Lebensjahr. Als besondere Gruppe werden die Patienten mit einem Erkrankungsalter vor dem 40. Lebensjahr herausgestellt (»early-onset«, »juvenile« Parkinson-Patienten, Club U40). Patienten mit jüngerem Erkrankungsalter werden überwiegend auf eine initiale Monotherapie mit Dopaminagonisten eingestellt. Wichtig sind natürlich auch die sozialen Verhältnisse (z. B. Berufstätigkeit), die psychiatrischen Risikofaktoren und Begleiterkrankungen. Wenn die individuelle Situation eine prompte Wirkung erfordert, wird auch die initiale L-Dopa-Therapie akzeptiert.

Wann sollen die Medikamente eingenommen werden?

Insgesamt ist die Verträglichkeit von Medikamenten – so auch der Parkinson-Mittel – besser, wenn sie zu den Mahlzeiten oder kurz danach, am besten mit einem Glas Wasser, eingenommen werden. Sie sollten unbedingt beachten, dass dieser Rat nicht für die L-Dopa-Präparate gilt. Große eiweißreiche Mahlzeiten können die Aufnahme von L-Dopa behindern. Daher sollten Sie die L-Dopa-Tablette etwa eine Dreiviertelstunde vor oder 1–1½ Stunden nach großen Mahlzeiten einnehmen.

Was soll ich tun, wenn ich eine Tablette vergessen habe?

Das hängt natürlich davon ab, wie oft Sie Ihre Parkinson-Medikamente am Tag einnehmen. Wenn Sie eine vergessene L-Dopa-Dosis innerhalb von 30–60 Minuten bemerken, können Sie die Einnahme noch nachholen, sonst sollten Sie mit der nächsten regulären L-Dopa-Dosis fortfahren. Das heißt aber nicht, dass Sie eine erhebliche Bewegungsminderung über längere Zeit erdulden müssen. In diesen Fällen ist es durchaus berechtigt, eine kleine Dosis eines gelösten L-Dopa-Präparats vor der nächsten regulären Einnahme zu nehmen. Dopaminagonisten haben eine längere Wirkdauer als L-Dopa, sodass Sie in der Regel die nächste reguläre Medikamenteneinnahme abwarten können.

Wie wird im weiteren Krankheitsverlauf behandelt?

Die gewählte Therapiestrategie für die Ersteinstellung muss im weiteren Krankheitsverlauf den motorischen Störungen und Begleiterscheinungen angepasst werden. In Deutschland wird derzeit die dopaminagonistenlastige Kombinationsbehandlung mit L-Dopa/COMT-Hemmer auch im weiteren Verlauf bevorzugt, d. h., Dopaminagonisten stehen an vorderster Stelle. Es gibt jedoch Befund- und Umgebungskonstellationen, die eine andere Strategie rechtfertigen. Der Einsatz von L-Dopa sollte jedenfalls dann erfolgen, wenn mit der bisherigen Therapie keine befriedigende Wirkung zu erreichen ist. Es ist wichtig, dass Ihnen als Parkinson-Patient auch im weiteren Krankheitsverlauf ein klares individuelles Konzept angeboten wird. Die sachliche Aufklärung (auch der Angehörigen) über die modernen Therapiestrategien und deren Probleme erleichtert den weiteren therapeutischen Weg und macht eventuell notwendige Korrekturen der Therapie besser verständlich. Ihr Arzt muss auf der anderen Seite aber auch die Grenzen seiner therapeutischen Bemühungen deutlich machen, die durch das Fortschreiten der Erkrankung, durch Langzeit-Therapieeffekte und Begleiterkrankungen gegeben sind.

Welche Therapiestrategien werden bei Fluktuationen empfohlen?

Solange eine Abhängigkeit der Fluktuationen von der Medikamenteneinnahme besteht (End-of-Dose-Akinesien, Wearing-off), sind die Chancen für eine erfolgreiche Behandlung gut. Die erste Strategie zielt auf ein gleichmäßigeres Dopamin-Angebot ab, das durch die Umstellung der L-Dopa-Medikation (Verkürzung der Dosierungsabstände, bei Reduktion der Einzeldosen, lösliches L-Dopa) und durch Hemmung des Abbaus (COMT-Hemmer, MAO-B-Hemmer, Safinamid) erreicht werden kann. Wichtig ist, dass L-Dopa nicht zusammen mit großen, eiweißreichen Mahlzeiten eingenommen wird, um die Resorption nicht zu beeinträchtigen.

Der zweite therapeutische Ansatz besteht in der zusätzlichen Gabe eines Dopaminagonisten mit möglichst langer Halbwertszeit. Falls bereits eine Kombinationsbehandlung durchgeführt wird, sollte die Dopaminagonisten-Dosis erhöht und gleichzeitig die L-Dopa-Dosis vermindert werden. Bei schweren Fluktuationen sollte die Indikation für eine Duodopa-Sonde, eine Apomorphin-Pumpe oder die Tiefe Hirnstimulation diskutiert werden.

Darf ich vor körperlicher Mehrbelastung die Dosis erhöhen?

Bei besonderen Anlässen, die eine erhöhte motorische Aktivität erfordern (z. B. längerer Spaziergang, Tanzen) ist eine zusätzliche geringe L-Dopa-Dosis vertretbar. Wissenschaftliche Untersuchungen haben zwar weder eine Beeinflussung des L-Dopa-Blutspiegels noch eine Verstärkung der Parkinson-Zeichen unter schwerer körperlicher Arbeit aufzeigen können, dennoch zeigt die praktische Erfahrung manchmal den positiven Effekt nach zusätzlicher L-Dopa-Gabe.

Was muss man bei einer bevorstehenden Operation beachten?

In der Regel können die Aspekte einer Anästhesie (Narkose) und einer Operation im Vorfeld von Patient und Arzt geplant und besprochen werden. Lassen Sie sich über unterschiedliche Möglichkeiten der Narkose vom Narkosearzt aufklären.

Der wichtigste Punkt ist, dass Sie Ihren Narkosearzt und den Operateur rechtzeitig über Ihre Erkrankung und Ihren aktuellen Medikamentenplan informieren. Über die Deutsche Parkinson-Vereinigung erhalten Sie einen Narkose-Informationsflyer für Parkinson-Patienten, den Sie Ihrem Narkosearzt vorlegen können. Ihr Neurologe wird mit Ihnen besprechen, ob vor der geplanten Operation eine Umstellung Ihrer dopaminergen Medikamente sinnvoll ist. Dopaminagonisten in der Retardformulierung wirken über 24 Stunden. Mit dem Rotigotin-Pflaster kann der Magen-Darm-Trakt umgangen werden und der Dopaminagonist gleich direkt über die Hautgefäße ins Blut gelangen.

Medikamente müssen heute nicht mehr 12 Stunden vor der OP abgesetzt und können meist schon 1 Stunde nach der Narkose wieder eingenommen werden (natürlich nicht z. B. nach einer Magen-Darm-OP). Zur Sicherheit nehmen Sie bitte einen kleinen Medikamentenvorrat Ihrer aktuellen Medikation mit in die Klinik.

Auch für die postoperative Phase muss Ihre Parkinson-Medikation vorgeplant werden. Amantadin-Infusionen oder Apomorphin-Injektionen können Optionen sein, wenn sich die orale Gabe verbietet. Zu beachten ist die Wirkungsabschwächung bei eiweißhaltigen Nährlösungen. Bei längerer Pause der oralen Medikation sollte die dopa-

> **Der Parkinson-Ausweis**
>
> Denken Sie daran, dass manchmal auch notfallmäßig eine Operation durchgeführt werden muss (z. B. nach einem Unfall). Wir empfehlen Ihnen, immer einen »Parkinson-Ausweis« bei sich zu tragen. Sie erhalten ihn kostenlos bei Ihrem Neurologen, Ihrer Parkinson-Selbsthilfegruppe oder der Deutschen Parkinson Vereinigung (siehe Anhang, Seite 196).

minerge Medikation langsam einschleichend wieder aufgebaut und evtl. auch modifiziert werden (bitte immer in Absprache mit dem Neurologen). Auf die Gefahren des plötzlichen Absetzens von Dopaminergika gehen wir noch ausführlich ein (siehe L-Dopa-Entzugssyndrom, Seite 129). Die Belastung eines operativen Eingriffs und der Narkose kann zu einer vorübergehenden Zunahme der Parkinson-Zeichen führen und eine Änderung der Medikation notwendig machen. Postoperativ können befristet psychotische Episoden auftreten, die evtl. eine antipsychotische medikamentöse Therapie erfordern. Auch bei geplanten zahnärztlichen Eingriffen mit Lokalanästhesie müssen Sie Ihren Zahnarzt über Ihre Medikation informieren. Bestimmte Narkosestoffe können zusammen mit L-Dopa-Präparaten zu Herzmuskelstörungen führen. Bei der Einnahme von L-Dopa-Präparaten sollten Lokalanästhetika ohne Adrenalinzusatz verwendet werden. Hierfür sind z. B. Carticain oder Mepivacain geeignet.

Haben Nahrungsergänzungsstoffe einen positiven Einfluss?

Sie haben gelesen, dass toxische Radikale als Teilfaktor für die Krankheitsentstehung diskutiert werden. Am Entgiftungsprozess dieser toxischen Radikale sind besonders die Vitamine C und E beteiligt. In einer großen amerikanischen Studie (DATATOP-Studie) konnte jedoch keine positive Wirkung von Vitamin E auf den Krankheitsverlauf festgestellt werden, auch für Vitamin C fehlen – jedenfalls in der für die Studie gewählten Dosierung – entsprechende Belege. Der allgemeine Rat einer ausgewogenen Ernährung mit ausreichender Vitaminzufuhr gilt aber auch für Parkinson-Patienten. Das Nahrungsergänzungsmittel Coenzym Q10 (Ubichinon-10) spielt bei der Energiebereitstellung in den sogenannten Kraftwerken der Zelle, den Mitochondrien, eine Rolle, die in der Substantia nigra bei Parkinson-Patienten vermindert ist. In experimentellen Studien konnten deutliche Hinweise für eine neuroprotektive Wirkung gefunden werden. Dennoch konnte in einer größeren Studie (2014) mit bisher unbehandelten Parkinson-Patienten kein neuroprotektiver Effekt nachgewiesen werden. Q10 kann danach derzeit nicht für die Parkinsontherapie empfohlen werden.

Medikamentöse Behandlung

Die Parkinson-Krankheit kann zwar zurzeit nicht geheilt werden, doch es gibt wirksame Medikamente für die Behandlung der motorischen Symptome und der Begleitstörungen.

Bei medikamentös nicht behandelbaren motorischen Fluktuationen und Dyskinesien wird heute schon relativ früh die Indikation zur Tiefen Hirnstimulation (THS, Hirnschrittmacher) diskutiert. Als nichtoperative, aber invasive Therapieoption rücken die Pumpenbehandlung mit Apomorphin oder gelförmigem L-Dopa über eine Dünndarmsonde bei motorischen Komplikationen in den Vordergrund.

In einigen Fällen kann es sinnvoll sein, die medikamentöse Therapieanpassung im häuslichen Umfeld videounterstützt über Telemedizin zu analysieren. Dabei videographiert der Patient mehrmals am Tage nach einem festgelegten Schema seine Beweglichkeit. Die Videoaufnahme wird automatisch an den behandelnden Arzt überspielt, der sie auswertet. Gerade für die medikamentöse Umstellung kann die Telemedizin hilfreich sein.

Welche Medikamente werden bei Parkinson-Patienten eingesetzt?

Wesentliches Therapieprinzip der medikamentösen Behandlung ist der Ersatz des bei Parkinson-Patienten verminderten Dopamins. Erreicht werden kann der Ausgleich des Dopaminmangels durch die Zufuhr der Vorstufe von Dopamin (L-Dopa), durch die Hemmung des Abbaus von Dopamin (COMT-Hemmer, MAO-B-Hemmer) oder durch direkt an den Dopaminrezeptoren wirkende Substanzen (Dopaminagonisten). Eine Besserung der Parkinson-Symptome ist auch über nichtdopaminerge Wirkungen möglich, wie z. B. über das glutamaterge

System (z. B. Amantadin). Aktuell (2015) ist der Wirkstoff Safinamid zugelassen, der MAO-B und gleichzeitig die pathologisch erhöhte Glutamat-Freisetzung hemmt.

◊ Der »Dopaminspeicher« als Gefäß mit Abflusshähnen, durch das körpereigenes Dopamin kontinuierlich abfließt bzw. verbraucht wird. Um einen gleichbleibenden Dopaminspiegel zu erreichen, muss laufend Dopamin (bzw. Vorstufen oder Ersatzstoffe) von außen zugeführt werden, oder man muss den Abbau hemmen. Ein weiterer Weg ist die Hemmung des gesteigerten glutamatergen Systems (Glutamat-Antagonisten, Antiglutamatergika).

Die einzelnen Wirkstoffe unterscheiden sich nach Wirkstärke, Wirkungseintritt, Nebenwirkungen und dem Risiko motorischer und neuropsychiatrischer Komplikationen. Ihr Arzt wird Ihnen eine individuelle, »maßgeschneiderte« Behandlungsstrategie vorschlagen.

Das unten stehende Schema soll Ihnen eine Übersicht darüber geben, wie und wo die einzelnen Parkinson-Mittel wirken:

Für den Gebrauch von Parkinson-Mitteln möchten wir schon jetzt auf Folgendes hinweisen: Lesen Sie die Gebrauchsinformation (Beipackzettel) für Ihr Medikament in Ruhe durch. Sie werden

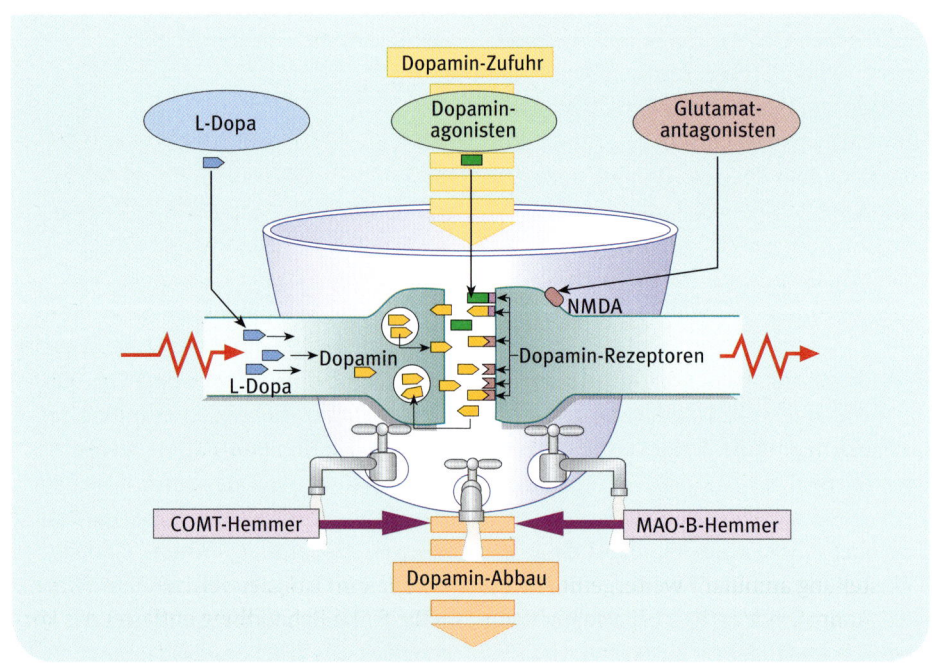

in der Regel eine größere Auflistung von Nebenwirkungen, Wechselwirkungen mit anderen Medikamenten, Vorsichtsmaßnahmen und Gegenanzeigen finden, die über die in diesem Buch genannten Hinweise hinausgehen. Der Hersteller hat im Beipackzettel alle Nebenwirkungen aufgelistet, die in klinischen Studien und später in den Anwendungen beobachtet wurden. Sollten Sie darin einen Hinweis finden, der für Sie zutreffen oder wichtig sein könnte, fragen Sie vor der Tabletteneinnahme nochmals Ihren Arzt!

Generika

Von einzelnen Wirkstoffen sind zwischenzeitlich Nachahmer-Präparate von Originalpräparaten auf dem Markt, die als Generika bezeichnet werden. Ein Generikum beinhaltet einen identischen Wirkstoff und muss in Wirksamkeit und Sicherheit (Nebenwirkungen) dem Originalprodukt entsprechen. Das individuelle Ansprechen, die Hilfsstoffe und die Herstellungstechnik können jedoch unterschiedlich sein. Parkinsonärzte plädieren mit Unterstützung der Deutschen Parkinson Vereinigung dafür, Apotheken von der Pflicht zu entbinden, für Parkinson-Patienten günstigere Ersatzpräparate auszugeben (sogenannte Aut-idem-Regelung). So soll gewährleistet werden, dass eine unter stationären Bedingungen erarbeitete differenzierte medikamentöse Einstellung ambulant weitergeführt werden kann. Scheuen Sie sich also nicht, Ihr verordnetes Präparat einzufordern.

Was bedeutet »Bioverfügbarkeit« eines Medikaments?

Unter Bioverfügbarkeit versteht man alle Vorgänge, die für die Wirkung eines Arzneistoffes am Wirkort von Bedeutung sind. Für die Aufnahme des Wirkstoffes spielen die Auflösungszeit der Tablette, die Geschwindigkeit der Magen-Darm-Passage und gleichzeitig vorhandene Nahrungsstoffe, wie zum Beispiel Nahrungseiweiß, eine Rolle. Weitere Faktoren sind Abbauprozesse in der Leber, Verteilung und Speicherung im Gewebe sowie die Bindung an andere Stoffe. Wichtig ist schließlich, wie viel der Substanz nach welcher Zeit den Ort der Wirkung, in unserem Falle die Nervenzellen im Gehirn, erreicht.

Wann beginnt die medikamentöse Behandlung?

Während man früher versuchte, die medikamentöse Behandlung bei geringer Symptomausprägung hinauszuzögern, plädieren Parkinson-Ärzte heute für einen frühzeitigen Behandlungsbeginn. Der frühe Einsatz dopaminerger Wirkstoffe entlastet die noch vorhandenen gesunden dopaminergen Neurone und vermindert wahrscheinlich den oxidativen Stress. Ein früher Behandlungsbeginn scheint den weiteren Verlauf also eher günstig zu beeinflussen, als sich negativ im Sinne von Behandlungskomplikationen im Langzeitverlauf auszuwirken. Die frühe Behandlung entlastet das körpereigene Dopaminsystem.

Wie wirken L-Dopa-Präparate und wann werden sie eingesetzt?

Der entscheidende Durchbruch in der medikamentösen Parkinsonbehandlung gelang 1961 mit der Einführung der L-Dopa-Therapie (»L-Dopa« ist die Abkürzung von »Levodopa«). Damit war es erstmals möglich, den der Krankheit zugrunde liegenden Dopaminmangel auszugleichen. Dopamin kann nicht aus der Blutbahn in das Gehirn übertreten, denn es gibt eine Blut-Hirn-Schranke, d. h. eine funktionelle Schranke zwischen Blutbahn und Hirnzellen (siehe Abbildung, Seite 123). L-Dopa als Vorstufe des Dopamins kann dagegen die Blut-Hirn-Schranke überwinden und im Gehirn in Dopamin umgewandelt werden.

Nachteil der reinen L-Dopa-Medikation war allerdings, dass 70–90 % des in Tablettenform verabreichten L-Dopa schon in der Darmwand, der Leber oder den kleinen Hirngefäßen in Dopamin umgewandelt wurden und somit nur ein geringer Anteil der zugeführten L-Dopa-Dosis das Dopaminsystem im Gehirn erreichen konnte. Entsprechend wurde auch viel L-Dopa vor Erreichen des Wirkortes in Dopamin umgewandelt, was mit erheblichen Nebenwirkungen verbunden war.

Was sind Decarboxylasehemmer?

Erst als es gelang, dem L-Dopa eine Substanz hinzuzufügen, die die Umwandlung in Dopamin (Decarboxylierung) außerhalb der Hirnzellen hemmt, konnte wesentlich niedriger (etwa ⅕) dosiert werden. Eine solche Substanz nennt man Decarboxylasehemmer. Der Decarboxylasehemmer selbst kann die Blut-Hirn-Schranke nicht durchdringen, sodass die Umwandlung von L-Dopa in Dopamin im Gehirn nicht gehemmt wird (siehe Abbildung, Seite 123).

Als Decarboxylasehemmer stehen Benserazid und Carbidopa zur Verfügung. Zwischen beiden Decarboxylasehemmern besteht kein wesentlicher therapeutischer Unterschied, individuell können jedoch die Verträglichkeit und Wirkung etwas unterschiedlich sein. Der Wechsel von einem L-Dopa-Präparat mit Benserazid zu einem anderen Präparat mit Carbidopa – und umgekehrt – kann sinnvoll sein. Bei den meisten L-Dopa-Präparaten beträgt der Decarboxylaseanteil 25 % (Verhältnis 3:1), nur Isicom® 250 und Nacom® 250 enthalten 250 mg L-Dopa und nur 25 mg Carbidopa (Verhältnis 10:1). Die L-Dopa-Dosis darf nicht in zu kleinen Einzeldosen verabreicht werden, da ein bestimmter Schwellenwert des Decarboxylasehemmers nicht unterschritten werden darf. Eine Monotherapie mit 3 × 50 mg L-Dopa pro Tag ist nicht ausreichend wirksam.

Was ist bei L-Dopa zu beachten?

L-Dopa gilt zwar immer noch als »Goldstandard« für die Therapie des Parkinson-Syndroms, ist jedoch nicht für alle Fälle das Mittel der ersten Wahl. Wei-

Medikamentöse Behandlung 123

terhin kontrovers diskutiert wird die Frage, ob eine frühe L-Dopa-Behandlung für die Entwicklung von Überbewegungen von Bedeutung ist. In einer aktuellen Übersicht wird das Dyskinesierisiko von L-Dopa eher geringer eingeschätzt (Movement Disorder, 2015). Wir erwarten von der Parkinsonforschung eine weitere Klärung für eine statistisch belastbare Therapieempfehlung.

❖ L-Dopa-Behandlung: 1. Die direkte Dopamingabe ist nicht möglich, da es die Blut-Hirn-Schranke nicht überwindet.
2. Bei alleiniger L-Dopa-Gabe erreichen nur 20 % die Hirnzellen, 80 % werden vorher in Dopamin umgewandelt.
3. Bei der Einnahme von L-Dopa plus Decarboxylasehemmer gelangen 80 % ins Gehirn.

Nach den aktuellen Leitlinien wird insbesondere bei Erkrankungsbeginn im frühen Lebensalter unter L-Dopa ein höheres Risiko für Dyskinesien im Langzeitverlauf befürchtet und deshalb eine

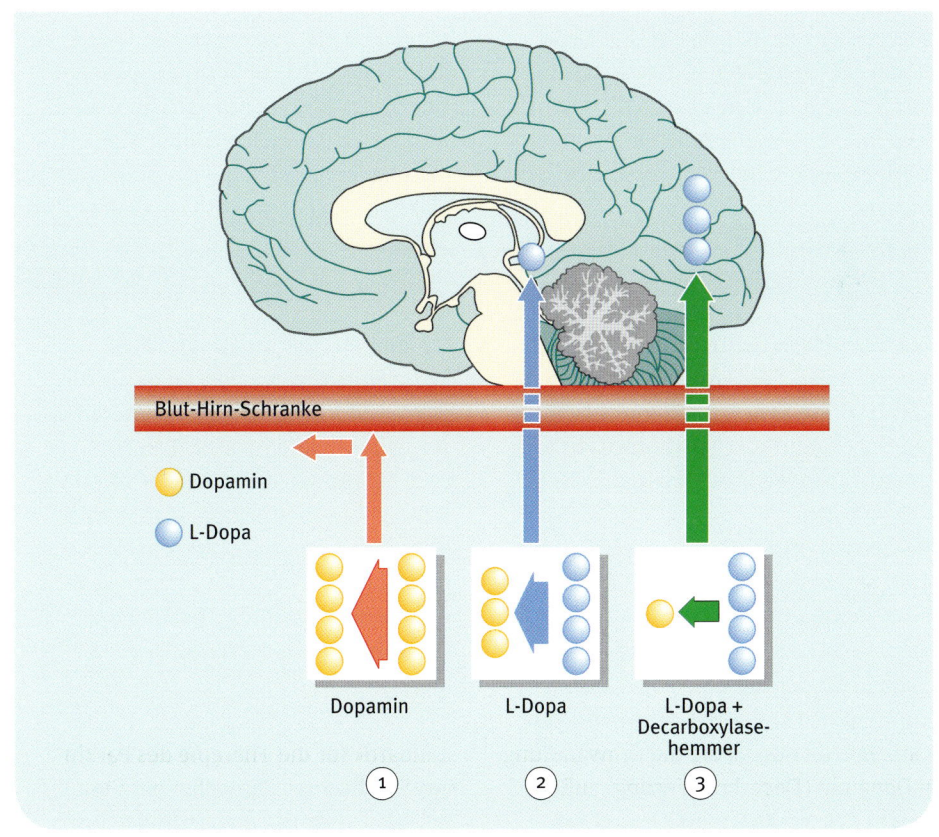

Therapie mit Dopaminagonisten empfohlen. Das Dyskinesie-Risiko soll allerdings dosisabhängig und erst ab Tagesdosen von über 400 mg (bei normalem Körpergewicht!) gegeben sein.

Wenn der Betroffene rasch eine wirksame Therapie wünscht und/oder benötigt (z. B. aus beruflichen Gründen) und in der Testphase mit 3 × 100 mg L-Dopa eine gute Wirkung erreichte, ist eine initiale L-Dopa-Therapie gerechtfertigt. Es wird oft als Beispiel genannt, dass ein Bauarbeiter einen anderen feinmotorischen Anspruch hat als ein Uhrmacher. Wenn ein Betroffener anführt, dass für ihn gerade jetzt eine maximale medikamentöse Therapie bzw. ein prompter Wirkungserfolg notwendig ist, wird der Arzt dies berücksichtigen. Er wird aber auf die diskutierten Risiken von Langzeitkomplikationen hinweisen.

Auf der anderen Seite ist in Abhängigkeit von der Dosis der Dopaminagonisten das Risiko von sogenannten Impulskontrollstörungen oder einer pathologischen Tagesmüdigkeit zu beachten (bei 5–10 %).

L-Dopa hat unter allen bisher zur Verfügung stehenden Parkinson-Mitteln die beste therapeutische Wirkung auf die Bewegungsverlangsamung (Bradykinese) und die Muskelsteifheit (Rigor). Die Wirkung auf den Tremor ist allgemein eher geringer. Wenn im Folgenden von L-Dopa gesprochen wird, ist die Kombination mit einem Decarboxylasehemmer gemeint.

Trotz der relativ kurzen Halbwertszeit von L-Dopa (1½–2 Stunden) reichen im Anfangsstadium drei Einzeldosen am Tage, da die Speicherfähigkeit für Dopamin noch wenig gestört ist und körpereigenes Dopamin zur Verfügung steht.

Welche Vorteile bietet lösliches L-Dopa?

Ein rasch lösliches L-Dopa-Präparat ist Madopar 125 Lt® (»Lt« ist die Abkürzung für »lösliche Tablette«). Madopar Lt® erreicht früher als die Standardform die maximale Plasmakonzentration und wird bereits nach 20–30 Minuten wirksam. Das Medikament wird gern auch als Startermedikation in den frühen Morgenstunden eingesetzt. Bei der Standardform dauert es fast doppelt so lange. Allerdings müssen Sie auch die Zeit einrechnen, die für die Auflösung der Lt-Tablette nötig ist.

Sie können auch einen rascheren Wirkungseintritt erreichen, wenn Sie die Standardform von L-Dopa vorher in Wasser auflösen und bereitstellen oder vor dem Schlucken gut zerkauen. Wenn Patienten tagsüber häufige Madopar Lt®-Gaben fordern, muss überlegt werden, ob nicht eine Dopaminabhängigkeit dahinterstehen könnte (siehe Dopaminerges-Dysregulations-Syndrom, Seite 161).

L-Dopa kann in Form eines Gels (Duodopa®) über ein Pumpensystem per operativ verlegter Sonde direkt in den

Dünndarm geleitet werden (siehe Duodopa®-Pumpe, Seite 127).

Wie wird der L-Dopa-Test durchgeführt?

Nach einer Vorbehandlung mit Domperidon werden 100–200 mg L-Dopa verabreicht und nach 45–60 Minuten anhand einer Skala überprüft, ob sich die motorische Leistung verbessert hat.

Für die Erstdiagnostik bzw. zur Differenzialdiagnostik wird heute der L-Dopa-Test so nicht mehr empfohlen, sondern eine chronische L-Dopa-Eindosierung über einige Tage. Der L-Dopa-Test wird aber weiterhin im Therapieverlauf eingesetzt, um abzuschätzen, ob von einer Höherdosierung ein weiterer dopaminerger Effekt erwartet werden darf. In langsam steigender Dosierung wird zunächst eine Zieldosis von 300 mg pro Tag (3 × 100 mg) angestrebt. Beim idiopathischen Parkinson-Syndrom ist bei dieser Dosierung mit einem Ansprechen zu rechnen. Vergleichsstudien mit einem Dopaminagonisten als Testsubstanz bestehen nicht. Grundsätzlich ist L-Dopa prompter wirksam.

Was bedeutet »Priming«?

Weiterhin ungeklärt ist, ob für jüngere Parkinson-Patienten ein sogenanntes »Priming« für L-Dopa eine Rolle spielt (engl. priming = vorbereitend). Gemeint ist damit, dass wenige L-Dopa-Dosen – vielleicht auch schon die einmalige Gabe nach längerer Zeit – akut zu Dyskinesien führen können, wenn erneut L-Dopa eingesetzt wird. Ein Priming-Risiko soll besonders bei jungen Patienten gegeben sein, deshalb soll bei unter 40-Jährigen der Apomorphintest bevorzugt werden.

Was ist L-Dopa-Retard?

Ein Retard- oder Depotpräparat verlängert die Wirkungsdauer einer Substanz (retardiert = verzögert). Durch den besonderen Tablettenaufbau wird erreicht, dass die Wirkstoffe während der Magen- bzw. Dünndarmpassage verzögert freigesetzt und nur schrittweise abgegeben werden. Gegenüber der Standardform werden so eine verlängerte Wirkungsdauer und ein gleichmäßigerer L-Dopa-Spiegel erreicht. Allerdings wird die maximale Plasmakonzentration im Vergleich zum Standard-L-Dopa später erreicht und die Wirkung tritt erst nach mehr als einer Stunde ein. Die Europäische Kommission hat L-Dopa/Carbidopa in neuer Galenik mit Retardwirkung (Numient™) zugelassen, das nur alle sechs Stunden eingenommen werden muss (Zulassung 11/2015).

Welche akuten Nebenwirkungen können unter L-Dopa auftreten?

Die meisten Patienten vertragen L-Dopa gut, wenn die Dosierung einschleichend vorgenommen wird. Die häufigsten Nebenwirkungen bei Behandlungsbeginn sind nachfolgend aufgeführt:

Nebenwirkungen von L-Dopa:
- gastro-intestinale Beschwerden (Magen-Darm-Beschwerden)
- kardiovaskuläre Störungen (orthostatische Blutdrucksenkung, Herzklopfen)
- psychische Störungen (z. B. Tagesmüdigkeit, Halluzinationen, Verhaltensstörungen)
- Änderung von Laborwerten (Harnstoff-, Harnsäure- und Leberwerte)

Appetitlosigkeit, Völlegefühl, Übelkeit, Durchfall, Verstopfung (Obstipation), Brechreiz und Erbrechen können insbesondere dann auftreten, wenn die Medikation nüchtern eingenommen oder zu rasch höher dosiert wird. Deswegen ist ein kleiner Snack (z. B. Zwieback und Tee) zu empfehlen. Auch unter Beibehaltung der Dosis bilden sich diese Störungen meist langsam zurück. Für einen begrenzten Zeitraum kann Domperidon verordnet werden.

Da Parkinson-Patienten häufig schon primär zu einem niedrigen Blutdruck neigen, muss der blutdrucksenkende Effekt von L-Dopa beachtet werden. Es können eine sogenannte orthostatische Hypotonie (Blutdrucksenkung bei plötzlicher Körperlageänderung, z. B. nach dem Aufstehen), sowie Herzklopfen und Herzrhythmusstörungen auftreten.

Gefährdet durch psychische Nebenwirkungen sind Patienten, die schon vor der Behandlung mit L-Dopa psychische Auffälligkeiten zeigten und/oder eine zerebrale Zweiterkrankung aufweisen. L-Dopa-bedingte psychische Störungen kündigen sich häufig durch lebhafte Träume, Schlafstörungen und innere Unruhezustände an. Desorientiertheit, illusionäre Verkennungen und optische, seltener akustische Halluzinationen (Trugwahrnehmungen, Seite 156), Verhaltensstörungen (mit Zwangs- und Impulskontrollstörungen, Seite 159) zwingen oft zur Dosisreduktion. Dabei muss leider auch eine schlechtere Beweglichkeit in Kauf genommen werden.

Auf L-Dopa verzichtet werden sollte bei:
- schwerer Nierenschädigung
- schwerer Leberschädigung
- schwerer Herzkrankheit
- bekannter Psychose
- Engwinkelglaukom

Wie wird L-Dopa dosiert?

Wegen möglicher Nebenwirkungen wird Ihr Arzt mit einer niedrigen Dosierung beginnen (z. B. morgens 50 mg eines L-Dopa-Präparats). Die weitere Steigerung mit je 50 mg wird jeweils nach einigen Tagen erfolgen. Manchmal kann es auch sinnvoll sein, mit der weiteren Höherdosierung 2–3 Wochen zu warten, da sich motorische Verbesserungen mit Verzögerung einstellen können.

In den meisten Fällen sind Tagesdosierungen von 300 mg bis 600 mg erforderlich. Bei der Festlegung der Gesamttagesdosis muss das Körpergewicht berücksichtigt werden. Das Dyskinesie-Risiko ab 400 mg L-Dopa bei jüngeren Patienten ist zu beachten.

Zu Beginn der Erkrankung wird trotz der relativ kurzen Halbwertszeit von 1½–2 Stunden mit 3–4 Einzeldosen über den Tag eine konstante Wirkung erreicht. In dieser Phase sind die Dopaminspeicher noch intakt. Erst in fortgeschrittenen Stadien versagt der Speichermechanismus, sodass sich die Wirkungsdauer verkürzt und häufigere, kleine Einzeldosen verabreicht werden müssen. Die Einzeldosis darf jedoch eine gewisse Schwellendosis nicht unterschreiten.

Die Einstellung ist dann beendet, wenn der Patient einen deutlichen Bewegungsgewinn erreicht hat und sich in seiner motorischen Funktion nicht mehr beeinträchtigt fühlt. Im Hinblick auf mögliche Spätkomplikation (bei hoher Tagesdosis) soll nicht in jedem Fall maximal, sondern sicherheitshalber (nur) optimal dosiert werden. Natürlich kann nicht bei jedem Patienten eine optimale Wirkung erreicht werden bzw. muss die Dosierung wegen Nebenwirkungen niedriger bleiben. Damit Ihr behandelnder Arzt die Dosierungsverteilung besser ermitteln kann, wird er Sie eventuell bitten, Tagesprofile Ihrer Beweglichkeit (siehe Seite 198) zu erstellen.

Eine einfache Formel lautet: »Nicht zu früh, aber auch nicht zu spät, nicht zu niedrig, aber auch nicht zu hoch.«

Wenn am frühen Morgen eine deutliche motorische Behinderung besteht, z. B. bei der Morgentoilette, kann schon im Bett die erste Dosis (z. B. rasch lösliches L-Dopa oder aufgelöstes L-Dopa) mit einem kleinen Imbiss (wie Zwieback, Keks) als sogenannte Startermedikation eingenommen werden. Ihr Arzt wird Ihnen eventuell eine zusätzliche Medikation versuchsweise zubilligen, wenn Sie eine besondere motorische Anforderung (z. B. Tanzen, längerer Spaziergang) beabsichtigen. Nur bei einem reproduzierbaren Bewegungsgewinn sollten Sie diese Strategie fortsetzen und bedarfsweise eine L-Dopa-Zusatzdosis einnehmen.

Wie funktioniert eine Duodopa®-Pumpe?

L-Dopa ist als Duodopa-Gel in Deutschland zur Behandlung von Parkinson-Patienten im fortgeschrittenen Stadium mit schweren motorischen Fluktuationen und Hyper-/Dyskinesien zugelassen. Die Verabreichung erfolgt über eine Zwölffingerdarm-Sonde (Zwölffingerdarm = Duodenum) intraduodenal. 1 ml des weißlichen Gels enthält 20 mg L-Dopa und 5 mg Carbidopa. Bevor eine Dauersonde gelegt wird, überprüft man die Wirkung von Duodopa-Gel über eine Nasensonde, die bis in den Zwölffingerdarm vorgeschoben wird. In einer kleinen Operation wird die dauerhafte Sonde durch die Bauchwand hindurch über den Magen (PEG) in den Dünndarm verlegt. Die Pumpe mit dem Medikamentenbehälter

(Plastikkassette mit je 100 ml) wird in einer Tasche am Körper getragen. Die Kassetten werden im Kühlschrank aufbewahrt.

Voraussetzung für die Anlage einer Duodopa®-Pumpe ist, dass die pflegerische Versorgung der Sondentherapie durch geschultes Personal gewährleistet ist. Eine enge Kooperation von Neurologen und Gastroenterologen ist notwendig. Es sollten immer auch L-Dopa-Tabletten zur Verfügung stehen, um einen technischen Defekt der Pumpenversorgung zu überbrücken (z. B. Verlagerung der Sonde, Knickbildung, Verstopfung). Die Duodopa®-Pumpen-Therapie führt zu einer signifikanten Besserung der Beweglichkeit, der motorischen Komplikationen und der Lebensqualität. Auch nichtmotorische Störungen wie Müdigkeit, Magen-Darm-Beschwerden, Sexual- und Blasenfunktionsstörungen besserten sich.

Nebenwirkungen sind nicht selten Sondenkomplikationen. Es kann sich eine Polyneuropathie entwickeln. Ansonsten beziehen sich die Nebenwirkungen auf die L-Dopa-Gabe. Nicht selten (bei mehr als 1 von 10 Personen) sind lt. Beipackzettel Übelkeit, Verstopfung, Schwindelgefühle bei Körperlageänderungen (orthostatische Hypotonie), Angst und Depression. Verschiedene Studien zeigen, dass Duodopa bei schweren motorischen Fluktuationen die On-Zeiten deutlich verlängern konnte, ohne gleichzeitig schwere Dyskinesien auszulösen.

Beeinflusst Nahrungseiweiß die L-Dopa-Aufnahme?

L-Dopa wird im oberen Teil des Dünndarms über einen Aminosäure-Transportmechanismus ins Blut aufgenommen. Da L-Dopa eine Aminosäure ist und Nahrungseiweiße ebenfalls aus Aminosäuren bestehen, können größere Eiweißmengen L-Dopa aus diesem Transportmechanismus verdrängen und so die L-Dopa-Aufnahme vermindern.

Die spätere Überführung von L-Dopa und Aminosäuren vom Blut in die Hirnzellen (Blut-Hirn-Schranke) erfolgt ebenfalls über einen aktiven Transportmechanismus, sodass beide Stoffe erneut in Konkurrenz treten. Größere Eiweißmengen in der Nahrung können die L-Dopa-Aufnahme auch bzw. zusätzlich dadurch reduzieren, dass die Magenentleerung verzögert ist und pro Zeiteinheit weniger L-Dopa in den Dünndarm zur Resorption gelangt.

Aus diesem Grund wird empfohlen, die L-Dopa-Medikation etwa eine halbe Stunde vor oder eine Stunde nach dem Essen vorzunehmen. Mit der besseren L-Dopa-Aufnahme kann sich jedoch auch das Risiko von L-Dopa-induzierten Dyskinesien (Peak-Dose-Dyskinesien, siehe Seite 152) erhöhen. Eine strikte Eiweißdiät ist jedoch – auch wegen des faden Geschmacks – nicht zumutbar und birgt eher die Gefahr einer Mangelernährung.

Der Vorschlag, eiweißreiche Mahlzeiten in den Abend zu verschieben, kann zwar zur besseren Beweglichkeit am Tage führen, birgt jedoch das Risiko nächtlicher Unbeweglichkeit. Im Allgemeinen ist es ausreichend, den Eiweißkonsum über den Tag zu verteilen und die L-Dopa-Medikation nicht zeitgleich mit eiweißreichen Hauptmahlzeiten (Fisch, Fleisch) einzunehmen.

Eine Übersäuerung des Magens verzögert die Magenentleerung und kann das L-Dopa-Präparat schädigen, bevor es in den Dünndarm gelangt. Hilfreich kann die Gabe von Magensäureblockern sein. Auch Anticholinergika können die Magenentleerung verzögern. Durch Domperidon (z. B. Motilium®) kann die Peristaltik in den oberen Anschnitten des Verdauungstraktes verstärkt und somit die Magenentleerung beschleunigt werden.

Was ist ein malignes L-Dopa-Entzugssyndrom?

Nach rascher Reduktion oder abruptem Absetzen der L-Dopa-Medikation (L-Dopa-Entzug), aber auch anderer Parkinson-Mittel kann es nach 1–2 Tagen zu einem lebensbedrohlichen (maligne = bösartig) Krankheitszustand kommen, der mit Fieber, Blutdruckabfall, Herzrasen, Rigor, Akinese, massivem Schwitzen und Bewusstseinsstörungen bis zur Bewusstlosigkeit einhergehen kann. Ein malignes L-Dopa-Entzugssyndrom macht eine notfallmäßige Klinikeinweisung mit intensivmedizinischer Überwachung notwendig. Die Behandlung besteht in der Gabe von L-Dopa, Dopaminagonisten, Amantadinsulfat (z. B. PK-Merz®-Infusionen) und Flüssigkeitszufuhr. In schwerwiegenden Fällen wird Dantrolen gegeben, ein Mittel, das sonst bei Spastik Anwendung findet.

Was sind COMT-Hemmer und wann werden sie eingesetzt?

Sie haben gelesen, dass der Abbau von L-Dopa zu Dopamin außerhalb des Gehirns (= peripher) durch die Decarboxylasehemmer Benserazid und Carbidopa gehemmt werden kann. Es gibt jedoch noch einen zweiten peripheren Abbauweg, der über das Enzym Catechol-O-Methyltransferase (abgekürzt: COMT) gesteuert wird. COMT-Hemmer verzögern also neben den Decarboxylasehemmern zusätzlich den Abbau von L-Dopa und erhöhen das L-Dopa-Angebot. Eine alleinige Therapie mit einem COMT-Hemmer ist nicht sinnvoll. Zugelassen sind Tolcapon und Entacapon. Als neuer COMT-Hemmer wurde Opicapon mit langer Wirkdauer von der Europäischen Zulassungsbehörde für die Zulassung empfohlen (Stand 4/2016).

Tolcapon (Tasmar®)

Als erster COMT-Hemmer wurde Tasmar® (Wirkstoff: Tolcapon) in Deutschland zugelassen und erfolgreich eingesetzt. Im November 1998 wurde Tasmar® wegen einzelner Fälle schwer verlaufender Leberschädigungen mit drei Todesfällen aus dem Handel genommen. Seit Anfang 2005 kann Tasmar® mit bestimmten Auflagen in Deutschland wieder verordnet werden. Bei Hinweis auf eine Leberschädigung muss Tasmar abgesetzt werden.

Entacapon (Comtess®)

Als weiterer COMT-Hemmer wurde im November 1998 Comtess® (Wirkstoff: Entacapon) für die Kombinationsbehandlung der Parkinson-Krankheit mit motorischen Wirkungsschwankungen (Fluktuationen) zugelassen. Comtess® hat eine Halbwertszeit von 2–3 Stunden und wird in einer Dosierung von 200 mg zu jeder L-Dopa-Einzeldosis hinzugegeben. Bis zu 10 Einzelgaben, also 2000 mg, sind möglich.

Levodopa/Carbidopa/Entacapon (z. B. Stalevo®)

Der COMT-Hemmer Entacapon steht in fester Kombination mit L-Dopa und Carbidopa als Stalevo®, und dem Generikum LevoCaEnt® zur Verfügung. Es gibt Tabletten mit 50 mg, 75 mg, 100 mg, 150 mg, 175 mg und 200 mg L-Dopa kombiniert

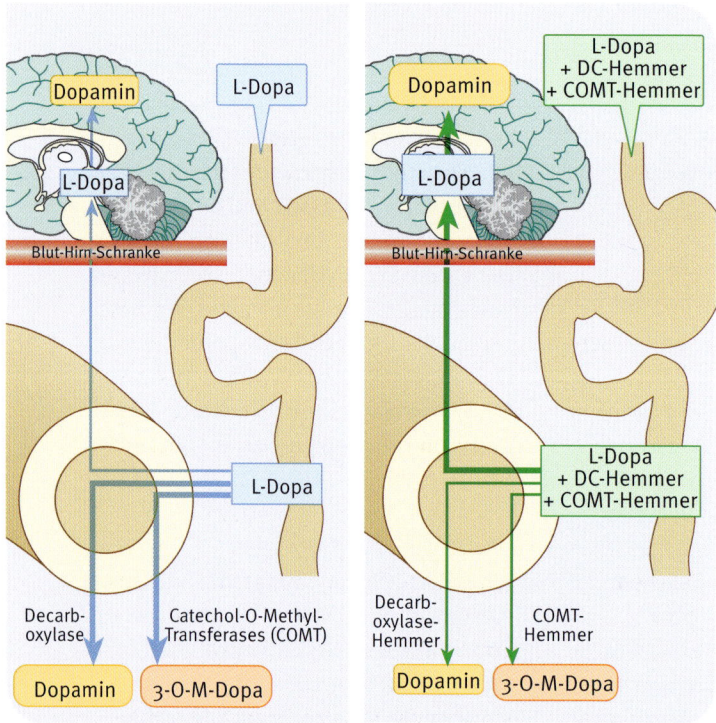

◂ Links: L-Dopa wird peripher durch die Enzyme Decarboxylase und COMT zum größten Teil abgebaut, bevor es das Gehirn erreicht. Rechts: Durch den Zusatz eines Decarboxylasehemmers und eines COMT-Hemmers kann die L-Dopa-Aufnahme ins Gehirn stark gesteigert werden.

Medikamentöse Behandlung

mit Carbidopa im Verhältnis 4:1 und jeweils 200 mg Entacapon.

COMT-Hemmer erhöhen die Bioverfügbarkeit und verlängern die Wirkungsdauer von L-Dopa. Bei Parkinson-Patienten mit Fluktuationen werden Off-Zeiten signifikant vermindert. Die zusätzliche Gabe von COMT-Hemmern erlaubt eine L-Dopa-Reduktion von bis zu 20 %. Die L-Dopa-Reduktion ist jedoch nur sinnvoll, wenn es eher um die Minderung von Dyskinesien als um eine bessere Beweglichkeit geht.

Für die Kombinationsbehandlung mit COMT-Hemmern sind Patienten im fortgeschrittenen Stadium mit beginnenden Fluktuationen geeignet. Durch die kontinuierliche Rezeptorstimulation kann die Dyskinesierate signifikant gesenkt werden. Die Kombination mit L-Dopa-Retard ist möglich.

COMT-Hemmer:
- COMT-Hemmer sind nur in Kombination mit L-Dopa-Medikamenten einzusetzen.
- Eine Besserung ist nur zu erwarten, wenn auch L-Dopa wirksam ist.
- Comtess® muss zu jeder einzelnen L-Dopa-Dosis hinzugegeben werden.
- Tasmar® wird nur 3x täglich gegeben, auch wenn Sie häufiger L-Dopa einnehmen.

Die Wirkung eines COMT-Hemmers ist noch am Tag der erstmaligen Einnahme oder spätestens am nächsten Tag zu erwarten. Mit dem erhöhten L-Dopa-Angebot können jedoch ebenso rasch auch Dyskinesien auftreten, wie wir sie von Dosiserhöhungen bei L-Dopa kennen. Die Einstellung muss anfänglich also unter engmaschiger Beobachtung erfolgen, um unerwünschten Wirkungen rechtzeitig durch Reduktion der L-Dopa-Dosierung entgegenzuwirken. Bei Neigung zu Dyskinesien sollte die L-Dopa-Dosis reduziert werden. Wenn nach etwa drei Wochen kein klinischer Nutzen zu verzeichnen ist, sollten COMT-Hemmer wieder abgesetzt werden (langsam reduzieren).

Welche Nebenwirkungen können COMT-Hemmer haben?

Comtess® und Tasmar® werden im Allgemeinen gut vertragen. Nebenwirkungen ergeben sich im Wesentlichen durch die Erhöhung des Dopaminangebots und bilden sich nach der Reduktion von L-Dopa wieder zurück. Neben Dyskinesien sind Übelkeit, Benommenheit, Durchfall, Verstopfung und Mundtrockenheit die häufigsten Nebenwirkungen. Unter der Behandlung mit COMT-Hemmern kann es besonders unter Tasmar® zu schweren Durchfällen kommen, die zum Abbruch der Therapie zwingen. Die gelbliche Verfärbung des Urins unter Comtess® oder Tasmar® ist harmlos. Anders als unter Tasmar® gibt es unter Comtess® bisher keine Hinweise für eine Leberschädigung, dennoch sollten vorsorglich vor Therapiebeginn die Leberwerte geprüft werden. Unter Tolcapon ist eine regelmäßige Kontrolle der Leberwerte nötig.

Wie wirken Dopaminagonisten und wann werden diese eingesetzt?

Neben der L-Dopa-Therapie stellen Dopaminagonisten derzeit den wichtigsten Pfeiler der medikamentösen Parkinson-Therapie dar. Dopaminagonisten stimulieren direkt die postsynaptischen Dopaminrezeptoren. Sie »agieren« dort ähnlich wie Dopamin, daher der Name Dopaminagonisten. Der ideale Dopaminagonist, der die Funktion des körpereigenen Dopamins in allen Bereichen erfüllt, ist bis heute nicht gefunden. Gefordert wird nach bisherigen Kenntnissen ein Dopaminagonist, der eine spezifische und ausgewogene Bindungsfähigkeit zu den einzelnen D_1- und D_2-Rezeptoren aufweist und eine physiologische, d.h. den normalen Verhältnissen angepasste kontinuierliche Stimulation bewerkstelligt.

Vorteile der Dopaminagonisten im Vergleich zu L-Dopa

Während L-Dopa erst nach Umwandlung in Dopamin wirksam werden kann, stimulieren Dopaminagonisten direkt die Dopaminrezeptoren. Nach experimentellen Untersuchungen können Dopaminagonisten den Untergang der Nervenzellen der Substantia nigra verlangsamen (Neuroprotektion). Beim Menschen gibt es jedoch bisher keine gesicherten Daten für eine Neuroprotektion. Alle Dopaminagonisten haben eine längere Halbwertszeit als L-Dopa, sodass eine gleichmäßigere, d.h. tonische Stimulation der Dopaminrezeptoren erwartet werden darf. Die tonische Stimulation

▼ Dopaminagonisten stimulieren direkt die postsynaptischen Dopamin-Rezeptoren (D_1 und D_2)

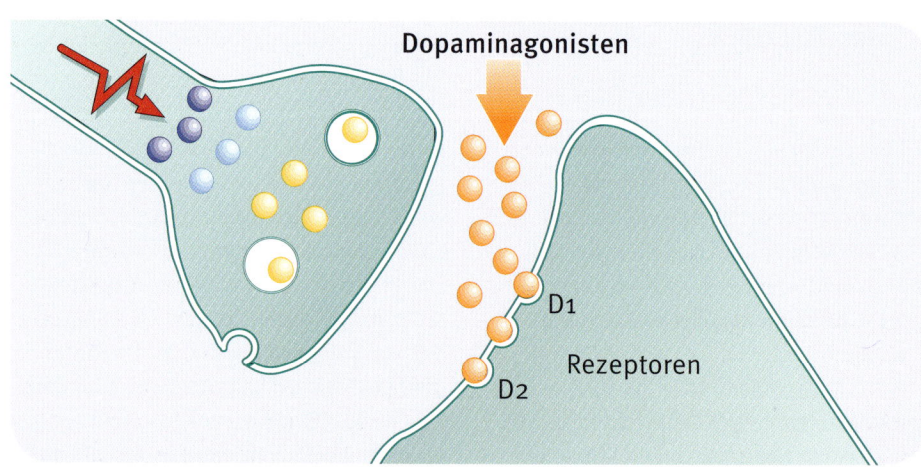

der Dopaminrezeptoren kann das Dyskinesie-Risiko im Krankheitsverlauf vermindern.

Neurologen tendieren heute bei (biologisch) jüngeren Patienten zu einer primären Therapie mit Dopaminagonisten. In der Monotherapie ist der therapeutische Effekt einzelner Dopaminagonisten oft geringer als der von L-Dopa. In der Kombinationstherapie von L-Dopa mit Dopaminagonisten können bis zu 40 % L-Dopa eingespart werden.

Im Gegensatz zu L-Dopa treten Dopaminagonisten beim aktiven Transport an der Blut-Hirn-Schranke oder bei der Aufnahme über die Darmwand nicht in Konkurrenz zu Nahrungseiweißen und anderen Substanzen. Dopaminagonisten können also zusammen mit den Mahlzeiten eingenommen werden, was auch die Verträglichkeit verbessert.

Nachteile der Dopaminagonisten im Vergleich zu L-Dopa

Dopaminagonisten wirken nicht so prompt wie L-Dopa und haben oft ein ungünstigeres Nebenwirkungsprofil, besonders hinsichtlich der Auslösung psychiatrischer Störungen bei Älteren (z. B. Halluzinationen). Bei angepasster Aufdosierung sind Blutdruckregulationsstörungen, Übelkeit und Schwindel gut zu kontrollieren. Obwohl die Tagestherapiekosten von Dopaminagonisten in der kurzfristigen Betrachtung höher sind als eine L-Dopa-Therapie, sind sie im Langzeitverlauf durch Verzögerung von Langzeitkomplikationen wahrscheinlich kostensparender. Die Kosten für die medikamentöse Behandlung von Parkinson-Patienten mit Fluktuationen und Dyskinesien sind deutlich höher als bei Patienten ohne motorische Spätkomplikationen. Besonders bei jüngeren Parkinson-Patienten ist das Risiko hoch, schon nach kurzer Zeit unter L-Dopa Dyskinesien zu entwickeln. Auf das Risiko von Impulskontrollstörungen (z. B. Spielsucht, Sexsucht) als Nebenwirkungen von Dopaminagonisten werden wir noch näher eingehen.

Welche Dopaminagonisten gibt es?

Aktuell sind in Deutschland zehn Dopaminagonisten verfügbar, wobei es sich um je fünf Ergot- und fünf Non-Ergot-Dopaminagonisten handelt. »Ergot« bedeutet, dass sich diese Substanzen von Mutterkornalkaloiden (Ergot = Mutterkorn) ableiten lassen (andere Bezeichnungen sind »ergoline« und »nichtergoline« Dopaminagonisten).

Wegen des Fibrose-Risikos werden Ergot-Dopaminagonisten heute in der Regel nicht mehr eingesetzt. »Fibrose« bedeutet die Bildung von überschüssigem Bindegewebe in verschiedenen Organen wie z. B. an den Herzklappen und in der Lunge. Nur in Ausnahmefällen ist derzeit der Einsatz unter strengen Kontrollauflagen möglich. Wir werden deshalb auf eine ausführlichere Besprechung der Ergot-Dopaminagonisten verzichten.

Wenn wir nachfolgend von Dopaminagonisten sprechen, sind die Non-Ergot-Dopaminagonisten gemeint. Pramipexol®, Clarium® und Ropinirol® stehen in der Retardform und Rotigotin® als Pflaster zur Verfügung. Durch diese Applikationen werden gleichmäßigere Plasmakonzentrationen und damit auch eine bessere Verträglichkeit erreicht. Eine kontinuierlichere dopaminerge Stimulation kann das Risiko einer Impulskontrollstörung mindern. Mit der Einmalgabe wird auch eine bessere Therapietreue (Adhärenz) erreicht.

Non-Ergot-Dopaminagonisten:
- Piribedil (z. B. Clarium®)
- Pramipexol (z. B. Sifrol®)
- Ropinirol (z. B. Requip®)
- Apomorphin (z. B. Apo-Go®)
- Rotigotin (z. B. Neupro®)

Welche Nebenwirkungen sind bei Dopaminagonisten möglich?

Einige Nebenwirkungen der Dopaminagonisten ergeben sich aus der Bindung an periphere, also außerhalb des Gehirns gelegene Dopaminrezeptoren. Insbesondere bei rascher Aufdosierung können Übelkeit, Erbrechen, Kreislaufstörungen (orthostatische Hypotonie), Verstopfung und Schwellungen im Unterschenkelbereich (Beinödeme) auftreten.

Die zentralen Nebenwirkungen der Dopaminagonisten sind ausgeprägte Tagesmüdigkeit, plötzliches Einschlafen und Halluzinationen. Unter der Therapie mit Dopaminagonisten kann es zu Impulskontrollstörungen (pathologische Spielsucht, zwanghaftes Geldausgeben oder Einkaufen, Libidosteigerung, Hypersexualität, Essattacken, Punding) kommen. Es sind die im Beipackzettel angegeben Wechselwirkungen, z. B. mit Antipsychotika, zu beachten.

Nebenwirkungen der Dopaminagonisten

Zentrale Nebenwirkungen	Periphere Nebenwirkungen
Schwindel	Magen-Darm-Beschwerden, wie Appetitlosigkeit, Übelkeit, Erbrechen, Verstopfung
Kopfschmerzen	Herz-Kreislauf-Störungen, wie Blutdruckabfall und Herzrhythmusstörungen
Ausgeprägte Tagesmüdigkeit, plötzliches Einschlafen am Tage	
Impulskontrollstörungen	
Halluzinationen	

Da das Nebenwirkungsprofil der einzelnen Dopaminagonisten unterschiedlich ist, kann der Wechsel zu einem anderen Dopaminagonisten sinnvoll sein.

In den Fachinformationen aller Dopaminagonisten wird darauf hingewiesen, dass Patienten bei denen Schläfrigkeit oder plötzliches Einschlafen auftritt, kein Kraftfahrzeug führen dürfen. Das Gleiche gilt auch für das Bedienen von Maschinen. Egal aus welchem Grund: Wenn Sie müde sind, dürfen Sie nicht Auto fahren, auch nicht, wenn Sie sich sonst wohlfühlen!

Bei der Umstellung von einem Dopaminagonisten auf einen anderen muss eine vergleichbare bzw. gleichwertige Wirkstärke (Äquivalenzdosis) des neuen Dopaminagonisten gefunden werden. Grobe Anhaltswerte über die Wirkstärke der Non-Ergot-Dopaminagonisten im Vergleich zu 100 mg L-Dopa sind nachfolgend als Äquivalenzdosen aufgeführt (nach DGN-Leitlinien 2012).

Äquivalenzdosen zu 100 mg L-Dopa:
- Apomorphin 36 mg
- Pramipexol 0,7–1 mg
- Piribedil 60–90 mg
- Ropinirol 3–5 mg
- Rotigotin 4 mg/24h

Wann werden Apomorphin-Injektionen eingesetzt?

Von allen Dopaminagonisten hat Apomorphin die größte Ähnlichkeit mit körpereigenem Dopamin. Leider kann Apomorphin nicht in Tablettenform verabreicht werden, da es nur zu einem geringen Teil über den Magen-Darm-Trakt aufgenommen wird. Daher ist die subkutane Applikation notwendig (Injektionen unter die Haut).

Die Zulassung besteht für die Behandlung von motorischen Fluktuationen (»On-Off«-Phänomen) bei Patienten, die mit oralen Dopaminergika nicht ausreichend behandelbar sind. Die Wirkung setzt 5–15 Minuten nach der Injektion ein und hält 60–120 Minuten an.

Apomorphin als Einzelinjektion: Die Einzelinjektion ist für Patienten geeignet, die den Beginn ihrer Off-Symptome erkennen und bei Bedarf das Medikament selbst injizieren oder durch eine verantwortliche Pflegeperson injizieren lassen können. Die Handhabung ist durch sogenannte Penject-Systeme, wie Zuckerkranke sie kennen, vereinfacht. Die geeignete Dosis muss durch schrittweise Steigerung gefunden werden. Eine Begleitbehandlung mit Domperidon ist wegen der Nebenwirkungen (Übelkeit, Erbrechen, Blutdrucksenkung) notwendig.

Wenn die Einzelinjektionen zwar eine gute Wirkung zeigen, die Patienten aber nur unzureichend einzustellen sind oder zu viele Einzeldosen benötigen, kann die kontinuierliche subkutane Apomorphin-Behandlung mittels einer Injektionspumpe indiziert sein. Die Erstversorgung mit einer Apomorphin-Pumpe erfolgt gewöhnlich in erfahrenen Zentren, die idealerweise auch die weitere ambulante Betreuung begleiten.

Apomorphin-Injektionspumpe (Minipumpe): Bei der kontinuierlichen Applikationsform ist die Injektionsnadel an einer handlichen Pumpe angeschlossen, die am Gürtel oder an einem Halsband getragen wird. Die Infusionen sollten möglichst nur in der Wachphase erfolgen. Die stündlichen Infusionsraten liegen zwischen 1 mg und 4 mg. Zusätzliche Bolusgaben sind bei Bedarf möglich. Oft ist eine deutliche Dosisreduktion anderer Dopaminagonisten möglich.

Nebenwirkungen: sind Übelkeit, Erbrechen, Schläfrigkeit und Blutdruckabfall, die durch die vorbeugende Gabe von Domperidon gemildert werden können. Ansonsten entsprechen die Nebenwirkungen denen der übrigen Dopaminagonisten, wobei psychiatrische Nebenwirkungen seltener auftreten sollen. Niedrige Tagesdosierungen haben einen sedierenden Effekt, während höhere Dosierungen eher aktivierend wirken. An den Injektionsstellen können sich allergische Reaktionen, lokale Entzündungen, Verhärtungen, Knotenbildungen und seltener auch Nekrosen ausbilden. Die subkutane Dauerinfusion kann zur immunhämolytischen Anämie (Zerstörung der roten Blutkörperchen) führen.

Wie wird der Apomorphin-Test durchgeführt?

Wie beim L-Dopa-Test wird mit dem Apomorphin-Test das Ansprechen auf Dopaminergika überprüft. Um Nebenwirkungen zu mildern, erhält der Patient 1–2 Tage vor dem Test Domperidon. Es werden unter strenger ärztlicher Kontrolle 2–4 mg Apomorphin in die Bauchhaut oder die Haut des Oberschenkels gespritzt. Nach 5–15 Minuten sollte die Wirkung eintreten. Bei nicht eindeutigem Ansprechen kann der Test nach einigen Stunden mit 4–6 mg wiederholt werden.

Als Nebenwirkungen treten Gähnen, Schläfrigkeit, Übelkeit, Erbrechen, Schwitzen und Blutdruckabfall auf. Bei deutlichen Nebenwirkungen wird der Test abgebrochen. Für den Apomorphin-Test gilt wie für den L-Dopa-Test, dass die dopaminerge Ansprechbarkeit auch über eine reguläre Einstellung auf eine Therapie mit Dopaminagonisten überprüft werden kann.

Was sind Amantadine?

Amantadin wurde als Parkinson-Mittel 1969 zufällig vom Neurologen Schwab entdeckt, als er den grippalen Infekt einer Parkinson-Patientin mit Amantadin behandelte, das damals als Grippemittel genutzt wurde. Die Grippe konnte er nicht bessern, wohl aber die Parkinsonsymptome der Patientin. Amantadin ist vorwiegend ein Hemmer an einer Rezeptorengruppe, die als NMDA-Rezeptoren bezeichnet werden (NMDA ist die Abkürzung für »N-Methyl-D-Aspartat«). Da NMDA-Rezeptoren der Gruppe der Glutamat-Rezeptoren angehören, wird Amantadin auch als Glutamatantagonist bezeichnet (siehe Abbildung, Seite 123).

Neben dem Einfluss auf die Parkinson-Symptomatik haben Amantadine stimmungsaufhellende Effekte und steigern die Wachheit.

Nach heutiger Vorstellung soll die unphysiologische schubartige dopaminerge Stimulation unter höherer L-Dopa-Therapie an der Entstehung von Überbewegungen (Dyskinesien) beteiligt sein. Daneben wird eine Empfindlichkeitssteigerung der NMDA-Rezeptoren angenommen, die zu einer Überaktivität in diesem System führt. Folge ist ein zellschädigender erhöhter Kalziumeinstrom in die Zelle, der durch Amantadin gehemmt wird. Diese Erkenntnisse führten zur Renaissance der Amantadinbehandlung als wirksamer Substanz zur Reduktion von Dyskinesien. Mit der Monotherapie von Amantadin lässt sich eine Besserung der Parkinson-Zeichen von 20–30% erreichen, wobei die Wirkung auf den Tremor relativ gering ist. Wegen der guten Verträglichkeit werden Amantadine gern zu Beginn der Erkrankung bei leichter Symptomausprägung gegeben.

Handelspräparate

Amantadine stehen in Tablettenform als Amantadinsulfat oder als Hydrochloridsalz und als Infusionslösung zur Verfügung. Zwischen der Sulfat- und der Hydrochloridform bestehen keine wesentlichen therapeutischen Unterschiede. Ein besonderer Vorteil besteht darin, dass Amantadin als Infusion (z. B. PK-Merz®-Infusion) verabreicht werden kann. Die Amantadin-Infusion kann z. B. bei der akinetischen Krise, peri- und postoperativ sowie bei Schluckstörungen eingesetzt werden. In der Praxis kann die zeitlich begrenzte PK-Merz®-Infusionsbehandlung bei Parkinson-Patienten mit deutlichem Antriebsmangel, verminderter Wachheit und kognitiven Störungen eingesetzt werden.

Welche Nebenwirkungen haben Amantadine?

Amantadine sind bei mittlerer Dosierung relativ gut verträglich. Am häufigsten kommt es zu Unterschenkelödemen (Wassereinlagerungen im Knöchel- und Fußrückenbereich) und Marmorierung der Haut (Livedo reticularis). Da Amantadin schon bei mittlerer Dosierung zur Steigerung der Wachheit und damit zu Schlafstörungen führen kann, sollte die letzte Dosierung nicht am Abend genommen werden. Bei Tagesmüdigkeit kann allerdings dieser Effekt ausgenutzt werden. Psychische Störungen mit Verwirrtheitszuständen und Halluzinationen treten meist in Kombination mit anderen Parkinson-Mitteln oder unter hochdosierter intravenöser Gabe auf. Bei älteren Risiko-Patienten ist Vorsicht geboten.

Mögliche Nebenwirkungen von Amantadinen:
- Unterschenkelödeme, Hautveränderungen
- Mundtrockenheit, Übelkeit
- Blutdruckabfall
- Blasenentleerungsstörungen
- Schlafstörungen (keine Abendmedikation)
- Psychose (nach intravenöser Gabe)

Wann wird Budipin eingesetzt?

Mit Budipin (Parkinsan®) wurde 1997 ein weiteres Medikament für Parkinson-Patienten eingeführt, das auf mehrere Botenstoffe wirkt. Hauptwirkung soll ähnlich dem Amantadin die hemmende Wirkung auf das glutamaterge System (NMDA-Rezeptor) sein. Bei einem relativ günstigen Nebenwirkungsprofil wirkt Budipin gut auf den Ruhetremor bei Parkinson-Patienten mit Tremordominanz.

Budipin kann in Einzelfällen zu EKG-Veränderungen (QT-Verlängerung) und Herzrhythmusstörungen führen.

Achtung! EKG-Veränderungen haben zu einer Vertriebseinschränkung für Budipin (Parkinsan®) geführt, sodass das Medikament nur noch von Ärzten verordnet werden darf, die sich schriftlich verpflichten, die notwendigen Vorsichtsmaßnahmen genau einzuhalten. Parkinsan® wird in solchen Fällen direkt an die anfordernde Apotheke, der das Rezept vorliegt, ausgeliefert.

Wie wirken MAO-B-Hemmer (Selegilin, Rasagilin)?

MAO ist die Abkürzung für das Enzym Monoaminooxidase. Dieses Enzym baut das im Gehirn gebildete Dopamin ab. Die MAO-B-Hemmer Selegilin und Rasagilin sind Wirkstoffe, die den Abbau von Dopamin verzögern und so zu einer längeren Wirkzeit führen.

Nach der ADAGIO-Studie mit 1 176 Patienten kann für Rasagilin eine Zellschutzfunktion (Neuroprotektion) in dem Sinne angenommen werden, dass es den Krankheitsprozess verzögern kann. Die Vergleichsgruppe, die Rasagilin mit einer Verzögerung von neun Monaten erhielt, konnte die motorische Verbesserung der von Anfang an behandelten Gruppe nicht erreichen. Aus dieser Studie wurde der Einsatz für die initiale Monotherapie für Patienten mit leichten Parkinson-Symptomen abgeleitet, um gleichzeitig eine Verlangsamung der Krankheitsprogression zu erreichen. Nachfolgende Langzeitverlaufsuntersuchungen haben allerdings keinen anhaltenden krankheitsmodifizierenden Effekt mit klinischer Relevanz sicher nachgewiesen. Der neuroprotektive Effekt steht weiter in der Diskussion.

Die irreversible Hemmung der MAO-B erlaubt die Einmalgabe pro Tag. Neben den Standardformulierungen Selegilin und Rasagilin steht Selegilin auch als Schmelztablette zur Verfügung (Xilopar®).

Selegilin und Rasagilin wirken auf Akinese, Rigor, Tremor (etwa 30 %ige Besserung). Rasagilin wird vom Wirkungs- und Nebenwirkungsprofil etwas günstiger als Selegilin eingeschätzt. Eine direkte Vergleichsstudie existiert allerdings nicht.

Welche Nebenwirkungen können MAO-B-Hemmer haben?

Als Nebenwirkungen in der Monotherapie werden grippeartige Zustände, Augen- und Nasenschleimhautentzündungen, Hauterkrankungen, Muskelschmerzen und Unwohlsein angegeben. In der Kombinationstherapie stehen Magen-Darm-Störungen, orthostatische Hypotonie und Gewichtsverlust im Vordergrund. Weitere Nebenwirkungen ergeben sich im Wesentlichen aus dem relativ erhöhten Dopaminangebot (z. B. Dyskinesien, Halluzinationen).

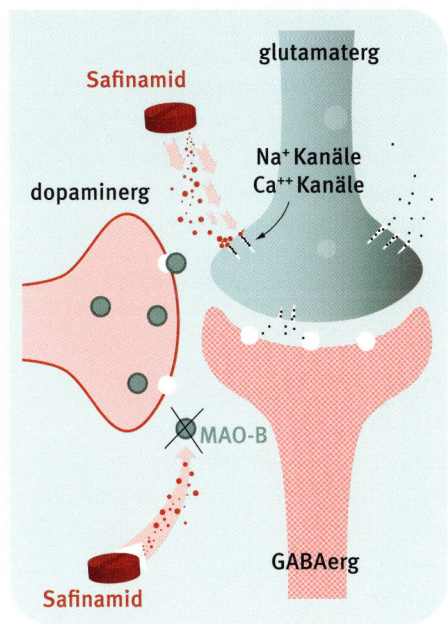

▲ Safinamid wirkt als MAO-B-Hemmer und reguliert die krankhafte Glutamatausschüttung über Natrium- und Kalziumkanäle.

Was ist Safinamid (Xadago®)?

Safinamid wurde mit dem Handelsnamen Xadago® im Mai 2015 zugelassen und vereint zwei Wirkmechanismen (»dualer Wirkmechanismus«). Auf der einen Seite ist die Substanz ein MAO-B-Hemmer, d. h., sie hemmt selektiv und reversibel die Monoaminooxydase-B und sorgt so für eine verlängerte dopaminerge Wirkung. Auf der anderen Seite ist Safinamid ein Glutamatantagonist. Es hemmt und reguliert die krankhafte Glutamatausschüttung, indem die Natriumkanäle blockiert und die Kalziumkanäle verändert werden. Die genaue Wirkweise sehen Sie in der Abbildung oben. In der Abbildung (Seite 120) sind die beiden Wirkmechanismen von Glutamatantagonisten und MAO-B-Hemmern schematisch dargestellt. Safinamid hat eine Halbwertszeit von bis zu 30 Stunden, so dass es nur einmal pro Tag eingenommen werden muss.

In drei placebokontrollierten Studien mit Parkinson-Patienten, die unter der L-Dopa-Therapie motorische Fluktuationen entwickelt hatten, kam es durch die zusätzliche Behandlung mit Xadago® zu einer Zunahme der »On«-Zeiten. In der SETTLE-Studie konnte daneben gezeigt werden, dass sich Dyskinesien ohne Dosisminderung von L-Dopa zurückbilden können. Safinamid darf nur bei Patienten eingesetzt werden, die schon L-Dopa erhalten. Aktuell (1/2016) ist Xadago® auch in der Schweiz zugelassen.

sieht die Indikation u. a. für Patienten, die mehr als 400 mg L-Dopa benötigen und erste Wearing-off-Phänomene zeigen und/oder leichte Dyskinesien haben. Jost (2015) weist auf die Zunahme der Lebensqualität, die gute Verträglichkeit, das geringe Interaktionspotenzial und das Fehlen einer QT-Verlängerung im EKG hin.

Welche Nebenwirkungen kann Safinamid aufweisen?

Wenn Dyskinesien auftreten, die sich durch das erhöhte Dopaminangebot erklären, kann eine L-Dopa-Reduktion notwendig werden. Nach der SETTLE-Studie können sich Safinamid-induzierte Dyskinesien auch bei unveränderter L-Dopa-Dosis in der Kombination mit Safinamid wieder zurückbilden.

Im Beipackzettel findet man nachfolgende Beschwerden als »häufig« (größer bzw. gleich 1/100 bis kleiner 1/10): Schlaflosigkeit, Dyskinesie, Somnolenz (Benommenheit), Schwindel, Kopfschmerz, Katarakt (eine Trübung der Linse), orthostatische Hypotonie, Übelkeit und Stürze. In den Studien zeigten sich keine Veränderungen im Blutbild, in den Leber- und Nierenwerten und keine EKG-Veränderungen.

Allgemein führt Safinamid zu einer verbesserten dopaminergen Wirkung, ohne wesentliche dopaminerge Komplikationen zu provozieren. Reichmann (2015)

Kontraindikationen

Safinamid darf nicht bei Patienten mit schwerer Leberschädigung verabreicht werden. Es darf nicht zusammen mit einem anderen MAO-B-Hemmer gegeben werden, da die Gefahr von hypertensiven Krisen (gefährliche Blutdruckerhöhungen) gegeben ist. Ebenso kontraindiziert ist die gleichzeitige Behandlung mit Pethidin (Schmerzmittel).

Vorsicht ist geboten bei gleichzeitiger Medikation mit Fluoxetin oder Fluvoxamin. SSRI-Antidepressiva sollten besser niedrig dosiert werden. Eine Gegenanzeige stellen auch Netzhauterkrankungen dar.

Was sind Anticholinergika?

Durch den Mangel an Dopamin kommt es zum Übergewicht des Botenstoffs Acetylcholin. Anticholinergika hemmen (»anti-«) die Aktivität des Acetylcholins und führen damit zu einem Gleichgewicht zwischen Acetylcholin und Dopamin, allerdings auf einem niedrigeren Niveau.

Heute werden Anticholinergika nur noch selten als Zusatzmedikation eingesetzt, z. B. beim sonst nicht ausreichend behandelbaren Tremor junger Parkinson-Patienten. Biperiden kann in der Retardform (z. B. Artane® retard) in einigen Fällen bei On-off-Phänomenen, nächtlichen Dyskinesien und morgendlichen Fußdystonien hilfreich sein. Sormodren® wird auch bei vermehrter Schweißneigung eingesetzt.

Nebenwirkungen: Die Nebenwirkungen entstehen durch Blockade zentraler und peripherer cholinerger Systeme:
- Mundtrockenheit (bei vermehrtem Speichelfluss erwünscht)
- Blasenentleerungsstörungen
- Verstopfung (Obstipation)
- Herzschlagbeschleunigung (Tachykardie)
- Verwirrtheitszustände, Trugwahrnehmungen

Bei älteren Patienten und besonders bei Kranken mit bereits bestehenden psychischen und kognitiven Störungen muss mit der Gabe von Anticholinergika sehr vorsichtig umgegangen werden. Bei Engwinkelglaukom, Prostata-Vergrößerung und Herzrhythmusstörungen sollte man auf Anticholinergika verzichten.

Auf welche Wechselwirkungen muss allgemein geachtet werden?

Bei gleichzeitiger Anwendung mehrerer Arzneimittel kann es zu Wechselwirkungen kommen. Das heißt, es können Wirkungen und Nebenwirkungen verändert werden. Informieren Sie Ihren Arzt immer über Ihren gesamten Medikamentenplan, damit er Ihre (neuen) Parkinson-Medikamente auf Wechselwirkungen prüfen kann. So können z. B. Vitamin B_6, Neuroleptika und Opioide (Schmerzmittel) die L-Dopa-Wirkung verringern, während Bluthochdruckmittel die Wirkung verstärken können. Ob eine Wechselwirkung in Ihrem Falle relevant ist, werden Ihr Arzt (und Ihr Apotheker) abschätzen.

Bei der Einnahme verschiedener Medikamente (unterschiedliche Substanzgruppen) kann es also zu Wechselwirkungen (Interaktionen) kommen, die entweder zu Nebenwirkungen führen und/oder die Medikamentenwirkung verändern (Verstärkung, Verminderung). Bestimmte Medikamente dürfen nicht bei Vorliegen einer Parkinson-Krankheit gegeben werden, d. h., es besteht eine Gegenanzeige (Kontraindikation). Da es sich bei Parkinson-Patienten meist um ältere Menschen handelt, ist damit zu rechnen, dass die Betroffenen neben den Parkinson-Mitteln weitere Medikamente gegen andere Erkrankungen und Symptome einnehmen müssen.

In den Beipackzetteln Ihrer Medikamente sind in der Regel Anwendungsbeschränkungen, Gegenanzeigen, Nebenwirkungen und eben auch Wechselwirkungen aufgeführt. Da die Fachinformationen für

Ärzte gedacht sind, werden Sie nicht immer alle Hinweise verstehen. Wenn Sie jedoch einen Hinweis finden, der Ihren speziellen Fall betreffen könnte, sprechen Sie unbedingt vor der Einnahme nochmals mit Ihrem Arzt.

Welche Wechselwirkungen gibt es bei bestimmten Medikamenten?

Antipsychotika: Bei durch Parkinson-Medikamente ausgelösten psychotischen Episoden, wie Halluzinationen, wird man nicht immer auf Antipsychotika verzichten können, die jedoch die Parkinson-Symptome verstärken können. Wie besprochen, wird man aber Antipsychotika wählen, die die Parkinson-Zeichen nicht oder nur wenig verstärken.

Antiemetika: Auf Medikamente gegen Übelkeit mit der Wirksubstanz Metoclopramid (z. B. Gastrosil®, Paspertin®, Hyrin®) oder Alizaprid (Vergentan®) muss verzichtet werden, da sie die Parkinson-Zeichen verschlimmern.

Antihypertensiva: Medikamente gegen Bluthochdruck dürfen nicht gegeben werden, wenn sie Reserpin (z. B. Briserin®) oder Alpha-Methyldopa (z. B. Presinol®) enthalten.

Kalziumantagonisten: Medikamente mit Hemmwirkung auf den Kalziumstoffwechsel, wie z. B. Flunarizin (Sibelium®) oder Cinnarizin (Stutgeron®) und Tranquillanzien (z. B. Imap®) hemmen ebenfalls die Dopaminwirkung.

Vitamin B_6 verstärkt den Abbau von L-Dopa zu Dopamin durch Aktivierung der Dopa-Decarboxylase. Bei der heute üblichen Kombinationsbehandlung von L-Dopa und einem Decarboxylasehemmer kann Vitamin B_6 in einer üblichen Dosierung (z. B. als Multivitaminpräparat) unbedenklich eingenommen werden.

Antidiabetika: Medikamente gegen Zuckerkrankheit dürfen zusammen mit Antiparkinsonmitteln gegeben werden. Es sind jedoch regelmäßig Blutzuckerkontrollen durchzuführen, da L-Dopa zu falschen Ergebnissen beim Blutzuckertest führen kann.

L-Dopa und Dopaminagonisten dürfen mit allen anderen Parkinson-Medikamenten kombiniert werden. Für die Kombination von COMT- und MAO-B-Hemmern heißt es in der Fachinformation für Entacapon, dass eine Kombination bei Tagesdosen bis 10 mg Selegilin am Tag möglich ist.

Sie sollten bei jedem Arztbesuch Ihren gesamten Medikamentenplan vorlegen. Dies ist besonders wichtig, wenn Sie zu einem Facharzt überwiesen werden, der Ihre medikamentöse Behandlung im Einzelnen vielleicht nicht so genau kennt.

Motorische Langzeit-komplikationen

In den ersten Jahren der Parkinson-Krankheit gestaltet sich die Therapie für den Arzt und den Patienten relativ unkompliziert (»Patient und Arzt sind zufrieden«).

Die dopaminerge Therapie zeigt anfangs eine prompte Wirkung, so dass der Betroffene seine Beweglichkeit zurückgewinnt und eine befriedigende Lebensqualität erreicht. Diese Phase wird auch »Honey-moon«-Phase genannt.

Jedoch einige Jahre nach Beginn der dopaminergen Therapie bilden sich bei den meisten Parkinson-Patienten motorische und nichtmotorische Störungen aus, die als Langzeitkomplikationen bezeichnet werden.

Motorische Langzeitprobleme: Bei den motorischen Spätkomplikationen handelt es sich um eine Wirkungsabnahme der einzelnen dopaminergen Dosis (»Wearing-off«), um motorische Fluktuationen mit dem Wechsel von guter und schlechter Beweglichkeit (»On-Off«), um Freezing-Episoden und um Phasen von Überbewegungen (Hyperkinesen, Dyskinesien).

Was bedeutet »Wearing-off«?

Bei Parkinson-Patienten ist bei Krankheitsbeginn und in den ersten Jahren der Erkrankung die Dopaminspeicherfähigkeit in den Nervenendigungen noch intakt. Wir haben erwähnt, dass L-Dopa eine relativ kurze Halbwertszeit von ca. 90 Minuten hat. »Halbwertszeit« heißt, dass in dieser Zeit der Wirkstoffspiegel der Substanz auf die Hälfte des Ausgangswertes abgesunken ist. Dennoch reicht im frühen Stadium der Erkrankung z. B. die dreimalige Einnahme eines L-Dopa-Präparates aus, um ein gleichbleiben-

Motorische Langzeitprobleme

Wirkungsfluktuationen	Dyskinesien (Überbewegungen)	Dystonien (krampfartige Muskelverspannungen)
(Akinese soll in diesem Zusammenhang nicht vollständige Bewegungsunfähigkeit heißen.) Wearing-off / End-of-Dose-Akinese: Frühmorgendliche Akinese, Nächtliche Akinese, Akinese nach dem Essen (postprandiale Akinese)	On-Dyskinesien (in Phasen guter Beweglichkeit): Peak-Dose-Dyskinesien (an der Spitze des Wirkspiegels), Plateau-Diskynesien (dauern bis zum Off), Biphasische Dyskinesien	Frühmorgens-Dystonie (»Early-Morning«-Dystonie), Fußdystonie, On-Dystonie (Peak-Dose-Dystonnie, bei guter Beweglichkeit), Off-Dystonie (bei schlechter Beweglichkeit am Tage)
On-Off-Phasen		
Freezing		

des Dopaminangebot zu erreichen. Dies ist möglich, weil L-Dopa in Bläschen innerhalb der Nervenendigungen gespeichert und bedarfsgerecht kontinuierlich ausgeschüttet werden kann.

Der weiter fortschreitende Untergang von Nervenendigungen führt naturgemäß auch zu einer zahlenmäßigen Minderung der Speicherbläschen und damit zu einer geminderten körpereigenen Dopaminproduktion. Das von außen zugeführte L-Dopa wird nunmehr auch in andere Zellen, die sogenannten Gliazellen, aufgenommen, kann dort jedoch nicht gespeichert werden. L-Dopa wird direkt in Dopamin umgewandelt und abgegeben. So verkürzt sich die Wirkdauer, was der Patient an einer Abnahme der Beweglichkeit bemerkt, bevor er die nächste Tablette einnimmt, also am »Ende seiner Dosis«. Daher die Bezeichnung »End-of-Dose-Akinese«.

Eine weitere Bezeichnung für das Phänomen einer nachlassenden Wirkdauer ist »Wearing-off« (engl. nachlassen). Als Ursache für die verkürzte Wirkdauer werden zusätzlich eine veränderte Empfindlichkeit der Dopamin-Rezeptoren und ein hemmender Einfluss anderer Rezeptoren auf die Reizweiterleitung angesehen. Die Bezeichnung »Wearing-off« wird meist für das Wiederauftreten motorischer Beeinträchtigungen, aber auch für ein komplexes Phänomen nichtmotorischer Störungen (psychische, vegetative, und sensorische Störungen) bei Wirkungsminderung benutzt.

Was bedeutet »On« und »Off«?

Der Wechsel von guter zu schlechter Beweglichkeit wird gern mit der treffenden englischen Bezeichnung »On-Off-Phänomen« beschrieben. Patienten berichten, dass sie sich phasenhaft »motorisch wie abgeschaltet« (»off«) fühlen, dann jedoch können sie sich wieder bewegen (»eingeschaltet« = »on«). Die Bezeichnung »On-Off« sollte im engeren Sinne nur für dosisunabhängige Schwankungen der Beweglichkeit genutzt werden, wird aber auch allgemein für eine »nichtmotorische Befindlichkeit« gewählt (»Ich fühle mich im Off oder im On«).

Die Abbildung (unten) soll schematisch zeigen, wie man sich vereinfacht eine On-Phase bzw. Off-Phase an der Kontaktstelle der Nervenendigung (Synapse) vorstellen kann: In der On-Phase steht ausreichend bzw. ein Überschuss an Dopamin für die Impulsfortleitung zur Verfügung, sodass nicht nur eine gute Beweglichkeit, sondern auch ungewollte Bewegungen (Überbewegungen = Hyperkinesen, Dyskinesien) auftreten können. Gleichzeitig wird durch den Dopaminüberschuss die weitere Dopaminaus-

❧ Möglicher Mechanismus des On-Off-Phänomens an der Nervenkontaktstelle (Erläuterungen im Text).

schüttung gehemmt – mit der Folge, dass für die Impulsübertragung kurzfristig zu wenig Dopamin zur Verfügung steht und sich die Beweglichkeit verschlechtert (Off-Phase). Die Vorgänge, die zu On-Off-Fluktuationen führen, sind wahrscheinlich komplizierter und schließen kurzfristige funktionelle postsynaptische Rezeptorveränderungen mit ein.

Was sind dosisunabhängige, paroxysmale »On-Off«-Phänomene?

Mit Fortschreiten der Erkrankung kann der Wechsel von guter und schlechter Beweglichkeit auch sehr abrupt und unabhängig von der Medikation erfolgen. Die Hypokinese im »Off« ist meist stark ausgeprägt und die nachfolgende »On«-Phase wird nicht selten von Dyskinesien begleitet. Als Ursache wird neben dem Verlust der Speicherfähigkeit der präsynaptischen Neurone eine gestörte L-Dopa-Resorption über den Magen-Darm-Trakt angenommen. Bei ausgeprägter Magenentleerungsstörung (Gastroparese) und gleichzeitiger eiweißreicher Mahl-

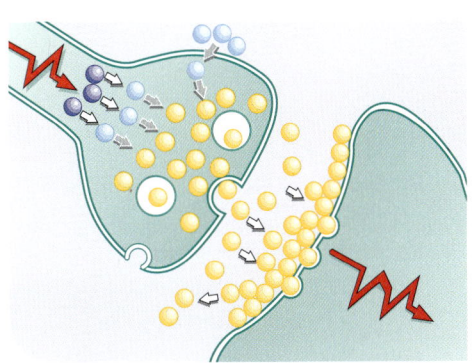
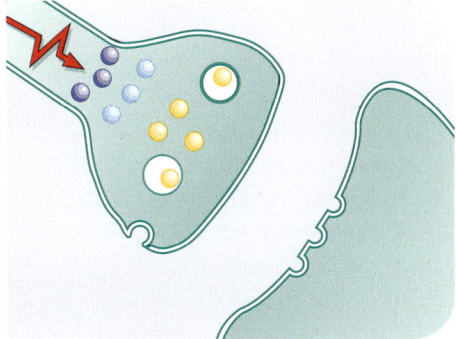

zeit kann es zu einem verzögerten (»Delayed-on«) oder fehlenden (»No-on«) Effekt nach der L-Dopa-Gabe kommen.

Was ist eine frühmorgendliche Akinese?

Die Nacht ist bei den meisten Patienten die Phase eines »langen Medikamentenentzugs«, so dass sich mit weiterem Fortschreiten der Erkrankung die Wirkungsminderung (besonders von L-Dopa) zunächst nachts (»nächtliche Akinese«) bzw. in den frühen Morgenstunden bemerkbar macht (»Frühmorgens-Akinese«). Zu der verminderten Beweglichkeit am Morgen können sich schmerzhafte Muskelverkrampfungen (»frühmorgendliche Dystonie«, »Off-Dystonie«) gesellen.

Was bedeutet »postprandiale Akinese«?

Die Verschlechterung der Beweglichkeit nach größeren Mahlzeiten hängt mit der gestörten Resorption von L-Dopa zusammen (postprandial: lat. prandium = Mahlzeit, post = danach). L-Dopa ist eine große Aminosäure (Eiweiß), die bei der Resorption in Konkurrenz zum Nahrungseiweiß steht. Deshalb sollte L-Dopa nicht zusammen mit eiweißreicher Kost eingenommen werden, sondern am besten 30–60 Minuten vor der Mahlzeit. Die Aufnahme von L-Dopa über die Darmschleimhaut des Dünndarms hängt von der Entleerungsgeschwindigkeit des Magens ab, die bei Parkinson-Kranken vermindert ist. Einige Medikamente – auch Parkinsonmedikamente – und die Zuckerkrankheit begünstigen die Verlangsamung der Magen-Darm-Motilität.

Was tun bei »Wearing-off« bzw. »On-Off«?

Bei dosisabhängigen motorischen Fluktuationen zielen die medikamentösen Maßnahmen auf eine möglichst kontinuierliche Stimulation der postsynaptischen Rezeptoren. Dieses Ziel versucht Ihr Arzt durch die Optimierung Ihrer Medikation zu erreichen.

Wir erklären unseren Patienten gern an schematischen Darstellungen (siehe Abbildung, Seite 145 oder Seite 120), wo die geänderte Medikation ansetzen soll und über welchen Wirkmechanismus wir die Verbesserung der klinischen Zeichen erreichen wollen. Welche der nachfolgenden Maßnahmen für Sie infrage kommt, hängt natürlich von Ihrem aktuellen Status und Medikamentenplan ab.

Mögliche Maßnahmen bei Wirkungsfluktuationen

bei L-Dopa-Monotherapie:
- Erhöhung der Zahl der L-Dopa-Tagesdosen
- Reduktion der Einzeldosis
- Verkürzung der Einnahmeintervalle
- zusätzliche Gabe eines Dopaminagonisten

bei Kombinationstherapie L-Dopa/Dopaminagonisten:
- Erhöhung der Dopaminagonisten-Dosis
- Reduktion der L-Dopa-Dosis
- Umstellen auf ein Dopaminagonisten-Retard-Präparat
- zusätzlich COMT-Hemmer
- zusätzlich MAO-B-Hemmer
- zusätzlich Glutamatantagonist
- zusätzlich Safinamid (MAO-B-Hemmer/Glutamatantagonist)
- bei frühmorgendlicher Akinese: lösliches L-Dopa
- bei nachmittäglicher Akinese: lösliches L-Dopa
- bei nächtlicher Akinese: L-Dopa-Retard am Abend oder langwirksamer Dopaminagonist

Hierbei sind das biologische Alter und die Begleiterkrankungen des Patienten zu berücksichtigen. Bei jüngeren Patienten ohne wesentliche Begleiterkrankungen wird man eine Höherdosierung des Dopaminagonisten vorziehen. Bei älteren, multimorbiden Patienten wird man eher eine Komedikation mit einem COMT-Hemmer, einem MAO-B-Hemmer oder Safinamid erwägen. Wenn man die Dosisintervalle von L-Dopa verkürzt und

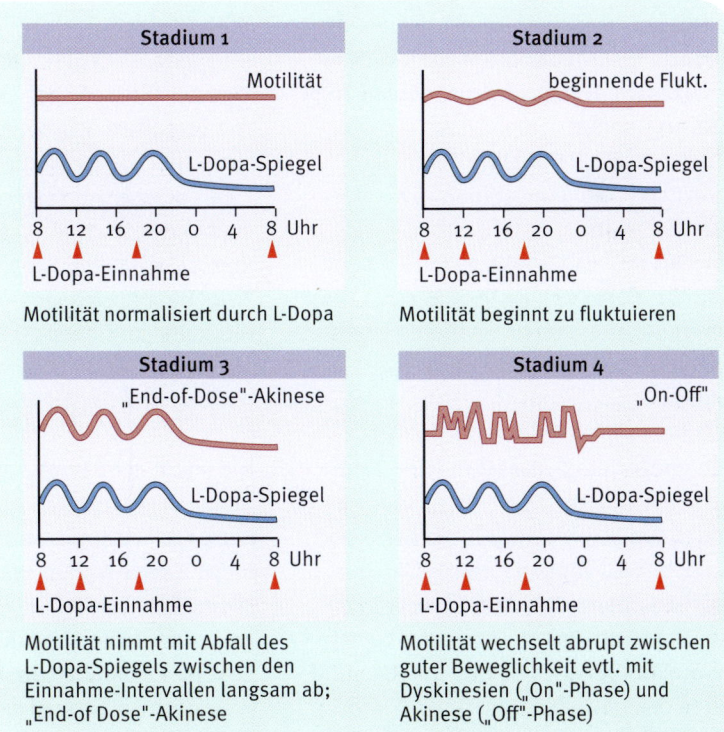

❯❯ Fluktuation der Beweglichkeit; nach Jörg und Schneider, 1988.

die Einzeldosis reduziert, sollte diese nicht zu niedrig dosiert sein.

Bei paroxysmalen On-Off-Phasen ist der Therapieerfolg unter den genannten Maßnahmen oft gering, so dass eine L-Dopa-Zuführung über eine Dünndarmsonde (Duodopa®-Pumpe) oder Apomorphin-Injektionen/-Infusionen notwendig werden können. Wenn die On-Off-Symptomatik ausgeprägt ist, ist auch eine Tiefe Hirnstimulation zu diskutieren.

Allgemeine Hinweise für Wirkungsschwankungen

In Off-Phasen sollten Sie überlegen, ob Sie nicht bestimmte Tätigkeiten verschieben können, z. B. nicht gerade einen Treppengang machen, sondern auf die On-Phase warten. Denken Sie daran, dass Ihre Stand- und Gangstabilität, die normalerweise unbewusst gesteuert wird, »im Off« Ihre ganze Konzentration benötigt. Lassen Sie sich nicht ablenken! Die Bewegung muss mehr »vom Kopf ausgehen«, d. h. bewusst und konzentriert erfolgen.

Achten Sie darauf, dass Ihre Füße beim Gehen nicht zu eng nebeneinander stehen (breitbasiger Gang). Konzentrieren Sie sich zwischendurch immer wieder auf das Gehen und heben Sie bewusst Ihre Füße vom Boden. Wenn das Gehen ins Stocken gerät, bleiben Sie stehen und leiten den nächsten Schritt mit einem (inneren) Kommando ein. Um Stürzen vorzubeugen, versuchen Sie nicht, während des Gehens eine weitere Tätigkeit auszuführen, z. B. den Regenschirm aufzuspannen. Bleiben Sie kurz stehen, öffnen Sie den Schirm und gehen Sie dann weiter. Auch das Sprechen mit der Begleitperson kann die Sturzgefahr erhöhen (»stop walking when talking« – also stehen bleiben, wenn Sie sprechen wollen). Sagen Sie der Begleitperson, dass Sie sich auf das Gehen konzentrieren müssen, haken Sie sich bei Ihrer gehfähigen Begleitperson unter und/oder benutzen Sie einen Stock.

Was bedeutet »Freezing«?

»Freezing« bedeutet eine plötzliche Bewegungsblockade der unteren Extremitäten. Betroffene Patienten berichten, dass sie sich in diesen Momenten »wie angeklebt« oder »eingefroren« fühlen, daher auch die Bezeichnung »Freezing-Phänomen«, engl. freeze = einfrieren). »Freezing« bezieht sich vorwiegend auf eine Blockade des Gehens (»freezing of gait«, FOG), kann aber auch den Sprachfluss betreffen (»freezing of speech«).

Die Phase der Bewegungsblockade setzt plötzlich ein und hält meist nur Sekunden an. »Freezing« kann aus dem normalen Gehen heraus ohne Vorboten auftreten. Freezing-Risiko-Situationen sind jedoch auch die Ganginitiierung (Start), beabsichtigte Richtungsänderungen (Wendebewegungen) und vermeintliche Engstellen (z. B. Gänge, Türschwellen).

Freezing-Episoden sind mit einem hohen Sturzrisiko verbunden. Angst und Stress können Triggerfaktoren für »Freezing« sein. Freezing-Episoden können mehrmals täglich auftreten und werden von den Betroffenen als äußerst unangenehm empfunden. Gefährdet sind Parkinson-Patienten z. B., wenn sie ein »Freezing« beim Überqueren der Straße oder Verlassen von Verkehrsmitteln entwickeln.

Die genauen pathophysiologischen Mechanismen und die letztliche Ursache der Freezing-Episoden sind nicht geklärt.

Wie kann ich Freezing-Episoden überwinden?

Von Ihnen als Betroffenen haben wir Ärzte gelernt, wie Sie mit besonderen Tricks bzw. Triggermechanismen versuchen, Ihre Blockaden (Freezing) zu lösen. Es kann sich dabei um akustische, visuelle oder haptische Trigger handeln. Das Training mit Triggern nennt man Cueing (engl. cueing = Hinweise geben).

Es kann auch eine Kombination von Triggern genutzt werden (kurzer Schlag mit der Hand auf den Oberschenkel und lautes Kommando »Los!«). Weitere Hilfen sind das bewusste Entspannen der Beinmuskulatur kurz vor dem Aufstehen von einem Stuhl, das mehrmalige Hin- und Herschaukeln mit dem Oberkörper vor dem ersten Schritt, das Anziehen der Knie, die Vorstellung einer kleinen Stufe und vieles mehr. Ihrem Einfallsreichtum sind da keine Grenzen gesetzt. Probieren Sie verschiedene Techniken zunächst zu Hause aus, Ihre Angehörigen zeigen sicherlich Verständnis. Außerhalb Ihrer häuslichen Umgebung reicht es manchmal schon, sich den Ablauf einer hilfreichen Technik vorzustellen, einen Hinweisreiz also im Geiste ablaufen zu lassen, um dann besser starten zu können.

Einer unserer Patienten hatte sich vor vielen Jahren an seinem Gehstock eine kleine klappbare Stange angebracht, die

---

Sensorische Trigger zum Lösen von Blockaden

akustisch
- kurze energische Eigen- oder Fremdkommandos (wie »Auf!«, »Los!«)
- lautes Zählen (»1 und 2 und 3«)
- Klatschen
- Marschmusik

visuell
- Bodenmarkierungen
- kleine Hindernisse
- über den Schuh des Partners steigen
- über den umgekehrten Gehstock steigen

haptisch
- kurz auf den Oberschenkel klatschen

als optische Hilfe seine Starthemmung minderte. Wenn der erste Schritt nicht gelingen wollte, stellte er den Stock mit abgeklappter Stange vor den Fuß und konnte so das Gehen einleiten (eine derartige Hilfe war später im Handel als »Anti-Freezing-Stock« erhältlich). Oft reicht es auch, einen Spazierstock oder einen Stockschirm umzudrehen und den auf dem Boden stehenden Handgriff als optische Starthilfe zu nutzen.

Im Handel gibt es Laserpointer, mit denen Sie jeweils einen Zielpunkt auf dem Boden vor sich markieren und so den ersten Schritt einleiten können. Eine neuere Methode ist die sogenannte »Anti-Freezing-Brille«, die bewegliche horizontale Lichtbalken in die äußeren Gesichtsfelder projiziert. Ein spezielles Anti-Freezing-Training (z. B. Münchener Anti-Freezing-Training) kann stationär eingeübt werden, muss aber ambulant weitergeführt werden.

Helfen Parkinson-Medikamente bei »Freezing«?

Wenn motorische Blockaden in der Off-Phase auftreten (»Off-Freezing«), kann versucht werden, durch eine Optimierung (auch Maximierung) der dopaminergen Medikation eine Besserung zu erreichen. Hier kommen die oben beim »Wearing-off« genannten Maßnahmen zur Anwendung. Dabei sollten auch subkutane Apomorphin-Injektionen, die Duodopa®-Pumpe und die Tiefe Hirnstimulation in einem Zentrum diskutiert werden. Der Therapierfolg ist allerdings leider oft nur gering ausgeprägt.

Ein »On-Freezing« ist selten und besonders bei Patienten zu finden, die längere Zeit unter einer relativ hoch dosierten L-Dopa-Medikation standen. Medikamentös und auch durch die Tiefe Hirnstimulation ist beim On-Freezing keine Besserung zu erwarten.

Wenn Freezing-Episoden unter der Tiefen Hirnstimulation auftreten, kann durch Veränderungen der Stimulationsparameter eine Besserung erreicht werden. Es gibt Hinweise für eine Verbesserung unter Methylphenidat, einem Medikament, das beim Hyperaktivitätssyndrom (ADHS) eingesetzt wird.

Wie kann ich Stürzen vorbeugen (Sturzprophylaxe)?

Jeder vierte Parkinson-Patient erleidet im fortgeschrittenen Krankheitsstadium folgenschwere Stürze, die oft zu Schenkelhalsfrakturen führen. Als Erstes wird Ihr Neurologe Ihren Medikamentenplan überprüfen und auch nach verursachenden Medikamenten fahnden, die Sie für Ihre Begleiterkrankungen einnehmen (müssen).

Überprüfen Sie, ob eine Gehhilfe, ein Rollator oder ein Gehwagen Ihr Sturzrisiko im Haus und außerhalb mindern kann. Zum Schutz vor Knochenbrüchen werden Hüftprotektoren und als Schutz vor Schädel-Hirn-Traumen Schutzhelme eingesetzt. Plattformen zur Erzeugung von Ganzkörperschwingungen erreichen nur kurzfristige prophylaktische Wirkungen.

Was sind hyperkinetische Phänomene, Dyskinesien und Dystonien?

Mit zunehmender Behandlungs- und Krankheitsdauer treten bei den meisten Parkinson-Patienten unter der dopaminergen Therapie abnorme unwillkürliche Bewegungen (Überbewegungen = Hyperkinesen, Dyskinesien) auf. Risikopatienten sind besonders Patienten mit früher Manifestation der Parkinson-Krankheit. In den ersten Jahren der Behandlung korrelieren die Überbewegungen mit der Medikamenteneinnahme, können im weiteren Krankheitsverlauf jedoch auch unabhängig davon auftreten. Nach ihrem Erscheinungsbild werden die hyperkinetischen Phänomene in Dyskinesien und Dystonien unterteilt.

Dyskinesien/Dystonien

Bei den Dyskinesien (griech. dyskinetos = schwer zu bewegen) handelt es sich um abnorme, unwillkürliche Bewegungen vorwiegend der Arme, des Schultergürtels und seltener der Beine. Aber auch andere Körperregionen einschließlich des Gesichtes können betroffen sein. Vom Erscheinungsbild her werden choreatische und dystone Dyskinesien unterschieden

(Chorea und Dystonie sind neurologische Krankheitsbilder, die mit Überbewegungen einhergehen).

Choreatische Dyskinesien zeichnen sich durch unregelmäßige, plötzlich einschießende, kurze abnorme Bewegungen aus. Mit den Fingern bzw. der Hand werden ruckartige nestelnde Bewegungen durchgeführt, die häufig in Willkürbewegungen eingebunden werden, um die Bewegungsstörung zu maskieren. Dystone Dyskinesien sind eher langsame, zähflüssige, teilweise auch drehende Bewegungen. Die Kombination von choreatischen und dystonen Bewegungsstörungen ist nicht selten.

In Abhängigkeit von der L-Dopa-Konzentration im Plasma können Dyskinesien sowohl bei hohen L-Dopa-Spiegeln (On-Dose-Dyskinesien) als auch bei niedrigen L-Dopa-Spiegeln (Off-Dose-Dyskinesien) auftreten.

Was ist die Ursache von Dyskinesien?

Im Anfangsstadium der Erkrankung kann zugeführtes L-Dopa als Dopamin in den noch erhaltenen Nervenzellen gespeichert und bei Bedarf freigesetzt werden (= kontinuierliche physiologische Stimulation). Nach weiterem Zelluntergang übernehmen andere Zellen (Gliazellen) die Aufnahme und Umwandlung in Dopamin. Diese Zellen haben allerdings keine Speicherfähigkeit, so dass L-Dopa bzw. Dopamin entsprechend seiner Konzentration schubartig (pulsatil) freigesetzt wird.

Weitere wichtige Faktoren für Dyskinesien sind die funktionelle Reduktion von Dopamin-Rezeptoren nach vorangegangener hoher L-Dopa-Gabe und das relative Ungleichgewicht mit dem Botenstoff Glutamin.

Wie zeigen sich choreatische Dyskinesien?

Erste Dyskinesien treten oft auf, wenn der höchste L-Dopa-Spiegel (engl. peak) im Blut erreicht ist, also eine bis eineinhalb Stunden nach der Medikamenteneinnahme (Peak-Dose-Dyskinesie). Diese zeigen sich anfangs meist nur kurz als choreatische Dyskinesien. Wenn die Dyskinesie über die gesamte Phase der guten Beweglichkeit andauert, spricht man von einer »On-Dyskinesie«. Mit dystonen Bewegungen gekoppelte choreatische Dyskinesien können selten auch in der Anflutungs- und Abflutungsphase der Wirksubstanz als biphasische Dyskinesien auftreten (siehe Abbildung, Seite 153).

Welche Maßnahmen werden bei Dyskinesien eingeleitet?

Peak-Dose-Dyskinesien sind die häufigsten Dyskinesien und treten auf, wenn der L-Dopa-Spiegel am höchsten ist. Folglich zielt die Behandlung auf einen gleichmäßigeren L-Dopa-Spiegel mit möglichst wenigen Spitzen. Das bedeutet kürzere Dosisintervalle, wobei die Einzeldosen zwar niedriger, jedoch noch effektiv sein müssen.

Da Peak-Dose-Dyskinesien oft mit Phasen guter Gesamtbeweglichkeit verbunden sind und anfangs auch nicht stark ausgeprägt sind, klagen weniger die Patienten selbst als vielmehr die Angehörigen, die sich durch die psychosoziale Stigmatisierung beeinträchtigt fühlen (»So wie du zappelst, gehe ich nicht mit dir in die Stadt«). Falls noch nicht geschehen, sollte mit Dopaminagonisten kombiniert und vorsichtig die L-Dopa-Dosis reduziert werden. Weitere Therapieoptionen sind die zusätzliche Gabe von COMT- und MAO-B-Hemmern. Amantadin hat einen antidyskinetischen Effekt. In der SETTLE-Studie konnte gezeigt werden, dass sich unter Safinamid Dyskinesien ohne Dosisminderung von L-Dopa zurückbilden können.

Maßnahmen bei Peak-Dose-Dyskinesien:
- bei L-Dopa-Monotherapie: L-Dopa reduzieren, Dopaminagonisten hinzugeben
- bei Kombinationstherapie (L-Dopa/Dopaminagonisten): Dosis niedriger und häufiger, L-Dopa-Dosis senken, Kombination mit COMT-Hemmer; L-Dopa-Dosis senken, Amantadin oder Safinamid hinzugeben
- wenn erfolglos: Apomorphin-Infusionen, Duodopa®-Pumpe, Tiefe Hirnstimulation

Motorische Langzeitkomplikationen

Biphasische Dyskinesien treten in der An- und Abflutungsphase von L-Dopa auf, sind oft schmerzhaft und weisen auf einen zu niedrigen L-Dopa-Spiegel hin. Bei dieser Störung wird ein gleichmäßiger, aber höherer L-Dopa-Spiegel angestrebt (Erhöhung der L-Dopa-Gesamtdosis, verteilt auf häufigere Einzeldosen). Lösliches L-Dopa oder Apomorphin subcutan helfen, die Dyskinesie in der Anflutungsphase rascher zu überwinden. Wenn dies erfolglos bleibt, werden in spezialisierten Einrichtungen der Einsatz einer Apomorphin-Dauerinfusion, einer Duodopa®-Pumpe sowie eine Tiefe Hirnstimulation diskutiert.

Maßnahmen bei biphasischen Dyskinesien:
- L-Dopa-Dosis erhöhen, weniger Einzeldosen
- Kombination mit einem COMT-Hemmer
- Kombination mit einem Dopaminagonisten
- wenn erfolglos: Apomorphin-Infusionen, Duodopa®-Pumpe, Tiefe Hirnstimulation

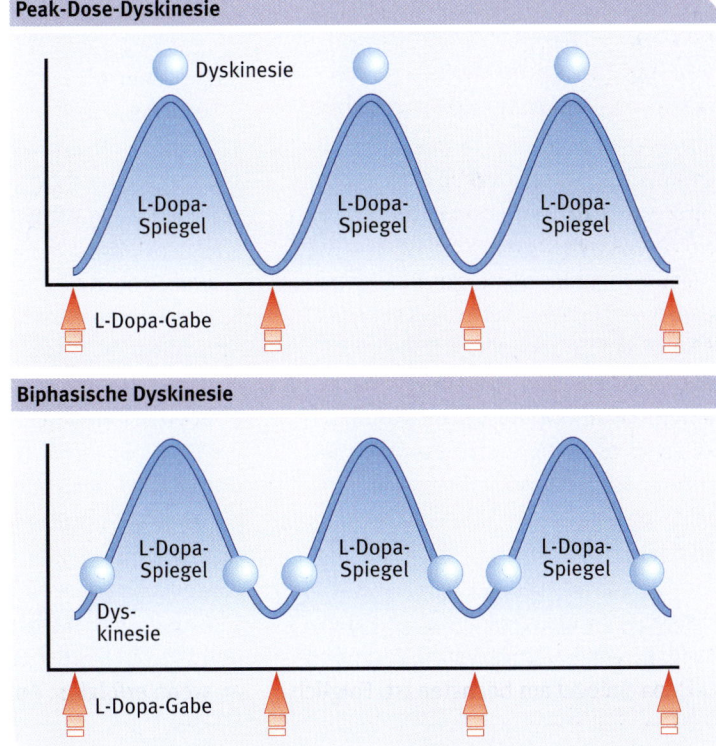

❯ Hyperkinetische Phänomene. Oben: Peak-Dose-Dyskinesie mit unwillkürlichen Bewegungen bei hohen L-Dopa-Spiegeln. Unten: Biphasische Dyskinesie mit unwillkürlichen Bewegungen bei niedrigeren L-Dopa-Spiegeln.

Wie zeigen sich dystone Dyskinesien?

In den frühen Morgenstunden können nach dem Erwachen und vor der ersten Medikamenteneinnahme schmerzhafte Muskelverkrampfungen als »frühmorgendliche Dystonie« entstehen. Die Dyskinesie zeigt sich besonders in den Beinen bzw. Füßen (»Fußdystonie«). Die Zehen (und der Vorfuß) stehen dabei in gebeugter Stellung, wobei die Großzehe in gestreckter Haltung verharrt. Dystone Fußverkrampfungen können auch am Tage in Phasen schlechter Beweglichkeit auftreten (Off-Phase-Dystonie).

Welche Maßnahmen werden bei dystonen Dyskinesien eingeleitet?

Schmerzhafte dystone Verkrampfungen der unteren Extremitäten treten in Phasen eines niedrigen L-Dopa-Spiegels auf (Off-Phasen-Dystonie). Bei nächtlichen oder frühmorgens einsetzenden schmerzhaften Verkrampfungen der Füße wird eine abendliche Gabe von L-Dopa-Retard oder eines länger wirksamen Dopaminagonisten empfohlen. Bei tagsüber auftretenden dystonen Dyskinesien kann die zusätzliche Gabe von COMT-Hemmern, Amantadin oder Safinamid hilfreich sein.

Bei einzelnen unserer Parkinson-Patienten, die wegen schmerzhafter Verkrampfungen sehr häufige Einzeldosen von L-Dopa forderten, spielte der Faktor einer Dopaminabhängigkeit eine Rolle (siehe auch dopaminerges Dysregulationssyndrom, Seite 161).

Off-Dystonien lassen sich auch durch Apomorphin-Injektionen (Pen-Jet) bessern. Wenn durch Modifikation der Parkinson-Mittel kein befriedigender Einfluss auf Dyskinesien erreicht werden kann, wird auch Clozapin versucht (Vorsicht! Hier kann es zu Blutbildveränderungen kommen). Bei schmerzhafter regionaler Fußdystonie können auch lokale Injektionen von Botulinumtoxin wirksam sein.

Maßnahmen bei Frühmorgens-Dystonie:
- Lösliches L-Dopa
- Apomorphin-Injektion
- L-Dopa-Retard zur Nacht
- Dopaminagonist zur Nacht
- Kombination mit MAO-B-Hemmer oder Safinamid
- alternativ: Baclofen, Clozapin oder die lokale Injektion von Botulinumtoxin

Mit Fortschreiten der Erkrankung wird die Therapie von Wirkungsfluktuationen und Dyskinesien zunehmend schwieriger. In aktuellen Studien werden Levetiracetam (Mittel gegen Epilepsie) und Pardoprunox (Dopaminagonist, der die Serotonin- und noradrenerge Funktion unterstützt) zur Behandlung von Dyskinesien überprüft.

Psychische (Langzeit-) Komplikationen

Beachten Sie, dass es im Krankheitsverlauf zu vermehrter Müdigkeit, plötzlichem Einschlafen, psychotischen Episoden und Verhaltensstörungen kommen kann.

In einer von der Deutschen Parkinson Vereinigung (dPV) unterstützten großen Fragebogen-Untersuchung berichteten 42 % von 7500 befragten Parkinson-Patienten über ein plötzliches Einschlafen am Tage. Das Einschlafen war mit und ohne Wahrnehmung einer vorherigen Müdigkeit aufgetreten. Ob plötzliches Einschlafen aus ungestörter Wachheit entsteht oder nicht doch vorher Müdigkeitserscheinungen vorhanden waren, wird diskutiert.

Woher kommt die ausgeprägte Tagesmüdigkeit?

Die Lebensqualität von Parkinson-Patienten (und ihren Angehörigen) ist nicht selten durch eine ausgeprägte Tagesmüdigkeit beeinträchtigt. Ursache hierfür kann natürlich eine unzureichende Schlafdauer und -qualität sein. Diese wiederum können folgende Ursachen haben: nächtliche Atemstörungen (Schlafapnoe), nächtlicher Harndrang und daher häufiges Erwachen, schmerzhafte dystone Verkrampfungen und nächtliche Beinbewegungen. Wenn bei Schlafstörungen Schlafmittel befristet verordnet wurden, kann die sedierende Wirkung bis in den folgenden Tag hineinreichen.

Plötzliches Einschlafen

Unter der Therapie mit Dopaminagonisten (aber auch L-Dopa) kann es zu plötzlichen, unerwarteten und teilweise ohne jegliche Vorwarnung auftretenden unüberwindbaren Einschlafepisoden kommen, die als »Schlafattacken« (»sleep attacks«) bezeichnet werden. Vor der Therapieeinleitung mit Dopaminagonisten wird Ihr Arzt Sie auf mögliche Tagesmüdigkeit sowie plötzliches Einschlafen und die befristete Einschränkung der Fahrtüchtigkeit hinweisen.

Was löst psychotische Episoden bei Parkinson-Kranken aus?

Obwohl schon vor der L-Dopa-Behandlung bei Parkinson-Patienten psychotische Episoden beschrieben wurden, werden diese seit Einführung von L-Dopa, Dopaminagonisten und anderen Parkinson-Medikamenten deutlich vermehrt beobachtet (medikamentös induzierte Psychose, pharmakogene Psychose). Fieberhafte Infekte, Flüssigkeitsmangel oder schwere Operationen können zusätzlich auslösende Faktoren sein.

Wie äußern sich Halluzinationen (Trugwahrnehmungen)?

Halluzinationen treten bei Parkinson-Patienten vorwiegend als optische Halluzinationen, seltener als akustische Halluzinationen auf (optisch = das Sehen betreffend, akustisch = das Hören betreffend). Gehäuft kommen Halluzinationen in der Dämmerung bei abnehmender Wachheit wie z. B. in den frühen Abend- oder Morgenstunden vor, jedoch auch tagsüber. Vorboten sind nicht selten lebhafte Träume (Albträume) und illusionäre Verkennungen (reale Dinge, die verzerrt wiedergegeben werden). Als Ursache werden eine erhöhte Empfindlichkeit von Dopaminrezeptoren, der Einfluss weiterer Botenstoffe (Serotonin, GABA, Glutamat) und neuronale Fehlschaltungen vermutet.

In frühen Krankheitsstadien gestalten sich Halluzinationen für den Betroffenen in der Regel wenig bedrohlich. Es tauchen plötzlich unbekannte (seltener bekannte) Gestalten, Fahrzeuge, Groß- und Kleintiere, Spinnen, Käfer, Würmer auf, die bald wieder verschwinden. Diese Halluzinationen, für die sich im Raum keine physikalischen Korrelate finden lassen, werden von dem Patienten als real wahrgenommen. Bei Illusionen kommt es zu einer veränderten Wahrnehmung tatsächlich bestehender Objekte. Hierbei werden z. B. Muster der Tapete oder der Einrichtungsgegenstände als sich bewegende Figuren oder Gesichter wahrgenommen. Bei den akustischen Halluzinationen drängen sich bekannte und unbekannte Stimmen oder auch Geräusche auf. Anfangs ist dem Patienten oft bewusst, dass die Wahrnehmung nicht der Realität entspricht. Diese Form wird auch als Pseudohalluzination bezeichnet.

Für Angehörige sind die Phasen der Trugwahrnehmungen meist beunruhigender als für den Patienten selbst (»Ich habe Angst, dass mein Partner durchdreht und in eine geschlossene Einrichtung muss«). Im weiteren Verlauf kann sich der Patient dann immer weniger von den Trugerscheinungen distanzieren. Sie werden bedrohlicher für ihn und können zu ausgeprägten agitierten Zuständen bis hin zu Panikreaktionen führen. Wenn noch Wahnvorstellungen hinzutreten, wird die häusliche Betreuung immer schwieriger.

Wie äußern sich Wahnvorstellungen?

Wahnvorstellungen bei Parkinson-Patienten haben oft paranoide Inhalte, d. h., es entwickeln sich übertriebenes Misstrauen und feindselige Tendenzen. Wahninhalte sind oft Verfolgungsideen und Eifersuchtswahn. Rechthaberei und Streitsüchtigkeit belasten die Partnerschaft. Es gibt auch Kombinationen von Halluzination und wahnhaften Vorstellungen: Einer unserer Patienten sieht im Garten dunkle Gestalten, die seinen Zaun abbauen und danach auch an seinem Haus Zerstörungen vornehmen wollen. Er kenne diese Leute nicht und wisse nicht, warum man ihn schädigen wolle. Von Wahnvorstellungen müssen Verwirrtheitszustande abgegrenzt werden.

Wann kommt es zu Verwirrtheitszuständen?

Bei Verwirrtheit (als »Delir« bezeichnet) handelt es sich um einen akuten, vorübergehenden Zustand einer Störung des Bewusstseins und der kognitiven Fähigkeiten, der in der Regel mit psychomotorischer Unruhe gekoppelt ist. Neben Halluzinationen besteht eine ausgeprägte räumliche und zeitliche Orientierungsstörung. Der unruhige, getriebene, teilweise auch aggressive Patient ist meist nicht dialogfähig. Verwirrtheitszustände können bei älteren Parkinson-Patienten – insbesondere mit kognitiver Vorschädigung – unter der Therapie mit Anticholinergika auftreten. Gefährdet sind Patienten mit internistischen Begleiterkrankungen. Mangelnde Flüssigkeitsaufnahme stellt generell bei älteren Personen ein hohes Risiko für Verwirrtheitszustände dar.

Wie soll ich mich bei Halluzinationen und Wahn verhalten?

Da sind sich die Experten auch nicht ganz einig. Soll man sich als Partner so verhalten, als erkenne man auch selbst die Trugbilder, oder soll man mit allen Mitteln versuchen, den Beweis für die Irrealität der Bilder zu führen? Die überwiegende Expertenmeinung ist, dass man nicht »mitspielen« soll. Versuchen Sie als Partner, die Äußerungen ernst zu nehmen, ruhig zu bleiben und zu erklären, dass es sich um eine Sinnestäuschung handelt (»das ist wie im Traum, du siehst Figuren, die in Wirklichkeit nicht da sind, warte ab, gleich werden sie wieder verschwinden«). Als Angehöriger sollten Sie also Wahninhalte nicht unbedingt bestätigen, aber auch nicht korrigieren. Lenken Sie Ihren Partner ab, führen Sie ihn zu »sicheren Themen«. Wechseln Sie das Zimmer, sorgen Sie für eine helle Beleuchtung, bleiben Sie in seiner Nähe und wirken Sie beruhigend auf ihn ein.

Wahnvorstellungen haben nicht selten zum Inhalt, bestohlen zu werden. Letztendlich kann dies auch ein »funktionelles Symptom« sein: Es ist bei Demenz leichter zu akzeptieren, dass man bestohlen wird, als sich einzugestehen, ständig Dinge zu verlegen.

Konsultieren Sie umgehend den Arzt, um eine Änderung der Medikation zu besprechen. Bei Halluzinationen im Rahmen eines Verwirrtheitszustandes wird Ihr Arzt zunächst einen Infekt (Lunge, Harnwege) ausschließen und u. a. überprüfen, ob Blutzucker und Elektrolyte normal sind. Anticholinergika werden abgesetzt und überlegt, ob auch andere Medikamente mit anticholinerger Wirkung reduziert oder herausgenommen werden können.

Nach Ausschluss einer Zweiterkrankung und eines Flüssigkeitsmangels muss meist in Abhängigkeit vom klinischen Bild die Parkinson-Medikation reduziert werden. Wenn die Psychose nach Dosiserhöhung eines bestimmten Parkinson-Mittels aufgetreten ist, wird zunächst diese Dosissteigerung wieder rückgängig gemacht (»last in – first out«). Ansonsten werden zuerst jene Medikamente langsam reduziert oder abgesetzt, die mit dem höheren Psychose-Risiko und der geringeren motorischen Wirksamkeit behaftet sind. Wenn Anticholinergika, Amantadine, Selegilin oder Budipin verordnet sind, werden diese als Erste langsam herausgenommen. In besonderen Fällen wird es sich nicht umgehen lassen, auch den Dopaminagonisten und zuletzt L-Dopa zu reduzieren.

Wenn die Reduktion der Parkinson-Medikamente nicht erfolgreich ist oder mit einer nichttolerablen Bewegungsminderung einhergeht, werden sogenannte atypische Antipsychotika eingesetzt. Evtl. kann unter dieser Therapie die dopaminerge Therapie später wieder erhöht werden. Es darf nicht verschwiegen werden, dass besonders die Therapie psychiatrischer Störungen bei Parkinson-Patienten eine Gratwanderung zwischen Psychose und Beweglichkeit bedeutet.

Welche Antipsychotika kommen infrage?

Clozapin (Clozapin®, Leponex®) ist in Deutschland für die Behandlung von »Psychosen im Verlauf eines Morbus Parkinson nach Versagen der Standardtherapie« zugelassen. Da es unter Clozapin zu gefährlichen Blutbildveränderungen kommen kann, darf es nur unter strenger und engmaschiger ärztlicher Kontrolle mit Blutbildkontrollen verabreicht werden.

Eine Alternative zu Clozapin ist Quetiapin (Seroquel®), das allerdings in Studien ein geringeres Evidenzniveau erreichte, d. h. eine statistisch weniger gesicherte Wirksamkeit hat. Es besteht keine Zulassung speziell für die »Parkinson-Psychose«. Die notwendige Dosis ist – wie beim Clozapin – niedriger als bei der Schizophrenie-Therapie.

Kommt es unter dopaminerger Therapie zu Verhaltensstörungen?

Unter der Therapie mit Dopaminagonisten und L-Dopa können sich bei einem Teil der Parkinson-Patienten schwerwiegende Verhaltensstörungen ausbilden. Hierzu zählen Impulskontrollstörungen, Punding und das dopaminerge Dysregulationssyndrom. Zu den Impulskontrollstörungen gehören die pathologische Spielsucht, Hypersexualität, Kaufsucht und zwanghaftes Essen.

Über die Ursache der Verhaltensstörungen besteht nur wenig Klarheit. Der Einfluss von Dopamin auf das »Belohnungssystem« scheint eine wichtige Rolle zu spielen. Dabei stehen die Zielrichtung der Handlungen nicht mehr im Vordergrund, sondern die Handlungen selbst. Diskutiert werden eine Balancestörung hemmender und erregender Verschaltungen sowie eine funktionelle Anomalie bestimmter Dopaminrezeptoren. Es ist unklar, warum nur ein Teil der Parkinson-Patienten unter der dopaminergen Therapie diese Verhaltensstörungen entwickelt. Diskutiert werden protektive, möglicherweise genetisch determinierte Faktoren.

Für Impulskontrollstörungen soll eher hochdosiertes L-Dopa verantwortlich sein, während Punding und dopaminerges Dysregulationssyndrom eher mit der Dopaminagonisten-Therapie zusammenhängen. Verhaltensstörungen sind oft mit Schlafstörungen verbunden. Bekannt ist, dass Spieler (auch Computerspieler) ganze Nächte im Kasino oder am PC verbringen, ohne zu ermüden. Dass die Spiele selbst in der Regel nicht anspruchsvoll sind, ist ein Kriterium für die Suchthandlung.

Verhaltensstörungen unter dopaminerger Therapie:
- Impulskontrollstörungen:
  – pathologisches Spielen (»Spielsucht«)
  – pathologisches Kaufen (»Kaufrausch«)
  – pathologisches Essverhalten (»Fresssucht«)
  – pathologisches Sexualverhalten (Hypersexualität)
- Punding: stereotypes Wiederholen von Tätigkeiten
- dopaminerges Dysregulationssyndrom: suchtartiges Überdosieren von Dopaminergika

Wie äußern sich Impulskontrollstörungen?

Impulskontrollstörungen treten keineswegs selten unter Dopaminergika auf. Frühere Studien geben eine Häufigkeit von 14 % aller Parkinson-Patienten an, die nach neueren Studien deutlich höher sein soll. Zu den Impulskontrollstörungen zählen die pathologische Spielsucht (5 %), zwanghaftes Sexualverhalten (3,5 %), Kaufsucht (5,7 %) und Essstörungen (4,3 %). Nicht wenige Patienten haben mehrere Impulsstörungen gleichzeitig.

Als Risikofaktoren werden Persönlichkeitsauffälligkeiten wie »Reizhunger« und »Bereitschaft zu neuen Erfahrungen« sowie Substanzabhängigkeit angegeben. Es scheint eine hohe Dunkelziffer zu bestehen, da mit Impulskontrollstörungen nicht offen umgegangen wird, weder unter Angehörigen noch dem Arzt gegenüber. Es besteht deshalb ein deutlicher Aufklärungsbedarf.

Von Spielsucht Betroffene bevorzugen meist Glückspiele, die keine »anspruchsvolle Hirnleistung« erfordern: Dazu gehören Roulette, Lotto, Spielautomaten, Rubbellose und Internet-Glücksspiele.

Wenn Glücksspielsucht und Kaufrausch zusammentreffen, sind natürlich fatale finanzielle Konsequenzen zu befürchten. Technische Maßnahmen, wie z. B. Konto- und Kreditkartensperrung, werden meist zu spät eingeleitet.

Hypersexualität soll bei männlichen Parkinson-Patienten häufiger sein. Das abnorme sexuelle Verhalten kann sich als verändertes und gesteigertes sexuelles Verlangen zeigen, was natürlich bei erektiler Dysfunktion frustrierend ist. Bei älteren Parkinson-Patienten kann es zu sexueller Enthemmung und sexuellen Belästigungen kommen. Exhibitionismus kann Folge einer Impulskontrollstörung sein. Es ist zu vermuten, dass die Dunkelziffer wesentlich über dem angegebenen Wert von 3,5 % liegt.

Was ist »Punding«?

Bei Punding (schwedische Umgangssprache: »blockierter Kopf«) handelt es sich um komplexe, stereotyp wiederholte unproduktive Tätigkeiten. Die intensive Beschäftigung bezieht sich bei Frauen häufiger auf das Sortieren und Ordnen von Sachen und Reinigungsvorgänge, während Männer vermehrt mit technischen Dingen beschäftigt sind, wie z. B. der Manipulation an technischen Geräten und dem sinn- und ziellosen Umherfahren mit dem Auto. In der Regel besteht also keine Zielorientierung.

Betroffene fühlen sich nicht unter Zwang, sondern erleben die wiederholten Tätigkeiten als eher angenehm und entspannend – im Gegensatz zu den »genervten Angehörigen«. Die Tätigkeiten beziehen sich auch oft auf (frühere) berufliche Tätigkeiten. Einer unserer Patienten war Sachbearbeiter in einer Verwaltung und spitzte stundenlang Bleistifte. Eine Patientin war in der Kinderbetreuung tätig und faltete Hunderte von kleinen Papierschiffchen. Von dieser Verhaltensstörung sind oft jüngere Patienten mit hoher Dopaminergika-Dosierung in der Vergangenheit betroffen. Das Wegnehmen der »Punding-Objekte« ist keine hilfreiche Maßnahme, da ein »Objektwechsel« die Folge ist.

Nicht nur Sozialkontakte, sondern auch die eigenen Grundbedürfnisse, wie Essen und Schlafen, werden allein durch den hohen Zeitaufwand der »Tätigkeiten« beeinträchtigt. Partner, Familie und Freunde werden vernachlässigt; Probleme am Arbeitsplatz sind absehbar.

Der Versuch, die L-Dopa- bzw. Dopaminagonisten-Dosis zu reduzieren, führt häufig zu aggressiven Reaktionen. Da die als Impulskontrollstörung bezeichneten Verhaltensexzesse deutliche Merkmale einer Verhaltenssucht zeigen (Leplow und Ebersbach, 2016), wird eine kognitive Verhaltenstherapie favorisiert. Medikamentös kann die Kombination mit Amantadin oder mit Antidepressiva (SSRI) den Reduktionsversuch der Dopaminagonisten unterstützen. Der Stellenwert der Hirnstimulation und der Duodopa®-Pumpe als Therapie kann derzeit nicht ausreichend eingeschätzt werden. Quetiapin kann Impulskontrollstörungen bessern. Beim Einsatz von Clozapin muss das Risiko von gefährlichen Blutbildveränderungen beachtet werden.

Was ist das dopaminerge Dysregulations-Syndrom?

Beim dopaminergen Dysregulations-Syndrom handelt es sich um die suchtartige Einnahme von L-Dopa oder Dopaminagonisten, um eine Medikamentenabhängigkeit also. Dopaminagonisten tragen ein höheres Risiko, mit einem Dysregulationssyndrom einherzugehen, als L-Dopa. Das begehrte Medikament ist allerdings oft die rasch wirkende lösliche L-Dopa-Tablette.

Ohne Indikation und ohne ärztliche Verordnung steigert der Betroffene seine Dosis, auch wenn er eine gute motorische Wirkung oder sogar schon Dyskinesien entwickelt hat. Ein hohes Risiko tragen Patienten mit einem jungen Erkrankungsalter, mit Substanzgebrauch in der Anamnese und Depressionen. Die Häufigkeit wird mit 4 % angegeben. Männer sind häufiger betroffen. Als Persönlichkeitsmerkmale werden Risikofreude und Reiz an Neuem herausgestellt. Die Betroffenen betreiben Selbstmedikation, lassen sich dopaminerge Wirkstoffe von verschiedenen Ärzten verschreiben oder beschaffen sich die Medikamente im Internet. Nach unserer Erfahrung muss auch bei parkinsonassoziierten Schmerzsyndromen an ein dopaminerges Dysregulationssyndrom gedacht werden, wenn häufige L-Dopa-Einzeldosen eingefordert werden. Eine Besserung kann letztlich nur durch Dosisreduktion erreicht werden, die aber schwierig ist. Die Vorstellung beim Suchttherapeuten kann sinnvoll sein.

Tiefe Hirnstimulation und Stammzelltherapie

Die Tiefe Hirnstimulation ist inzwischen ein etabliertes Verfahren. Die Stammzelltherapie befindet sich noch im experimentellen Stadium.

Wir werden Ihnen sagen, wer nach derzeitigen Erkenntnissen für diese Operation in Frage kommt (und wer nicht), welche Komplikationen auftreten können, welche Nebenwirkungen möglich sind und welche Erfolgsaussichten bestehen. Die THS wird nicht nur bei Bewegungsstörungen (Parkinson-Syndrom, andere Tremorformen, Dystonie), sondern auch bei Epilepsie und psychiatrischen Erkrankungen eingesetzt. Weltweit sind bisher über 150 000 Patienten mit der THS behandelt worden.

Wie funktioniert die THS-Methode?

Für Parkinson-Patienten stand früher als operative Maßnahme nur das sogenannte läsionelle Verfahren zur Verfügung, bei dem durch Hitzeeinwirkung bestimmte Kerngebiete in der Tiefe des Gehirns zerstört wurden (Thermokoagulation). Die Behandlung zielte vornehmlich auf die Verbesserung eines medikamentös nicht ausreichend behandelbaren Tremors. Bei dieser läsionellen Stereotaxie hatte man beobachtet, dass die elektrische Reizung bei der Zielortbestimmung den Tremor ebenso gut unterdrücken konnte wie die spätere Zerstörung des Zielortes selbst. Aus diesen Beobachtungen hat sich die Methode der Tiefen Hirnstimulation entwickelt.

Über einen unter dem Schlüsselbein implantierten Neurostimulator (»Schrittmacher«) werden schwache hochfrequente elektrische Impulse über spezielle Elektroden in bestimmte tiefgelegene Hirnregionen geleitet (»Tiefe Hirnstimulation«,

THS). In Europa wird meist das Kerngebiet mit dem Namen Nucleus subthalamicus (STN, siehe Abbildung, Seite 166) stimuliert. Damit kann eine zuverlässige Wirkung auf die Bewegungsverlangsamung (Hypokinese), die Muskelsteifheit (Rigor) und meist auch auf das Zittern (Tremor) erreicht werden. Bei vorherrschendem Tremor im höheren Alter soll die VIM-Stimulation (Nucleus ventralis intermedius) von Vorteil sein.

Die Dosis der dopaminergen Therapie kann unter der Stimulation deutlich reduziert werden (um 50 %), was bei einer Stimulation eines anderen Kerngebietes (Globus pallidus, GPi) nicht möglich ist. In der Regel werden die Elektroden auf beiden Seiten eingesetzt. Insgesamt kann mit der THS eine deutliche Besserung, insbesondere auch der Lebensqualität, erreicht werden.

Den genauen Wirkmechanismus der THS kennt man noch nicht. Die hochfrequente Stimulation erregt sowohl hemmende als auch erregende Neurone und verändert so krankhafte Regelkreise der beteiligten Netzwerkstrukturen. Es wird mit Rechteckimpulsen verschiedener Dauer (30–450 µs) und Amplituden (1–5 V, 0,5–10 mA) gereizt, und zwar spannungs- oder stromkonstant. Die Reizparameter werden direkt nach der Operation telemetrisch an den Patienten angepasst. Entscheidend ist, dass die Implantation reversibel ist, d. h. sie kann rückgängig gemacht werden.

Wer kommt für die Tiefe Hirnstimulation infrage?

In der Vergangenheit beschränkte sich die tiefe Hirnstimulation auf Patienten mit einem Alter von über 60 Jahren und einer Krankheitsdauer von über zehn Jahren. Die »EARLYSTIM-Studie« aus dem Jahre 2013, zeigte, dass unter 60-jährige Patienten (durchschnittlich 52,5 Jahre) mit kürzerer Erkrankungsdauer (7,5 Jahre) bei motorischen Fluktuationen deutlicher von der THS profitieren als von einer rein medikamentösen Therapie. Das heißt natürlich nicht, dass Sie sich unbedingt operieren lassen sollten, wenn bei Ihnen nach sieben Jahren erste Fluktuationen auftreten.

Einschlusskriterien

Nach den Leitlinien der DGN ist die Indikation für die Tiefe Hirnstimulation gegeben bei der Parkinson-Krankheit für Patienten mit

- medikamentös nicht behandelbaren motorischen Fluktuationen und Dyskinesien
- medikamentös nicht kontrollierbarem Tremor
- früh im Krankheitsverlauf beginnenden Fluktuationen oder Dyskinesien und einem Alter unter 60 Jahren.

In seltenen Fällen besteht die Indikation zur THS auch für Patienten, bei denen die motorischen Symptome wegen der Gefahr einer dopaminerg induzierten Psychose nicht ausreichend mit Dopaminergika behandelt werden können (Vorsicht ist geboten bei kognitiven Defiziten).

Neuerdings wird auch bei Patienten mit dopaminerg induzierten Impulskontrollstörungen, die anderweitig nicht zufriedenstellend eingestellt werden können, die THS erwogen. Durch Dopaminergika induzierte Psychosen ohne Demenz sind keine Kontraindikation.

Weiterhin wird gefordert, dass
- die Zielsymptome gut auf L-Dopa ansprechen,
- keine Frühsymptome einer Demenz vorliegen,
- keine instabilen psychiatrischen Erkrankungen vorliegen und
- keine signifikante Begleiterkrankung vorliegt.

Voraussetzungen: Die Operationsindikation muss stationär in einem neurologisch-neurochirurgischen Zentrum mit spezieller Erfahrung erfolgen. Nach den Leitlinien muss das perioperativ betreuende Team aus Neurologen und Neurochirurgen den Patienten und seine wichtigsten Symptome genau kennen, um über die beste Elektrodenplatzierung entscheiden und die Ersteinstellung vornehmen zu können.

Wer ist für die THS nicht geeignet (Ausschlusskriterien)?

Nach den DGN-Leitlinien kommt die Tiefe Hirnstimulation bei Patienten mit signifikanter psychiatrischer oder somatischer Begleiterkrankung (Komorbidität) nicht in Frage. Gemeint sind damit z. B. Patienten mit Depression, die trotz Medikation instabil bleiben, und Patienten mit nichtmedikamentös induzierten Halluzinationen bzw. psychotischen Episoden. Schwere Allgemeinerkrankungen, Therapie mit Antikoagulanzien, Gefäßerkrankungen (Mikro- und Makroangiopathie) und eine Demenz müssen ausgeschlossen sein. Ausschlusskriterien sind weiter eine ausgeprägte Hirnatrophie in der Bildgebung (CT, MRT) oder Blutungs-

Vergleich der Behandlungserfolge einer THS gegenüber einer medikamentösen Therapie (nach der EARLYSTIM-Studie, 2013)

Verbesserung	THS	Medikamente
Lebensqualität	26 %	−1 %
Aktivitäten des täglichen Lebens	30 %	−12 %
Motorische Symptome	54 %	4 %
Dauer der Dyskinesien	20 %	2 %

Tiefe Hirnstimulation und Stammzelltherapie

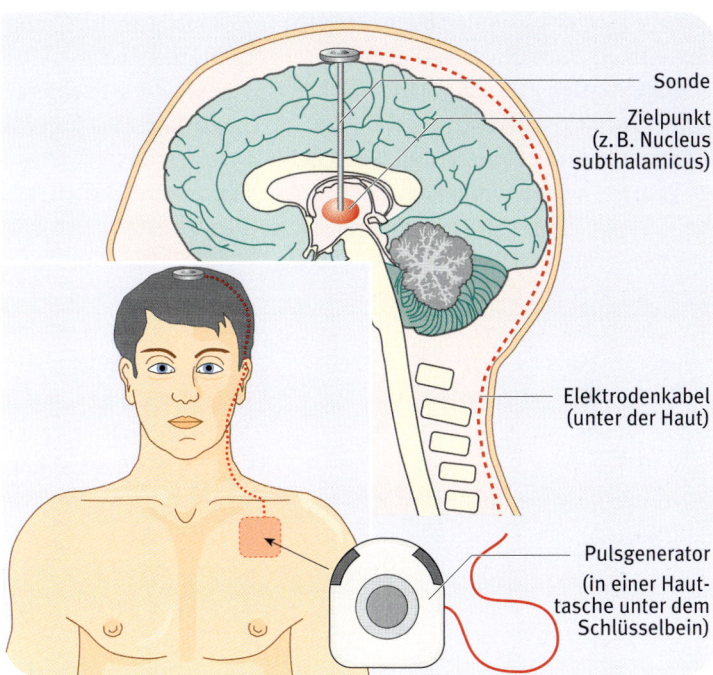

▸ Tiefe Hirnstimulation

neigung. Natürlich muss beim Patienten eine Motivation für die THS bestehen und er muss in der Lage sein, die relativ lange Operation (durchschnittlich fünf Stunden!) mit Fixierung im Stereotaxiegerät zu tolerieren und auch während der OP zu kooperieren.

Wie werde ich auf die Operation vorbereitet?

Wenn die Entscheidung für eine Tiefe Hirnstimulation getroffen ist, werden Sie einige Tage vor dem OP-Termin stationär in einem neurologisch-neurochirurgischen Zentrum aufgenommen. Ihr Behandlungsteam besteht aus Spezialisten mit langjähriger Erfahrung auf dem Gebiet der stereotaktischen Neurochirurgie bzw. der Parkinson-Therapie. In dieser Zeit erfolgen eine Anpassung der medikamentösen Therapie und eine aktuelle MRT-Untersuchung mit Darstellung der Hirngefäße, die während der Operation unbedingt verschont werden müssen.

Wie ist der Ablauf der Operation?

Zunächst wird ein Stereotaxiegerät nach örtlicher Betäubung am Schädelknochen fixiert. Es folgt eine CT-Untersuchung, die zusammen mit der zuvor durchgeführten MRT-Untersuchung des Vortags die Grundlage für den Zugangsweg und die exakte Zielortbestimmung darstellt. Nach einem Hautschnitt unter örtlicher Betäubung werden zwei ca. 1,3 mm kleine Bohrlöcher angelegt. Das tut zwar nicht weh, geht jedoch mit unangenehmen lauten Bohrgeräuschen einher.

Anschließend wird eine feine Sonde mit Testelektroden millimetergenau an den Zielort geführt. Dieser Vorgang ist ebenfalls nicht schmerzhaft, da das Gehirn selbst keine Schmerzempfindung zeigt und daher die Prozedur am wachen Patienten ausgeführt werden kann. Es folgen kurze elektrische Ableitungen und Testreize, um den optimalen Zielort zu finden. Dabei prüft der behandelnde Neurologe beim wachen Patienten Nebenwirkungen der Stimulation (Kribbeln, Sprechstörungen, schmerzhafte Muskelverspannungen, Augenbewegungsstörungen) und natürlich die Wirkung (z. B. auf die Bewegungsverlangsamung und den Tremor). Schließlich werden die Testelektroden unter Röntgenkontrolle gegen die endgültigen Elektroden ausgetauscht. Moderne Elektroden bestehen aus bis zu achtpoligen Einzelelektroden je Sonde, mit denen das Reizareal genau festgelegt werden kann. In der Regel erfolgt dann die gleiche Prozedur auf der Gegenseite (beidseitige Stimulation).

⬇ Zielorte für die THS: Globus pallidus, Nucleus ventralis intermedius, Nucleus subthalamicus.

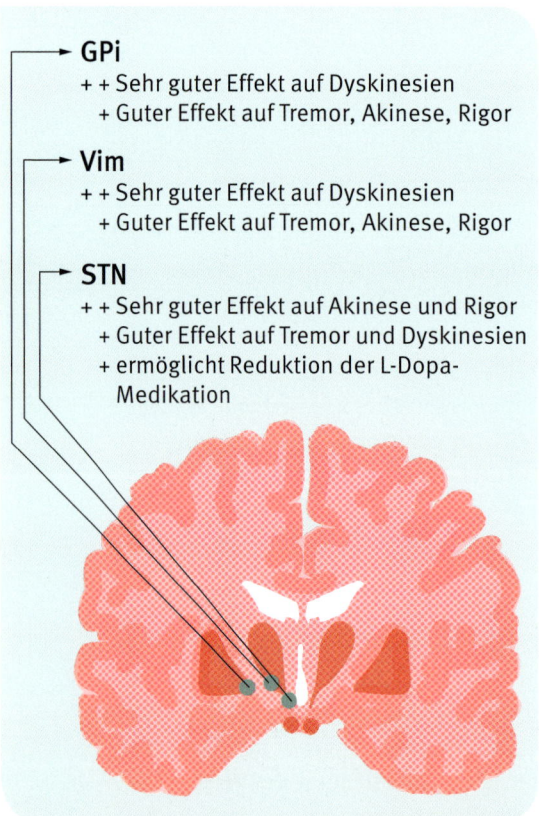

GPi
++ Sehr guter Effekt auf Dyskinesien
+ Guter Effekt auf Tremor, Akinese, Rigor

Vim
++ Sehr guter Effekt auf Dyskinesien
+ Guter Effekt auf Tremor, Akinese, Rigor

STN
++ Sehr guter Effekt auf Akinese und Rigor
+ Guter Effekt auf Tremor und Dyskinesien
+ ermöglicht Reduktion der L-Dopa-Medikation

Zum Schluss oder in einer zweiten Operation, die in Allgemeinnarkose erfolgt, wird ein Verbindungskabel in einem Hautkanal von den Bohrlöchern bis unter das Schlüsselbein (oder zur Bauchdecke) verlegt. In einer Hauttasche wird der Impulsgeber (Neurostimulator) implantiert. In der nebenstehenden Abbildung sind die aktuell bevorzugten Zielorte der Tiefen Hirnstimulation aufgeführt. In Deutschland wird der Nucleus subthalamicus als Zielort bevorzugt, bei dessen Stimulation die dopaminerge Medikation auf etwa die Hälfte der Ausgangsmedikation reduziert werden kann. Nach mehreren Jahren muss allerdings die Medikation langsam erhöht werden. Nach Reichmann (2015) können Rigor und Tremor durch die THS um 80 % bzw. 90 % und Dyskinesien um 50 % gebessert werden.

Welche operativen Komplikationen können auftreten?

In seltenen Fällen kann es trotz aller Vorsichtsmaßnahmen während der Operation zu Verletzungen von Hirngefäßen kommen, die symptomfrei bleiben können, d. h. lediglich im Kontroll-CT/-MRT nachweisbar sind. Es kann aber auch zu neurologischen Ausfällen (z. B. Lähmungen, Sprachstörungen) kommen, die sich in den meisten Fällen spontan zurückbilden. Als technisch bedingte Komplikationen sind Kabelbrüche, Verlagerungen der Elektroden im Gehirn und des Impulsgebers in der Hauttasche möglich. Am Ort der Stimulatorimplantation kann es zu Entzündungen kommen. Postoperativ kann sich ein sogenanntes Durchgangssyndrom mit Verwirrtheit und Depression entwickeln.

Volker, 57 Jahre, seit 15 Jahren deutlich progrediente Parkinson-Krankheit

Wie ich meine THS-Operation erlebte

>> *Früh am Morgen ging es los. Ich hatte vor diesem Tag genügend Zeit zum Nachgrübeln und konnte es kaum erwarten. Die Vorbereitungsarbeiten begannen; Rasieren, Desinfektion, ein metallischer Kranz wurde an meinem Schädel befestigt, dann Röntgen, dann wurde der Kranz am Tisch fixiert. Durch ein Vakuumkissen lag ich bequem, aber steif da. Das Grübeln ging wieder los: »Könnte ich wieder zurück?« Ich fragte und hörte: »Ja geht, wollen Sie?« »Nein, weiter«, antwortete ich. Nach Ermittlung der mikrometergenauen Einstellungswerte zur Platzierung der beiden Sonden folgten die Vorbereitungen für die beiden Bohrungen an meinem Schädel. Das war für mich einer der aufregendsten Momente bei dieser OP. Die beiden Bohrungen benötigten je ca. 30 Sekunden. Der Bohrer wurde angesetzt, ich zählte laut mit von 1 bis 30, schon war er durch. Das alles verlief bis auf das Mahlgeräusch völlig schmerzlos. Danach wurden die Elektroden eingeführt. Es folgte die Feineinstellung. Die Elektroden wurden am PC angeschlossen. Hier kam es auf meine Mitwirkung an, denn sie machten Reaktionstests mit mir. Nach erfolgreicher Einstellung wurden die Bohrlöcher wieder mit Käppchen verschlossen. Der Kranz wurde vom Kopf gelöst. Es folgten zur optimalen Verlegung der beiden Anschlusskabel und der Steuerungseinheit unter der Haut weitere schönheitschirurgische Maßnahmen, aber dabei war ich in Vollnarkose …* ◂

Wie geht es nach der Operation weiter?

Die Weiterbehandlung erfolgt auf einer spezialisierten neurologischen Station. Sie können schon am Tag nach der Operation Ihr Krankenbett verlassen. Hier werden nun die einzelnen Kontakte der Elektroden erstmals durch Funkübertragung aktiviert und die Reizparameter, d. h. die Frequenz, die Reizdauer und die Reizamplitude, mit einem Programmiercomputer eingestellt. Diese Parameter werden so angepasst, dass eine optimale Wirkung für jede Seite erreicht wird.

Im weiteren Schritt wird geprüft, ob und inwieweit die medikamentöse Therapie umgestellt und die Dosis reduziert werden kann. Mit einem handlichen Gerät können Sie selbst den Stimulator ein- und ausschalten. Der stationäre Aufenthalt dauert in der Regel sieben bis zehn Tage.

Die Lebensdauer der Batterie beträgt vier bis sieben Jahre, dann ist ein operativer Batteriewechsel notwendig. Die neuerdings auch eingesetzten wiederaufladbaren Schrittmacher haben eine Lebensdauer von neun Jahren. Durch Langzeituntersuchungen ist belegt, dass die THS auch noch nach zehn Jahren wirksam ist.

Kriterien für die Tiefe Hirnstimulation in einer frühen Erkrankungsphase:
- sichere Diagnose »Parkinson-Krankheit«, mindestens vierjährige Krankheitsdauer
- sehr gute Levodopa-Wirkung (>50 % Besserung)
- leichte motorische Fluktuationen
- keine kognitiven Einschränkungen
- keine relevante Depression
- keine relevanten Begleiterkrankungen
- keine neurochirurgische Kontraindikation
- im MRT keine relevante strukturelle Hirnschädigung
- stabile soziale Situation
- realistische Erwartungen an die THS
- Zugang zu einem Zentrum für Bewegungsstörungen und Hirnstimulation (prä-, peri- und postoperativ)

Wie geht es nach der stationären Behandlung weiter?

Die weitere ambulante Kontrolle erfolgt zunächst in kürzeren Abständen. THS-Patienten müssen ständig einen Ausweis mit allen wichtigen technischen Daten bei sich tragen, um in einer Notfallsituation den behandelnden Arzt rasch informieren zu können. Bei Stimulationsstörungen (Kabelschaden, Verschiebung der Sonde) könnten bedrohliche akinetische Phasen eintreten, die medikamentös behandelt werden müssen. Konventionelle Röntgenuntersuchungen (z. B. Röntgen der Lunge) und CT-Untersuchungen dürfen bei implantierten Patienten durchgeführt werden. In der Region des implantierten Impulsgenerators sollte keine Ultraschalldiagnostik durchgeführt werden. Eine Kurzwellenbestrahlung ist nicht erlaubt. Das starke Magnetfeld des

MRT kann den Impulsgenerator stören, weshalb vor der geplanten Untersuchung der betreuende Neurochirurg bzw. Neurologe kontaktiert werden muss.

Bei strenger Indikation, fachkompetenter Durchführung und postoperativer Rehabilitation führt die Tiefe Hirnstimulation zu einer deutlichen Verbesserung der Beweglichkeit, der Alltagsaktivitäten und der emotionalen Ausgeglichenheit und übertrifft bei diesen Symptomen die medikamentöse Wirkung. Das Fortschreiten der Parkinson-Krankheit kann durch die Hirnstimulation nicht aufgehalten werden. Im weiteren Verlauf können sich die Parkinson-Symptome wieder verschlechtern und es können neue hinzukommen. Nur in Einzelfällen kann auf Medikamente ganz verzichtet werden. Neuere Stimulationsverfahren (bedarfsgesteuerte Stimulation, Desynchronisation) werden derzeit erprobt.

Was darf ich von der Tiefen Hirnstimulation nicht erwarten?

Die tiefe Hirnstimulation zielt primär auf die Verbesserung der motorischen Störungen (Hypokinese, Rigor, Tremor) und der Wirkungsschwankungen. Es wird über eine Besserung der Dranginkontinenz, der Obstipation, der Schlafstörung (Schlafdauer und -qualität) und der Schmerzen berichtet. Gang- und Standinstabilität mit Freezing-Phasen, autonome Störungen (z. B. orthostatische Hypotonie), sexuelle Funktionsstörungen, Sprech- und Schluckstörungen und vermehrter Speichelfluss werden durch die THS nicht gebessert. Für dopaminerg ausgelöste psychotische Episoden (z. B. Halluzinationen) dürfen Verbesserungen wegen der möglichen Reduktion der dopaminergen Medikation erwartet werden. Ob die THS eine depressive Entwicklung fördert, ist bisher nicht eindeutig geklärt.

Welche Komplikationen/Nebenwirkungen können auftreten?

Im weiteren postoperativen Verlauf sind unter der Stimulation kognitive Beeinträchtigungen und depressive Störungen sowie psychosoziale Anpassungsstörungen möglich. Eine Demenz entsteht durch die Tiefe Hirnstimulation nicht.

Stimulationsbedingte Nebenwirkungen wie z. B. Doppeltsehen lassen sich teilweise mit der Stimulation benachbarter Nervenbahnen erklären und durch Veränderung der Reizparameter bessern. Artikulationsstörungen mit Heiserkeit (Dysarthrophonie) und vermehrter Speichelfluss werden im Sinne einer Demaskierung der Reduktion der dopaminergen Medikation zugerechnet. In einzelnen Fällen werden ein Blepharospasmus (eine Lidöffnungsstörung), Dyskinesien und eine Restless-legs-Symptomatik beschrieben. Die Ursache einer teilweise erheblichen Gewichtszunahme ist durch die »motorisch verbesserte Nahrungsaufnahme« allein nicht zu erklären.

Kognitive Leistungseinbußen können durch die Stimulation verstärkt werden, insbesondere bei älteren prämorbiden Patienten. Vorübergehend können sich depressive Reaktionen unter der Stimulation verstärken und nach Erhöhung der dopaminergen Medikation wieder bessern. Über einzelne Suizide wurde berichtet (Nach Suizidgedanken fragen!). Über Hypomanie und Apathie als Nebenwirkungen wird berichtet.

Die teilweise von Patienten nach der OP geschilderten psychosozialen Veränderungen und Verhaltensauffälligkeiten unter der Tiefen Hirnstimulation (siehe das folgende Fallbeispiel) werden derzeit wissenschaftlich untersucht und lassen sich noch nicht abschließend bewerten.

Umso wichtiger sind neben einer strengen Indikationsstellung die ausführliche präoperative Psychodiagnostik und die fachkompetente postoperative Betreuung mit engmaschigen neurologisch-psychiatrischen und neuropsychologischen Verlaufskontrollen.

Volker, 57 Jahre

Wie es mir geht, 12 Monate nach der Operation

>> *Meine physische Situation hat sich extrem verbessert. Ich möchte meinen, dass ich mir ein Leben ohne Stimulation nicht mehr vorstellen kann. Muss aber auch sagen, dass die Stimulation neben den positiven motorischen Auswirkungen im kognitiven und Gefühls-Bereich Nebeneffekte hat. Ohne mich beklagen zu wollen, stelle ich bei mir fest, dass sich mein Charakter verändert hat. Ich bin ängstlicher geworden, vermag keine spontanen Entscheidungen zu treffen, weil immer unlösbare Probleme auftreten. Es kommt mir vor, als stünde ich mir selbst im Weg.*
> *[Anmerkung der Autoren: Zu beachten ist, dass es sich um ein einzelnes Fallbeispiel handelt. Die unter THS nicht selten berichteten Anpassungs-, kognitiven und affektiven Störungen werden derzeit wissenschaftlich untersucht.]* «

Wie wird sich die Tiefe Hirnstimulation weiterentwickeln?

Die Medizintechnik bemüht sich, die Zielgenauigkeit der Elektroden zu verbessern. Inzwischen können lenkbare Elektroden Stromimpulse in eine bestimmte Richtung senden, um noch gezielter bestimmte Hirnregionen zu stimulieren. Mit segmentierten Elektroden kann das elektrische Feld räumlich angepasst werden. Die unerwünschte Mitstimulation benachbarter Areale kann gemindert und somit Nebenwirkungen verringert werden. Auch weiterentwickelte MRT-Methoden wie die MR-Traktographie können schon präoperativ optimierte Elektrodenpositionen bestimmen. Über Software-Upgrades können neue Stimulationsparameter installiert werden. Eine drahtlose Verbindung mit einem digitalem Steuergerät (z. B. Smartphone) eröffnet die Möglichkeit individueller Therapie- und Überwachungsstrategien.

Wie wird derzeit die Stammzelltherapie beurteilt?

Stammzellen sind unbegrenzt teilungsfähige Vorläuferzellen, aus denen sich differenzierte Zellen entwickeln können. Unterschieden werden embryonale und adulte Stammzellen, wobei die Transplantation von adulten (erwachsenen) Stammzellen die ethisch weniger problematische Lösung gegenüber der Transplantation von embryonalen Stammzellen ist.

Adulte Stammzellen (AS)

Sogenannte adulte (erwachsene) Stammzellen können z. B. aus Hautzellen (Fibroblasten) gewonnen werden. Diese Zellen werden so umprogrammiert, dass sie über neurale Vorläuferzellen oder direkt Nervenzellen bilden. Problem ist, dass die gezielte Umprogrammierung nicht 100 %ig sicher ist und einzelne Zellen sich auch zu Tumorzellen entwickeln.

In einer aktuellen Studie zeigten erkrankte Ratten, denen Stammzellen der menschlichen Nasenschleimhaut in das Gehirn injiziert wurden, eine verbesserte motorische Funktion und keine Tumorbildung. Die Transplantation von AS befindet sich jedoch noch in einem sehr frühen experimentellen Stadium, sodass Parkinson-Patienten nicht mit einer baldigen praktischen Anwendung der Stammzelltherapie rechnen können.

Auch im Gehirn lassen sich in bestimmten Regionen AS finden, die sich teilen und sich zu reifen Nervenzellen entwickeln können. Dieser als adulte Neurogenese bezeichnete Prozess wird durch Dopaminmangel und α-Synuclein-Ansammlungen gehemmt. Es wird diskutiert, ob nicht eine verminderte adulte Neurogenese in Regionen außerhalb der Substantia nigra für die Ausbildung nichtmotorischer Störungen wie einer Depression und kognitiver Beeinträchtigungen verantwortlich ist. Aus diesem Pathomechanismus könnten sich auch Ansätze für den therapeutischen Einfluss auf nichtmotorische Begleitsymptome ergeben.

Übrigens: Die Injektion von Stammzellen in die Vene kann nicht wirksam sein, da die relativ großen Zellen nicht die Blut-Hirn-Schranke überwinden können.

Was erwarten wir uns von der Parkinson-Forschung?

Vornehmliches Forschungsziel ist es, die auslösende(n) Ursache(n) für die Parkinson-Krankheit zu finden und geeignete Therapiemaßnahmen für eine Heilung zu entwickeln.

Mittelfristig erwarten wir von der Parkinson-Forschung eine verbesserte symptomatische Behandlung mit Medikamenten, die eine noch bessere Wirkung mit weniger Nebenwirkungen haben und insbesondere die Komplikationen im Langzeitverlauf mildern oder verzögern können.

Große Hoffnungen setzen die Parkinson-Forscher auf die Entwicklung von Wirkstoffen, die α-Synuclein beeinflussen (z. B. α-Synuclein-Hemmer oder -Antikörper und α-Synuclein-Impfung) oder den Nachweis in Hautzellen in einer Frühphase (Frühdiagnostik). Von der Weiterentwicklung der Tiefen Hirnstimulation (THS) erwarten wir individuell angepasste Stimulationsmethoden sowie noch sicherere Ein- und Ausschluss-Kriterien hinsichtlich der Wirkungen und Nebenwirkungen im Langzeitverlauf.

Nichtmotorische Störungen und die Lebensqualität der Betroffenen (und auch der Angehörigen!) müssen stärker beachtet und die Versorgungsstrukturen bei Spätkomplikationen weiter verbessert werden.

Neben Fortschritten in der Therapie erwarten wir eine verbesserte und möglichst frühe Diagnostik unter Einschluss kostengünstiger und breit anwendbarer Diagnoseverfahren, z. B. Blutuntersuchungen, Ultraschallverfahren in Kombination mit MRT. Die bildgebenden Verfahren wie PET- und SPECT-Untersuchungen werden bei der differenzialdiagnostischen Abgrenzung der Parkinson-Krankheit von anderen Parkinson-Syndromen und für Patienten mit einem erhöhten genetischen Risiko künftig eine größere Bedeutung haben. Die Stammzelltherapie befindet sich in einem sehr frühen experimentellen Stadium. Ein möglicher therapeutischer Einsatz ist derzeit nicht abzuschätzen.

Physio-, Ergo-, Logo- und Psychotherapie

Allgemeine Übereinstimmung besteht heute darüber, dass die oben stehenden Begleittherapien wesentliche Bestandteile der Behandlung sein müssen.

Neben Krankengymnastik, Ergotherapie, Logotherapie und psychologischer Betreuung kann die Befindlichkeit von Parkinson-Patienten auch durch Techniken und Anwendungen, die meditative Elemente mit einschließen, verbessert und stabilisiert werden. Ob Verfahren, wie Tai-Chi, Qigong, Reiki, Yoga oder rhythmische Massagen oder aber Heileurythmie (Eurythmie = guter Rhythmus) für Sie ergänzend hilfreich sein können, sollten Sie erproben.

Studien zeigen beispielsweise für Tai-Chi, dass eine Verbesserung von Balance und Gangstabilität möglich ist. Regelmäßige Tai-Chi-Übungen konnten auch zu einer größeren Sicherheit bei Alltagsaktivitäten und zu weniger Stürzen führen. Es existieren jedoch wenige kontrollierte Studien über die Wirksamkeit komplementärer Therapien. Balance- und Koordinationsübungen, egal welcher Art, können die Alltagsfähigkeiten fördern. Fragen Sie in Ihrer Selbsthilfegruppe oder wenden Sie sich an die deutsche Parkinson Vereinigung (dPV). Entsprechende Kurse werden in Volkshochschulen angeboten. In Ihrer Buchhandlung finden Sie sicherlich weiterführende Literatur.

Therapieziel ist, die Berufsfähigkeit und die Selbstständigkeit in der Familie und in der Gesellschaft möglichst lange zu erhalten. Die effektive Behandlung der Begleitstörungen erfordert eine gute interdisziplinäre Zusammenarbeit. Insgesamt geht es darum, die Lebensqualität zu verbessern und zu erhalten. Aber auch die Angehörigen und Freunde, besonders aber der pflegende Partner sind »Betroffene« und bedürfen der Unterstützung nicht nur hinsichtlich ihrer pflegerischen Belastung. Einen hohen Stellenwert haben bei allen Maßnahmen die Parkinson-Selbsthilfegruppen, die in fast allen größeren Orten eingerichtet wurden.

Wie sollte das krankengymnastische Programm aussehen?

Unter neurophysiologischen Gesichtspunkten unterscheidet sich das krankengymnastische Übungsprogramm bei Parkinson-Patienten wesentlich von der Krankengymnastik bei einer peripheren Nervenschädigung oder Hirnschädigung mit einer Spastik. Bradykinese ist nicht mit einer Lähmung gleichzusetzen. Die Bewegungen des Parkinson-Patienten sind zwar langsam und verzögert, aber in der Regel weniger kraftgemindert.

Das krankengymnastische Programm wird individuell nach dem klinischen Gesamtbild erstellt, wobei natürlich auch die körperliche Belastbarkeit zu berücksichtigen ist. In einer symptom- und zielorientierten Einzelbehandlung werden die wichtigsten Übungsabläufe vorgestellt und eingeübt. Für die Gruppenbehandlung (z. B. in der Selbsthilfegruppe) ist es vorteilhaft, wenn je nach Krankheitsausprägung Teilgruppen gebildet werden können, um so eine angepasste Behandlung zu ermöglichen. Die Gruppenbehandlung mit gemeinsamen Übungen dient nicht nur der Verbesserung der Gesamtbeweglichkeit, sondern wirkt auch Isolationsneigungen entgegen.

Ziel der Krankengymnastik ist es, die verbliebene Bewegungsfähigkeit zu erhalten und die verloren gegangene Automatisierung und Harmonisierung der Bewegungsabläufe neu einzuüben. Dadurch wird nicht nur die Beweglichkeit, sondern auch Körperstabilität (Sturzprävention) gefördert. Die Übungen sollten motivationsfördernd sein, Spaß machen und für Sie keine Schwerstarbeit bedeuten.

Als Angehöriger sollten Sie unbedingt in die Behandlung mit einbezogen werden. Sie erlernen während der Behandlung die entsprechenden Übungsabläufe, das Anwenden von Hilfsmitteln und Hilfsgeräten, um auch im häuslichen Umfeld unterstützend mitwirken zu können. Erst wenn Sie in den Übungsablauf und die Zielvorstellungen ausreichend eingeweiht sind, haben Sie bessere Möglichkeiten, mit mehr Verständnis und Geduld dem erkrankten Familienmitglied beizustehen. Ein wichtiger Schritt ist es, sich die einzelnen Bewegungsabläufe bewusst zu machen, indem man sie in einzelne Bewegungskomponenten zerlegt. So werden zum Beispiel für das Aufstehen von einem Stuhl (Transfer Sitz – Stand) zunächst die einzelnen Teilbewegungen eingeübt, um dann später zu einer Gesamtbewegung zusammengefasst zu werden. Hierbei geht es neben der Kräftigung bestimmter Muskelgruppen (z. B. Hüftextensoren, Gesäßmuskeln) um die Verbesserung der Haltungsstabilität. Über Methoden zur Überwindung von motorischen Blockaden während des Gehens hatten wir Sie in vorangegangenen Abschnitten informiert (siehe sensorische Trigger zum Lösen von Freezing, Seite 149).

Die krankengymnastische Übungsbehandlung versteht sich nicht als isolierte Behandlungsstrategie gegen Rigor, Bradykinese oder Haltungsstörungen. So erscheint es z. B. nicht sinnvoll, einen Nackenrigor mit Schulterschmerzen allein durch Massage zu behandeln und auf Bewegungsübungen im Schulter-, Arm- und Halsbereich zu verzichten. Das Übungsprogramm schließt auch Atemübungen mit ein, um die Lungenbelüftung zu verbessern und einer Lungenentzündung entgegenzuwirken.

Führen Sie die von Ihrer Physiotherapie vorgeschlagenen Übungen regelmäßig durch (nicht unbedingt als Krafttraining – aber dafür häufiger). Optimal wäre, zweimal täglich für jeweils 15–20 Minuten zu üben. Nehmen Sie regelmäßig an den Bewegungsübungen Ihrer Selbsthilfegruppe teil.

Vielleicht überrascht es auch Sie, dass Sie trotz deutlicher Bewegungseinschränkung noch gut Fahrrad fahren können, wenn Ihnen jemand beim Auf- und Absteigen oder Anhalten Hilfestellung leistet und Sicherheit vermittelt. Nachfolgend sind wichtige Prinzipien und

Trainieren Sie beide Körperhälften!

Patienten neigen dazu, die stärker betroffene Körperseite als störungsbedingt mehr zu vernachlässigen oder zu schonen, daher sollte diese bevorzugt in die Übungen einbezogen werden. Übungen an der Sprossenwand oder mit Stäben wirken einer Haltungsanomalie entgegen.

Schwerpunkte der Krankengymnastik bei der Parkinson-Krankheit zusammengefasst.

Grundprinzipien der Physiotherapie (nach DGN S3-Leitlinie):
- frühzeitige Implementierung von Trainingsprogrammen zur Vorbeugung gegen Konditionsverlust, Bewegungsverarmung und andere Komplikationen
- Verwendung aussagekräftiger und einfach zu handhabender Assessment-(Bewertungs-)Instrumente zum Monitoring und zur Identifikation von Behandlungs-Prioritäten
- frühzeitiges Erkennen spezifischer Defizite und der infrage kommenden Behandlung
- Motivation des Betroffenen zu regelmäßiger angepasster körperlicher Aktivität
- Einbeziehung des Partners / der Pflegeperson in die Behandlungsstrategien

Besondere Schwerpunkte der physiotherapeutischen Behandlung:
- Gangtraining
- Verbesserung des Gleichgewichts
- Kraft- und Dehnungsübungen
- Verbesserung der Sauerstoffaufnahmekapazität
- Verbesserung der Bewegungsamplituden
- Verbesserung der Bewegungsinitiierung
- Verbesserung der Mobilität und Selbstständigkeit bei Antragsaktivitäten
- Training der Bewegungsstrategien
- Sturzprävention

Was ist die BIG-Methode in der Physiotherapie?

Nachdem sich in der Logotherapie die Lee-Silverman-Voice-Treatment-LSVT-BIG-Methode etabliert hatte, wurde das Prinzip entsprechend auch in die Physiotherapie eingeführt. Hierbei werden mit dem Parkinson-Patienten großzügige (BIG) und hochamplitudige Bewegungen eingeübt und in die Alltagsaktivitäten integriert. Kleine Bewegungen (z. B. kurze Schritte, kleine Arm- und Handbewegungen) sollen in große Bewegungsausschläge umprogrammiert werden. Der Therapieerfolg übertrifft in Studien den von Eigenübungen zu Hause und Nordic Walking.

Ist ein Krafttraining sinnvoll?

Es ist unbestritten, dass ein regelmäßiges Bewegungstraining die motorischen Störungen verbessert und die Verbesserungen die einzelnen Übungen überdauern. Übrigens verbessert Bewegung auch die Hirnleistung! Es wird vermutet, dass ein konsequentes Bewegungstraining die Bildung und den Umsatz von Dopamin steigert. Darüber hinaus fördert körperliche Aktivität die Resorption von L-Dopa aus dem Darm. Wir haben jedoch darauf hingewiesen, dass es nicht notwendig und auch nicht sinnvoll ist, ein intensives Krafttraining unter stärkster körperlicher Anstrengung durchzuführen. Alle Übungen, die Sie durchführen, sollten also ohne allzu große körperliche Anstrengung ablaufen. Wenn es Ihnen Spaß macht, in ein Fitness-Studio zu gehen, ist das jedoch auf jeden Fall zu begrüßen. Dosieren Sie aber Ihren Kräfteeinsatz. Achten Sie auch auf eine ausreichende Entspannung zwischen Ihren Übungen.

Sind Bewegungsbäder und Schwimmen zu empfehlen?

Bewegungsbäder und Schwimmen im warmen Wasser (32–34 Grad) unterstützen das krankengymnastische Übungsprogramm und sind bei Parkinson-Patienten sehr beliebt. Sie sollten das Schwimmen jedoch nicht zu lange ausdehnen. Unter der Einwirkung des Auftriebs im Wasser kann die Koordination der Bewegungen leichter trainiert werden. Es versteht sich, dass bei deutlicher Bewegungseinschränkung und Neigung zu motorischen Fluktuationen eine Hilfsperson im Wasser bereitstehen und Ihnen das Wasser nur bis zum Hals reichen darf.

Wann ist eine Massage sinnvoll?
Bei deutlichen Muskelverspannungen sind neben der Krankengymnastik Massagen und Wärmeanwendungen als zusätzliche Behandlungsmethoden hilfreich. Wie erwähnt, erscheint es jedoch nicht sinnvoll, eine Verspannung der Nackenregion oder einer Körperhälfte nur durch Massage zu behandeln und auf aktive und passive Bewegungsübungen zu verzichten. Sprechen Sie mit Ihrem Arzt, ob daneben auch »Packungen«, Bestrahlungen oder medizinische Bäder verordnet werden können.

Welche Bedeutung hat die Ergotherapie bei Parkinson-Patienten?
Beim Parkinson-Syndrom zielt die Ergotherapie vornehmlich auf den Erhalt und die Verbesserung wichtiger Alltagsaktivitäten (ADL), auf ein Training der Geschicklichkeit in den Alltagsleistungen (eventuell mit Hilfsmitteln) und schließt bei Bedarf ein kognitives Training mit ein. Dabei müssen die kognitiven Übungen auf die Bedürfnisse, Fähigkeiten und Präferenzen des Patienten abgestimmt werden (siehe Demenz, Seite 76). Vorrangiges Ziel ist dabei Ihre Unabhängigkeit von fremder Hilfe und die Verbesserung Ihrer Lebensqualität. Sie werden erfahren, wie Sie selbst aktiv mithelfen können, ihre Beeinträchtigungen zu mindern. Nachfolgend sind wichtige Prinzipien und Schwerpunkte der Ergotherapie bei der Parkinson-Krankheit zusammengefasst.

Therapieansätze der Ergotherapie (modifiziert nach Ebersbach, 2015):
- Veränderung von Umweltfaktoren: z. B. Wohnraumanpassung, Hilfsmittelversorgung, Angehörigenberatung
- Erarbeitung von Alternativ- bzw. Kompensationsstrategien: z. B. Zeit-, Energie- und Fatigue-Management und -Techniken; Sturzprävention; Hilfsmitteltraining; Beratung und Unterstützung bei psychosozialen Anpassungsprozessen (coping) und der Krankheitsverarbeitung
- ADL-Training, berufsbezogenes Training und Training anderer wichtiger Tätigkeiten: z. B. Basis-ADL-Training, Training instrumenteller ADL, arbeitsplatz- und berufsbezogenes Training, Schreibtraining)
- Veränderung von Körperfunktionen, -strukturen und basalen Aktivitäten: z. B. Feinmotorik-, Sensibilitäts-, Mimik- und Krafttraining

Nach den DGN-S3 Leitlinienempfehlungen (Ebersbach, 2015) legt die Ergotherapie bei Parkinson-Patienten besondere Schwerpunkte auf den Erhalt und die Verbesserung der/des:
- beruflichen und familiären Rollen,
- Arbeitsplatzsituation
- häuslichen Versorgung und der Freizeitaktivitäten

- Transfers und der Mobilität
- Autonomie bei Basis-ADL (wie Essen, Trinken, Waschen und Ankleiden)
- instrumentellen Aktivitäten nach Lawton/Brody (IADL), wie Küchen-, Haushalts- und Einkaufsaktivitäten
- Umgebungsaspekte zur Verbesserung von Sicherheit und motorischer Aktivität
- spezifischen Alltagsfunktionen im kognitiven Bereich

Zu den Übungen gehören Körperpflege, Ankleiden, selbstständiges Essen und Haushaltsversorgung. Ergänzt werden die Übungen durch das Training allgemeiner manueller Fähigkeiten (z. B. Bastelarbeiten, Kneten mit Plastilin, Malen) und das Üben an praktischen Beispielen. Es sind viele kleine, aber äußerst nützliche Hilfsmittel entwickelt worden, die Sie kennen sollten und deren Gebrauch man natürlich erst erlernen muss. Hilfsmittelkataloge erhalten Sie über Ihre Selbsthilfegruppe oder Sanitätsfachgeschäfte.

Falls Sie milde kognitive Beeinträchtigungen haben, stehen Ihnen Übungsmaterialien zum Training von Hirnleistungen zur Verfügung, wobei auch spezielle Computerprogramme eingesetzt werden können. Vorher sollten Art und Ausmaß der Hirnleistungsstörung ermittelt werden. Trainiert werden Gedächtnisleistungen, Konzentrationsfähigkeit sowie Denk- und Handlungsabläufe. Führen Sie Ihre früheren Hobbys so weit wie möglich weiter – auch wenn der Zeitaufwand erheblich größer geworden ist.

Tipps für Angehörige

Der Betroffene sollte unbedingt dazu ermuntert werden, seinen Interessen und Hobbys weiterhin nachzugehen. Geduld, Zuspruch und Aufmunterung fördern die Motivation. Die Vorschläge für eine sinnvolle Ergotherapie müssen auf die Behinderung abgestimmt sein, dem Betroffenen Freude machen und seine Bezugspersonen mit einschließen. Eine Überforderung führt sehr rasch zur Aufgabe.

Welche Bedeutung hat die Logopädie?

Die Logopädie befasst sich mit Stimm-, Sprach-, Sprech- und Schluckstörungen. Vor der Einleitung der Logopädie ist für eine optimale medikamentöse Therapie zu sorgen, die meist auch die Sprechstörung bessert. Eine Sprachtherapie bzw. Logopädie wird spätestens notwendig, wenn die Sprechstörung zu einem Kommunikationsproblem geworden ist.

Durch die Parkinson-Krankheit sind Sie zusätzlich zu der Sprechstörung möglicherweise durch eine verminderte Mimik und in manchen Fällen auch durch eine kognitive Leistungseinbuße in Ihrer Kommunikationsfähigkeit beeinträchtigt.

Es ist verständlich, dass Sie unter dieser Einschränkung leiden und die Gefahr besteht, dass Sie sich als Gesprächspartner zurückgesetzt fühlen. Trotzdem möchten wir Sie gerne ermuntern, sich nicht zurückzuziehen und nicht Gesprächen aus dem Weg zu gehen, sondern im Gegenteil kommunikativ aktiv zu bleiben. Hierbei kann Ihnen die Sprachtherapie helfen. Zum logopädischen Übungsprogramm gehören mundmotorische Übungen (z. B. vor dem Spiegel), Sprechübungen mit lautem Sprechen und Kontrolle der Sprechgeschwindigkeit und Sprachmelodie (eventuell mit akustischer Taktgebung) sowie Atem- und Schluckübungen.

Speziell für Parkinson-Patienten ist das Lee Silverman Voice Treatment (LSVT® LOUD) entwickelt worden. Die Methode wurde nach einem Patienten namens Lee Silverman benannt. »Loud« weist auf die gesteigerte Sprechlautstärke hin, die in die tägliche Kommunikation integriert wird. Die Therapie wird viermal wöchentlich über vier Wochen durchgeführt. Durch die hohe Therapiedichte lernt der Patient, seine jetzt lautere Stimme im Alltag einzusetzen.

Als Sprechhilfe kann bei schwerer Sprechstörung das bewusste silbenweise Sprechen durch Abzählen an den Fingerknöcheln oder ein Sprechbrett (pacing board) hilfreich sein. Technische Hilfen sind Stimmverstärker, ein verzögertes auditives Feedback oder rechnergestützte, tragbare visuelle und akustische Feedbackgeräte.

Durch die im Krankheitsverlauf auftretenden Kau- und Schluckstörungen besteht für den Betroffenen die Problematik einer eingeschränkten Nahrungs- und Flüssigkeitsaufnahme (Gefahr des Gewichtsverlustes und der Dehydrierung) sowie auch die Gefahr des Verschluckens mit dem Risiko einer Aspiration von Fremdkörpern in die Lunge mit nachfolgender Lungenentzündung. Durch den logopädischen Therapeuten erfolgt eine Diagnostik der Schluckstörung mit nachfolgender Therapie. Diese Begleitbehandlung zeigt studiengeprüft oft eine bessere und anhaltende Hilfe als die medikamentöse Behandlung mit Dopaminergika allein. An weiterer Diagnostik können durch eine ärztliche Untersuchung mit fiberendoskopischer Schluckuntersuchung (FEES) Auslöser für die Störung gefunden werden.

Um die Schluckstörungen zu überwinden, werden restituierende Verfahren zur Verbesserung der noch erhaltenen Schluckfunktion, kompensatorische Verfahren zum Erlernen neuer und alternativer Schlucktechniken sowie adaptierende Verfahren mit Anpassung von Nahrungsmitteln, Verwendung von Esshilfen und Veränderung des Essverhaltens angewendet. Wir halten die Einbeziehung ergänzender Behandlungen für ausgesprochen wichtig.

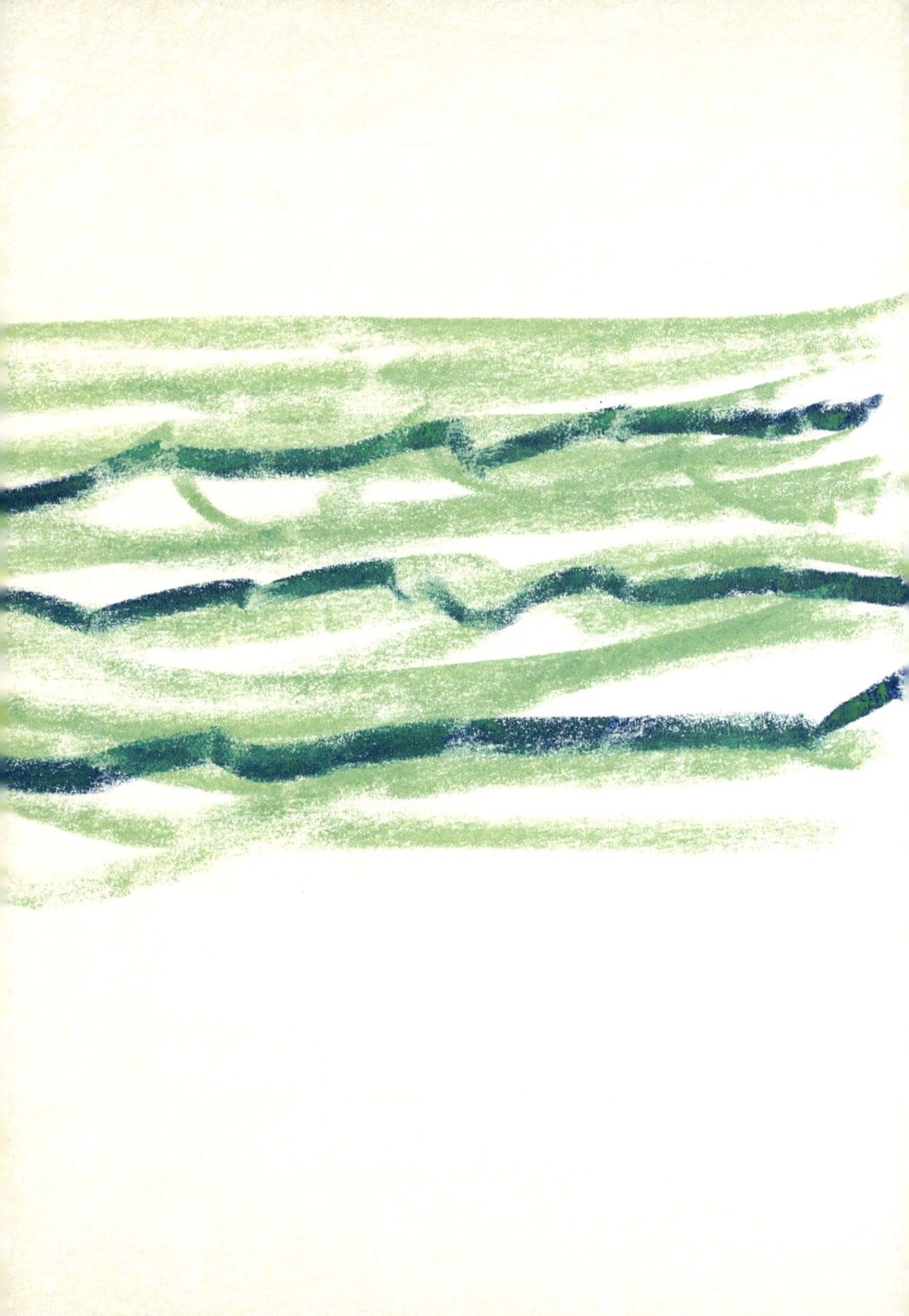

Den Alltag bewältigen

Wie kann ich mir den Alltag erleichtern? Welche Hilfen gibt es für meine Einschränkungen? Diese Fragen betreffen Patienten und Angehörige gleichermaßen.

Lösungen für Alltagsprobleme

Geben Sie sich Zeit, sich der neuen Situation anzupassen, informieren Sie sich, um Ängsten vorzubeugen, und suchen Sie den Austausch mit anderen.

Nach der Diagnosestellung müssen Sie sich zunächst langsam damit auseinandersetzen, dass Sie an einer chronisch fortschreitenden Erkrankung leiden, für die es derzeit keine Heilung gibt. Das ist sicher nicht leicht. Umso wichtiger ist die gleichzeitige Aufklärung darüber, dass das idiopathische Parkinson-Syndrom überwiegend einen relativ gutartigen Krankheitsverlauf zeigt und dass heute sehr wirksame Therapiemaßnahmen zur Verfügung stehen. Dennoch bleibt für Sie verständlicherweise die Ungewissheit der eigenen Krankheitsentwicklung. Krankheitsbewältigung hat bei allen chronisch fortschreitenden Erkrankungen einen hohen Stellenwert. Eine Besonderheit der Parkinson-Krankheit besteht darin, dass die Erkrankung wegen der motorischen Störungen, insbesondere Tremor, sofort für jedermann äußerlich sichtbar wird.

Soll ich Arbeitgeber und Kollegen informieren?

Sie sollten als Parkinsonkranker eine etwaige Leistungsminderung zum Beispiel an Ihrem Arbeitsplatz nicht verbergen. Sprechen Sie mit Ihrem Arbeitgeber und Ihren Arbeitskolleginnen und -kollegen über Ihre Erkrankung. Erklären Sie ihnen in einfachen Worten den Mechanismus der Erkrankung, indem Sie vielleicht den Vergleich mit dem Insulinmangel bei Zuckerkranken verwenden. Sagen Sie ihnen, dass in Ihrem Falle ein Botenstoff, der die Bewegungssignale überträgt und steuert, vermindert ist. Es ist nicht notwendig, dass Sie von einem Zelluntergang bestimmter Hirnareale sprechen, da hierdurch eine Stigmatisierung und eine falsche Assoziation einer geistigen oder demenziellen Störung abgeleitet werden könnte. Erklären Sie Ihren Kollegen, dass aus Ihrer Mitteilung keinesfalls eine Unterforderung abgeleitet werden sollte. Scheuen Sie sich auf der anderen Seite aber auch nicht, auf eine Überforderung hinzuweisen, wenn Sie z. B. bestimmten Arbeitsabläufen nicht mehr ausreichend schnell nachkommen können. Möglicherweise kann eine innerbetriebliche Umorganisation Abhilfe schaffen.

Allerdings sind Sie rechtlich nicht dazu verpflichtet, dem Arbeitgeber Ihre Erkrankung mitzuteilen. Es besteht allgemeine Übereinstimmung darüber, dass der Parkinson-Patient seine berufliche Tätigkeit möglichst lange fortführen sollte. Eine zu frühe Feststellung der Berufs- oder Erwerbsunfähigkeit führt nicht nur zu finanziellen Einbußen, sondern häufig auch zur sozialen Isolation mit psychischen Beeinträchtigungen.

Leider wird Parkinson-Patienten zu häufig und zu früh schon bei geringerer Krankheitsausprägung von Angehörigen, Arbeitskollegen und auch Ärzten nahegelegt, einen Rentenantrag zu stellen.

Wie soll ich mich in Stresssituationen verhalten?

Für die oftmals symptomverstärkenden Stress-Situationen in der Öffentlichkeit haben Sie vielleicht schon selbst wirksame Strategien erprobt. Besonders betroffen sind Tremor-Patienten, aber auch diejenigen, die unter Stress eine Zunahme ihrer Überbewegungen erfahren. Im Folgenden finden Sie einige Tipps.

Bevor Sie an der Kasse bezahlen, in einer Behörde oder am Bankschalter unterschreiben, im Lokal das Besteck oder das Glas führen, versuchen Sie, sich und besonders den geforderten Arm bzw. die Hand zu entspannen. Oft hilft der rasche Wechsel einer kurzen Anspannung und Entspannung vor der geplanten Aktion. Für einige Patienten kann es sich günstig auswirken, wenn die Gegenseite während der Aktion kurz angespannt wird.

Bleiben Sie ruhig und gelassen. Wichtig ist, dass Sie die Erwartungsangst mildern oder erst gar nicht aufkommen lassen. Einige Patienten berichten uns, dass sie ein kurzes autogenes Training durchführen: »Meine Hand ist ganz ruhig, nichts kann mich stören.« Lassen Sie sich nicht aus der Ruhe bringen, wenn ein Vorgang etwas länger dauert. Weisen Sie z. B. die Kassiererin im Supermarkt darauf hin, dass es etwas länger dauert: »Es dauert bei mir leider etwas länger, ist das okay so?« Auch die Wartenden hinter Ihnen in der Schlange werden Verständnis haben.

Nehmen Sie sich Zeit. Sie könnten z. B. auch den Kellner bitten, Ihre Tasse zunächst nur halbvoll einzuschenken und später nachzugießen. Nehmen Sie sich

Zeit beim Telefonieren und legen Sie Pausen ein. Stürzen Sie nicht zum Telefon, auch wenn der Teilnehmer auflegen könnte. Er wird wieder anrufen. Wären ein mobiles Telefon und/oder ein Anrufbeantworter eine Hilfe für Sie?

Rufen Sie regelmäßig Verwandte, Freunde und Bekannte an, dann wird man auch Sie wieder anrufen. Haben Sie schon einmal daran gedacht, sich über das Internet mit Gleichbetroffenen auszutauschen oder Informationen zu bestimmten Fragestellungen zu bekommen? Wenn Sie einen Termin wahrzunehmen haben, gönnen Sie sich eine ausreichende Vorbereitungszeit. Allein die Vorstellung, einen Termin einhalten zu müssen, kann für Sie einen erheblichen Stress bedeuten, der Ihre Beweglichkeit noch weiter mindert.

Trainieren Sie Ihre ganz speziellen Stress-Situationen, Sie werden erfahren, dass es mit jedem Versuch besser gelingt. Vermeidungsstrategien wie »Ich setze mich erst gar nicht der Situation aus« führen dagegen zur Unselbstständigkeit, zum Ärger über das eigene Versagen und schließlich zur Isolation.

Welche Veränderungen sollte ich in der Wohnung vornehmen?

Sie sollten Ihre Wohnung so einrichten oder verändern, dass möglichst wenige Gefahren für Sie bestehen und Sie auf möglichst wenig fremde Hilfe angewiesen sind. Wenn Türschwellen Stolpergefahren darstellen, sollten sie entfernt werden. Sichern Sie Ihre Treppen, wenn Sie im eigenen Haus wohnen, durch Handläufe. Achten Sie darauf, dass Ihr Teppich gut und fest verlegt und nicht zu hoch ist. Zusätzlich verlegte Teppiche erhöhen die Stolpergefahr. Sorgen Sie für genügend freie Stützflächen auf Tischen, Fensterbänken usw.

Hohe, schwer verrückbare Stühle mit stabiler, breiter Auflagefläche und festen erhöhten Armlehnen erleichtern das Aufstehen. Die Sitzauflagen sollten hart sein und eine leicht nach vorn abfallende Schräge aufweisen. Benutzen Sie keine plastiküberzogenen Sitzmöbel oder -kissen, da sie u. U. die Schweißabsonderung verstärken und einen Hautreiz darstellen.

Lichtschalter sollten gut erreichbar sein. Rufanlagen (Klingel, Gegensprechanlage) haben sich besonders bei Sprechstörungen bewährt. Fernsteuerungen für Fernsehen und Radio sind zwar bequem, verleiten aber auch zur körperlichen Inaktivität. Bei stärkerer Behinderung sollten Sie jedoch verschiedene elektronische Hilfsmittel nutzen (z. B. Fernsteuerung für Licht, Heizung, Rollläden usw.). Fenster und Türgriffe sollten einfach zu öffnen sein, aber natürlich diebstahlsicher bleiben.

Schlafzimmer

Ihr Bett sollte so hoch sein, dass Sie es gut verlassen können. Über dem Bett angebrachte Haltemöglichkeiten (z. B. ein »Bettgalgen«, wie Sie ihn vielleicht aus dem Krankenhaus kennen) erleichtern das Aufstehen und Drehen im Bett. Pflegebetten können elektrisch bedient werden. An der Schlafzimmerwand kann ein Geländer in einer Höhe von 30–40 cm über der Bettkante angebracht werden. Wenn erforderlich, sollten Männer die Urinflasche griffbereit am Bett haben.

Bad und Toilette

Besonders hingewiesen werden soll auf die Sicherheit im Bad und in der Toilette, die zu den problematischen Räumen in Ihrem Zuhause zählen. Diese Räume sind in der Regel eng, die Fußböden glatt und bei Feuchtigkeit glitschig. Auch hier erleichtern Haltegriffe (neben der Badewanne, Dusche, Waschbecken, Toilette) das Festhalten und Aufrichten.

Wenn Sie mehr Zeit zum Waschen, Zähneputzen usw. benötigen, sollten Sie Ihre Morgentoilette im Sitzen verrichten. Üblicherweise sind die Toilettendeckel zu tief angebracht, sodass Sie eine Erhöhung vornehmen sollten. Im Handel werden Zwischenaufsätze aus Kunststoff angeboten. Das Duschen mit einer Handdusche auf einem Duschhocker ist einfacher und sicherer als das Ein- und Aussteigen aus einer tiefen Badewanne. Thermostate schützen vor Verbrennungen mit heißem Wasser. Alle Waschutensilien sollten sich in griffbereiter Nähe befinden. Achten Sie auf rutschfeste Bade- oder Duschmatten.

Auch für Ihre Badewanne sind spezielle, in der Höhe verstellbare oder hydraulisch gesteuerte Sitze erhältlich.

Welche Kleidung ist besonders geeignet?

Achten Sie bei der Wahl Ihrer Kleidungsstücke darauf, dass diese einfach an- und auszuziehen sind. Naturstoffe können besser als Kunststoffe für einen Wärmeaustausch sorgen und den Schweiß besser aufnehmen. An der Vorderseite angebrachte Reiß- und Klettverschlüsse sind einfacher zu handhaben als Knöpfe oder Schleifen (benutzen Sie eine Knöpfhilfe). Kleidung, die nicht über den Kopf zu ziehen ist, erleichtert Ihnen den Kleidungswechsel. Für ein sicheres Gehen ist festes, gut sitzendes Schuhwerk mit gutem Einschlupf Voraussetzung. Benutzen Sie keine Schuhe mit hohen Absätzen und auch keine Hauspantoffeln (auch wenn sie bequem sind). Schuhanzieher mit langem Griff und auch der alte Stiefelknecht bieten ebenfalls gute Hilfe beim An- und Ausziehen der Schuhe.

Bei tiefen Außentemperaturen und windigem Wetter sollten Sie auf schützende Bekleidung achten. Ihre eventuelle Neigung zum Schwitzen könnte Sie dazu verführen, sich zu leicht anzuziehen. Bei der Parkinson-Krankheit wird Kälte häufig nicht mehr ausreichend wahrgenommen, sodass Erkältungsgefahr besteht. An warmen Sommertagen sollten Sie sich dagegen luftig kleiden.

Was ist bei Urlaubsreisen zu beachten?

Natürlich sollten Sie auch weiterhin Urlaubsreisen durchführen, die Sie nicht nur aus Ihrem täglichen Einerlei herausführen, sondern auch Ihr Selbstvertrauen stärken. In Abhängigkeit von Ihrer Behinderung sollten Sie Ihre Urlaubsreise sorgfältig und in Ruhe planen und vorbereiten. Meiden Sie Länder oder Zeiten mit extrem heißem, tropischem Klima und auch solche Länder mit sehr kaltem, feuchtem Klima.

Grundsätzlich können Sie alle Verkehrsmittel benutzen, auch das Flugzeug. Überlegen Sie frühzeitig, wie Sie zum Bahnhof oder Flughafen kommen und wer Sie am Urlaubsort weitertransportiert. Sofern Sie bei Reisen mit der Deutschen Bahn Hilfe beim Aus-, Um- und Einsteigen benötigen, benachrichtigen Sie drei Werktage vor Reiseantritt das Bahnunternehmen. Die meisten Luftfahrtgesellschaften bieten eine kostenlose Betreuung am Start- und Zielort an.

Stärker Behinderte sollten sich von vertrauten Personen begleiten lassen, die sich auf ihre spezielle Behinderung gut einstellen können. Sorgen Sie für einen ausreichenden Vorrat an Medikamenten! Nehmen Sie bei einer Auslandsreise einen Medikamentenplan mit, in welchem neben der Arzneimittelbezeichnung auch der Wirkstoff aufgeführt ist. So können der ausländische Arzt und der Zoll Ihr Medikament besser identifizieren.

Wie soll man bei Flugreisen seine Medikamente einnehmen?

Bei Flugreisen mit Zeitverschiebung sollten Sie Ihre Parkinson-Medikation dem Zielort anpassen, d. h., Sie nehmen die üblichen Medikamente bis zum Abflug. Am Zielort stellen Sie Ihre Medikation auf die dortige Tageszeit ein. Für den Fall einer hypokinetischen Phase während des Fluges sollten Sie lösliches L-Dopa (100–200 mg) als Reserve mitnehmen. Die folgenden Beispiele sollen die Umstellung verdeutlichen:

Flug in Richtung Westen: Sie fliegen um 14:00 Uhr in Richtung Westen und hatten Ihre letzte Medikation um 13:00 Uhr. Die nächste Medikamenteneinnahme wäre um 18:00 Uhr. Sie erreichen Ihren Zielort nach acht Stunden mit einer Zeitverschiebung von sechs Stunden. Die Zeit am Zielort ist 16:00 Uhr. In diesem Falle würden Sie Ihre nächste Medikamenteneinnahme auf 18:00 Uhr am Zielort festlegen und diese nach dem Dosierungsplan des Heimatortes weiter nehmen.

Flug in Richtung Osten: Abflug 14:00 Uhr in Richtung Osten, Flugzeit acht Stunden, Ankunft bei einer Zeitverschiebung von plus sechs Stunden um 04:00 Uhr morgens des nächsten Tages. Der nächste Dosierungstermin wäre dann der Morgen am Zielort. Die übliche Abenddosis des Heimatortes bliebe aus. Wenn Sie allerdings besondere nächtliche Probleme hatten, müsste Ihr Einnahmeplan entsprechend angepasst werden.

Was ist für Angehörige wichtig?

Wir wollen an dieser Stelle nochmals betonen, dass in besonderer Weise der pflegende Partner, aber auch die weiteren Angehörigen und engen Freunde einer besonderen Belastung ausgesetzt sind. Sie haben den schwierigen Balanceakt zwischen (den Gefühlen) einer Über- und Unterforderung auszuhalten. Die zunehmende Pflegebedürftigkeit führt auch zu einer zunehmenden Einschränkung der eigenen Bewegungsfreiheit und Lebensqualität. Angehörige vernachlässigen während ihrer aufopfernden Pflege ihre eigenen Bedürfnisse.

Die psychosoziale Betreuung sollte deshalb möglichst früh einsetzen und die Angehörigen mit einbeziehen. Der oft zitierte Ratschlag »Versetzen Sie sich in die Lage des anderen« ist an Betroffene und Betreuende in gleicher Weise gerichtet. Angehörige müssen ihre eigenen Grenzen erkennen und auch selbst Hilfe annehmen wollen. Angehörige müssen als Partner ein Gespür für das richtige Maß ihrer Hilfeleistungen bekommen.

Im Spannungsfeld der partnerschaftlichen Versorgung stehen die persönlichsten und intimsten Beziehungen. Es machen sich Mitleid, Verzweiflung, Enttäuschung und Zorn über das eigene eingeengte und eingeschränkte Leben und Ängste breit, nicht richtig helfen zu können. Unausgesprochen signalisieren Angehörige nicht selten, dass sie sich verraten und um das eigene Leben bzw. ihren letzten Lebensabschnitt betrogen fühlen. Hinzu kommt die Unsicherheit des Angehörigen im Umgang mit Persönlichkeitsänderungen des Betroffenen. In Off-Phasen müssen sie mit aggressiven Reaktionen, der oft übermäßigen Anspruchshaltung und dem nicht selten beleidigendem Verhalten umgehen. Problematisch werden die Unterstützungsbemühungen, wenn der Kranke keine fremde Hilfe zulässt und massiv abwehrt.

Was ist ein Pflegestützpunkt?

Ein Pflegestützpunkt ist eine örtliche Auskunfts- und Beratungsstelle, die Sie und Ihre Angehörigen in allen Fragen der Pflege berät. Die Pflegestützpunkte werden seit 2008 von den Kranken- und Pflegekassen eingerichtet. Die Beratung ist kostenfrei. Hier erhalten Sie Unterstützung in der Organisation der Pflege (Vermittlung von Pflegedienst, Haushaltshilfen und Einkaufsservice) und können sich über Ihre Sozialleistungen informieren. Im Rahmen eines Hausbesuchs können Hilfepläne erarbeitet werden.

Welche Regeln gelten für die Lagerung Schwerstpflegeabhängiger?

Um Druckgeschwüre (Dekubitalulzera) und Gelenkversteifungen zu vermeiden, muss die Körperlage regelmäßig, idealerweise alle 2–3 Stunden, geändert werden. Besonders gefährdet sind der Steiß- und Hüftbereich, die Fersen, die Knöchel, die Knie und die Ellenbogen.

Für die Lagerung benötigen Sie ausreichendes Lagerungs- und Stützmaterial (Kissen, Rollen, Polsterringe, Schaumstoffblöcke). Die einzelnen Techniken für die Lagerung völlig hilfloser Parkinson-Patienten sollten Angehörige sich von geschulten Kräften – etwa von Sozialstationen – zeigen lassen. Sie werden erfahren, dass die Lagerung nicht immer mit einem großen Kraftaufwand verbunden sein muss.

Noch ein Wort zu besonderen (Antidekubitus-)Matratzen, die die Ausbildung von Druckgeschwüren vermeiden sollen: Eine Matratze, bei der auf ein Umlagern völlig verzichtet werden kann, gibt es nicht. Erkundigen Sie sich bei Ihrem Pflegestützpunkt oder beim Pflegepersonal einer entsprechenden Klinik.

Wie kann eine Versorgung im Endstadium der Erkrankung aussehen?

Mit Fortschreiten der Erkrankung wird auch der Betreuungsaufwand immer größer. Die Belastungen der Pflegeperson im finalen Stadium entstehen nicht nur durch den erhöhten Pflegeaufwand, sondern besonders durch die emotionale Belastung und zusätzlich noch durch den erhöhten finanziellen Aufwand. Mit Dopaminergika lassen sich kaum noch Verbesserungen erreichen. Eine wichtige Maßnahme ist dann auch, nicht (mehr) wirksame Medikamente zu reduzieren oder ganz abzusetzen mit dem Ziel, Nebenwirkungen zu reduzieren.

Nach einer kleineren Studie (2012) waren die häufigsten Störungen am Lebensende Schmerzen, Muskelverkrampfungen, Müdigkeit, Atemstörungen, Schmerzen im Mund und Verstopfung. Lorenzl (2014) weist darauf hin, dass die betreuenden Angehörigen unbedingt von bereits bestehenden adäquaten Betreuungsmöglichkeiten erfahren müssen. Schwerstkranke haben Anspruch auf eine spezialisierte ambulante Palliativversorgung (SAPV). Ambulante Teams (Palliativ-Care-Teams aus ärztlichem und pflegerischem Personal) übernehmen die aufwändige Versorgung auch in der eigenen Wohnung. In regionalen Pflegestützpunkten erhalten Sie weitere Informationen.

Der Begriff der Palliativmedizin bedeutet nicht, einen Menschen auf das Sterben vorzubereiten. Die Palliativmedizin ist spezialisiert, um Symptome beim Erleben einer nicht heilbaren Erkrankung medizinisch kompetent zu behandeln und menschlich Hilfe und Begleitung anzubieten. Wir haben die Erfahrung gemacht, dass Patienten und insbesondere die Angehörigen von der Inanspruchnahme eines Palliativteams profitieren. Hierbei können eine Beratung oder individuelle Besuche mit medizinischer Optimierung und Linderung körperlicher Symptome erfolgen.

Sozial- und rechts-medizinische Hinweise

Für die Angaben zu sozial- und rechtsmedizinischen Fragen kann keine Gewähr übernommen werden, da sich die gesetzlichen Bestimmungen immer wieder ändern.

Zum 1.1.2016 ist der zweite Teil des Pflegestärkungsgesetzes in Kraft getreten, er wird sich aber erst ab 2017 wesentlich auswirken. Wir möchten Ihnen einige wichtige Änderungen kurz vorstellen. Der Begriff der Pflegebedürftigkeit wird völlig neu definiert. Maßgeblich für das Vorliegen von Pflegebedürftigkeit sind Beeinträchtigungen der Selbständigkeit oder Fähigkeitsstörungen in den nachfolgenden sechs Bereichen (Modulen).

Was bedeutet »Pflegebedürftigkeit« ab 2017?

Maßgeblich für das Vorliegen von Pflegebedürftigkeit sind Beeinträchtigungen in folgenden Bereichen:
- Mobilität: z. B. Fortbewegen innerhalb des Wohnbereichs, Treppensteigen etc.
- kognitive und kommunikative Fähigkeiten: z. B. örtliche und zeitliche Orientierung
- Verhaltensweisen und psychische Problemlagen: z. B. nächtliche Unruhe, selbstschädigendes und autoaggressives Verhalten
- Selbstversorgung: z. B. Körperpflege, Ernährung etc. (hierunter wurde bisher die »Grundpflege« verstanden)
- Bewältigung von und selbständiger Umgang mit krankheits- oder therapiebedingten Anforderungen und Belastungen: z. B. Medikation, Wundversorgung, Arztbesuche, Therapieeinhaltung
- Gestaltung des Alltagslebens und sozialer Kontakte: z. B. Gestaltung und Anpassung des Tagesablaufs, der Ruhephasen und der Kontaktpflege zu Personen außerhalb des direkten Umfeldes.

Die neue Begutachtung der Pflegebedürftigkeit erstreckt sich dementsprechend auf die sechs genannten Bereiche. Die bisherigen Zeitorientierungswerte sind nicht mehr relevant. Wichtig ist, ob die erforderliche Fähigkeit noch vorhanden ist und ob die damit verbundenen Tätigkeiten selbständig, teilweise selbständig oder nur unselbständig ausgeübt werden können. Der Hilfebedarf muss wie bisher mindestens für sechs Monate bestehen. Ein großer Fortschritt ist, dass neben den körperlichen Beeinträchtigungen nun auch psychische Erkrankungen berücksichtigt werden.

Die Umstellung der Pflegestufen auf Pflegegrade erfolgt 2017. Sämtliche Pflegebedürftigen, die vor dem 31.12.2016 eingestuft wurden, werden automatisch in das neue System der Pflegegrade übergeleitet.

Hierbei ist jedoch Folgendes zu beachten:
Pflegebedürftige ohne eingeschränkte Alltagskompetenz erhalten einen einfachen Stufensprung (von Pflegestufe 1 in Pflegegrad 2 usw.). Pflegebedürftige mit eingeschränkter Alltagskompetenz erhalten einen doppelten Stufensprung (von Pflegestufe 1 in Pflegegrad 3 usw.)

Zur Ermittlung eines Pflegegrades werden die bei der Begutachtung festgestellten Einzelpunkte in jedem Bereich addiert und – unterschiedlich gewichtet – in Form einer Gesamtpunktzahl abgebildet. Diese Gesamtpunkte ergeben die Zuordnung zum maßgeblichen Pflegegrad. Der Pflegegrad wird mit Hilfe eines pflegefachlich begründeten Begutachtungsinstruments ermittelt.

Was bedeuten »MdE« und »GdB«?
Minderung der Erwerbsfähigkeit (MdE) und Grad der Behinderung (GdB) werden nach den gleichen Grundsätzen bemessen. Der Unterschied besteht darin, dass sich die MdE ursächlich nur auf Schädigungsfolgen bezieht, während der GdB alle Gesundheitsstörungen erfasst, unabhängig von der Ursache. Allgemein können Gesundheitsstörungen körperliche, geistige, seelische und soziale Auswirkungen einer Funktionsbeeinträchtigung sein.

Erwerbsunfähigkeit (EU) im sozialen Entschädigungsrecht besteht, wenn eine Minderung der Erwerbsfähigkeit (MdE) von mehr als 90 v. H. (von 100 Gesamtpunkten) vorliegt. In der gesetzlichen Rentenversicherung bezieht sich die MdE allein auf die Einschränkung der Möglichkeit, eine Erwerbstätigkeit auszuüben. Wenn Sie aufgrund Ihrer motorischen Verlangsamung nicht mehr in der Lage sein sollten, den Anforderungen Ihres derzeitigen Arbeitsplatzes zu genügen, überlegen Sie, ob ein Arbeitsplatzwechsel möglich und sinnvoll ist. Ihr Arzt oder Betriebsarzt wird Ihnen sicherlich eine entsprechende Bescheinigung ausstellen. Lassen Sie sich sorgfältig über alle Konsequenzen beraten.

Pflegegrade

Pflegegrad	Beeinträchtigung	Punkte
1 (ehemals Pflegestufe 0)	geringe Beeinträchtigung der Selbständigkeit	ab 12,5 bis unter 27 Gesamtpunkte
2 (ehemals Pflegestufe 1)	erhebliche Beeinträchtigung der Selbständigkeit	ab 27 bis unter 47,5 Gesamtpunkte
3 (ehemals Pflegestufe 2)	schwere Beeinträchtigung der Selbständigkeit	ab 47,5 bis unter 70 Gesamtpunkte
4 (ehemals Pflegestufe 3)	schwerste Beeinträchtigung der Selbständigkeit	ab 70 bis unter 90 Gesamtpunkte
5 (ehemals Pflegestufe 3+)	schwerste Beeinträchtigung der Selbständigkeit mit besonderen Anforderungen an die pflegerische Versorgung	ab 90 bis 100 Gesamtpunkte

Wann kann ich eine Erwerbsminderungsrente beantragen?

Wenn Sie wegen Ihrer Krankheit (Parkinson-Syndrom und andere Leiden) nur noch teilweise oder gar nicht mehr erwerbstätig sein können, besteht die Möglichkeit einer Rente wegen teilweiser und voller Erwerbsminderung. Eine volle Erwerbsminderungsrente kann gewährt werden, wenn eine Arbeitstätigkeit unter den Bedingungen des allgemeinen Arbeitsmarktes nur noch unter drei Stunden ausgeübt werden kann.

Wer noch drei bis sechs Stunden arbeiten kann, erhält eine Teil-Rente. Für Personen, die nach dem 2.1.1961 geboren sind, gilt, dass im Rahmen einer Restleistungsfähigkeit jede Tätigkeit angenommen werden muss. Einen Berufsschutz gibt es nicht mehr. Voraussetzung für eine Erwerbsminderungsrente ist, dass die Erwerbsminderung nicht durch Rehabilitationsmaßnahmen behoben werden kann. Bei Ihnen als Parkinson-Patient wird dies die Regel sein, wenn sie optimal medikamentös eingestellt sind. Sie müssen allerdings eine Versicherungszeit von mindestens 60 Kalendermonaten nachweisen und innerhalb der letzten fünf Jahre mindestens drei Jahre Pflichtbeiträge geleistet haben. Die Erwerbsminderungsrente ist in der Regel auf drei Jahre befristet, danach wird der Anspruch erneut überprüft.

Zuverdienst: Zur Erwerbsminderungsrente dürfen Sie in bestimmtem Umfang Geld hinzuverdienen. Informieren Sie sich bei Ihrem zuständigen Rentenversicherungsträger. Bei einer geringfügigen Rente sind zusätzliche Leistungen über das Sozialamt möglich.

Welche Voraussetzungen gelten für einen Schwerbehindertenausweis?

Eine Behinderung liegt vor, wenn ein gesundheitlicher Schaden zu funktionellen Einschränkungen führt und diese Einschränkungen soziale Beeinträchtigungen zur Folge haben. Im Sozialgesetzbuch sind seit 2001 besondere Regelungen zur Teilhabe schwerbehinderter Menschen enthalten. Der gesundheitliche Schaden kann sich auf körperliche, geistige oder seelische Veränderungen beziehen. Es ist dabei unerheblich, ob die Behinderung auf einer Krankheit oder einem Unfall beruht. Bevor ein Behinderter Hilfen in Anspruch nehmen kann, muss sein Grad der Behinderung festgestellt und bescheinigt werden. GdB und MdE setzen voraus, dass sich die Gesundheitsstörung über einen Zeitraum von mehr als sechs Monaten erstreckt. Behinderungen müssen nicht zwangsläufig zu einer Leistungsminderung im Arbeits- und Berufsleben führen.

Mit der Anerkennung als Behinderter erwerben Sie bestimmte Rechte und Hilfen im Arbeitsleben und sogenannte Nachteilsausgleiche, wie z. B. steuerliche und finanzielle Vergünstigungen, sowie einen erhöhten Kündigungsschutz.

Der Grad der Behinderung wird in Zehnergraden von 10 bis 100 festgelegt. Als Behinderung wird nur die Auswirkung einer Funktionsbeeinträchtigung gewertet, die mindestens einen Grad der Behinderung von 20 hat. Bei mehreren Funktionsbeeinträchtigungen wird ein Gesamtbehinderungsgrad festgestellt, der sich nicht aus der Addition der Einzelwerte ergibt. Zu den Behinderungen im Sinne des Schwerbehindertengesetzes zählt nicht die allgemeine psychische und körperliche Leistungsminderung im Alter als normale Alterserscheinung. Nach dem Schwerbehindertengesetz (SchwbG) gelten Personen als schwerbehindert, die einen Grad der Behinderung (GdB) von mindestens 50 aufweisen.

Nach den »Anhaltspunkten für die ärztliche Gutachtertätigkeit im sozialen Entschädigungsrecht und nach dem Schwer-

GdB/MdE – Anhaltswerte für das Parkinson-Syndrom

30–40 v. H.	50–70 v. H.	80–100 v. H.
ein- oder beidseitige geringe Störung der Bewegungsabläufe, keine Gleichgewichtsstörung, geringe Verlangsamung	deutliche Störung der Bewegungsabläufe, Gleichgewichtsstörungen, Unsicherheit beim Umdrehen, stärkere Verlangsamung	schwere Störung der Bewegungsabläufe bis zur Immobilität

behindertengesetz« ergeben sich für das Parkinsonsyndrom die in der Tabelle (Seite 192) aufgeführten Anhaltswerte für die GdB-/MdE-Grade.

Die genannten Anhaltswerte beziehen sich nur auf die Bewegungsstörungen. Wenn zusätzlich vegetative Begleitsymptome und/oder psychische Störungen bestehen, werden diese Gesundheitsstörungen wie auch andere Begleiterkrankungen mit in die Beurteilung eingehen.

Da es sich bei der Parkinson-Krankheit um eine chronische Erkrankung handelt, muss in der Regel mit einer Zunahme der Krankheitszeichen und Beschwerden gerechnet werden. Wenn der Grad Ihrer Behinderung wesentlich zunimmt und im Ausweis vermerkt werden soll, müssen Sie einen Änderungsantrag stellen. Eine wesentliche Änderung im Ausmaß der Behinderung liegt vor, wenn der veränderte Gesundheitszustand mehr als sechs Monate angehalten hat, weiter anhalten wird und die Änderung der Gesamtbehinderung (GdB) wenigstens 10 beträgt.

Wann liegt eine Gehbehinderung vor?

Die Bewegungsfähigkeit im Straßenverkehr ist erheblich beeinträchtigt (Merkzeichen G im Schwerbehindertenausweis, Gehbehinderung), wenn der Betroffene infolge einer Einschränkung des Geh- oder Stehvermögens nicht ohne erhebliche Schwierigkeiten oder Gefahren für sich oder andere Wegstrecken im Ortsverkehr zurückzulegen vermag, die üblicherweise noch zu Fuß bewältigt werden (2 km in 20 Minuten). Die Beeinträchtigung der Bewegungsfähigkeit kann auch durch internistische Leiden bedingt sein (z. B. schwere Herz- und Lungenerkrankungen, Zuckerkrankheit mit häufigen »Zuckerschocks«, erhebliche Schmerzen beim Gehen).

Außergewöhnlich gehbehindert sind Personen, die sich wegen der Schwere ihres Leidens dauernd nur mit fremder Hilfe oder mit großer Anstrengung außerhalb ihres Kfz bewegen können oder auf einen Rollstuhl angewiesen sind (Merkzeichen aG im Schwerbehindertenausweis.

Wann werde ich als »chronisch krank« eingestuft?

Mit der Feststellung einer »chronischen Erkrankung« kann der Patient eine Be-

> ### Schwerbehindertenausweis
>
> Das Merkzeichen G im Schwerbehindertenausweis berechtigt zur unentgeltlichen Beförderung im Nahverkehr. Behinderten-Parkplätze dürfen Sie benutzen, wenn »aG« eingetragen ist.

freiung von der Zuzahlung für Krankenkassenleistungen (Heilmittel und Heilleistungen, rezeptpflichtige Medikamente, Krankentransport) erwirken. Jemand gilt als chronisch krank, wenn er sich in ärztlicher Dauerbehandlung befindet und mindestens einmal pro Quartal zum Arzt geht. Zusätzlich muss mindestens eines der folgenden Merkmale vom Arzt bescheinigt werden. Das letzte Merkmal wird wohl für die meisten Parkinson-Patienten zutreffen.

Merkmale »chronisch krank«:
- Pflegebedürftigkeit der Stufe 2 oder 3
- Schwerbehinderung oder Erwerbsminderung von mindestens 60 Prozent
- Eine kontinuierliche medizinische Versorgung ist erforderlich, ohne die eine lebensbedrohliche Verschlimmerung, verminderte Lebenserwartung oder dauerhafte Beeinträchtigung der Lebensqualität zu erwarten ist.

Darf ich weiterhin Auto fahren?

Mobilität und besonders Autofahren sind ein wesentlicher Faktor für Lebensqualität und Unabhängigkeit. Der Parkinson-Kranke, der einen Führerschein besitzt, ist nicht verpflichtet, seine Erkrankung bzw. Behinderung der Behörde zu melden. Die Straßenverkehrsordnung nimmt ihn jedoch in die Pflicht, indem ganz allgemein gefordert wird, »in geeigneter Weise Vorsorge zu treffen, dass er andere nicht gefährdet«. Wichtig ist der Hinweis, dass Sie mit der Diagnose »Parkinson« nicht gleichzeitig auch fahruntauglich sind. Die meisten Betroffenen in einem frühen bis mittleren Krankheitsstadium sind fahrtauglich. Die rechtlichen Voraussetzungen der Fahreignung sind in der Fahrerlaubnisverordnung (FeV) geregelt. In der FeV ist auch die Unterteilung in zwei Führerscheingruppen geregelt, wobei für die Gruppe 2 die Anforderungen höher sind.

In den aktuellen Begutachtungs-Leitlinien heißt es: »Wer unter einer extrapyramidalen (oder zerebellären) Erkrankung leidet, die zu einer herabgesetzten Leistungs- und Belastungsfähigkeit führt, ist nicht in der Lage, den gestellten Anforderungen zum Führen von Kraftfahrzeugen der Gruppe 2 (LKW) gerecht zu werden.«

Wie gesagt: Allein die Diagnose »Parkinson« bedingt also noch keine Einschränkung Ihrer Fahrtauglichkeit, es muss eine motorische und/oder psychische Leistungseinschränkung bestehen.

Die Fähigkeit, Kraftfahrzeuge der Gruppe 1 (u. a. Mofas und PKW bis 3,5 t) sicher zu führen, kann bei erfolgreicher Therapie oder in leichteren Fällen der Erkrankung gegeben sein. Die Beurteilung erfolgt durch einen erfahrenen Neurologen, der nicht nur die motorischen sondern auch die kognitiven Leistungen einbezieht. Beachtet werden dabei besonders die visuell-räumlichen Leistungen, die Aufmerksamkeit und die exekutiven Funktionen. Unter Umständen ist eine psychologische Zusatzbegutachtung nötig. Nachuntersuchungen in Abständen von ein, zwei und vier Jahren können im Einzelfall zur Auflage gemacht werden.

Die Praxis zeigt, dass Parkinson-Patienten sehr verantwortungsvoll mit einer veränderten Fahrtauglichkeit umgehen: Sie meiden Fahrten bei hohem Verkehrsaufkommen oder bei schlechten Lichtverhältnissen, reduzieren Geschwindigkeit und Fahrstrecken oder lassen sich fahren.

Ihr Arzt ist verpflichtet, Sie über seine Beurteilung Ihrer Fahreignung aufzuklären und muss dies auch dokumentieren. Dabei ist es für ihn nicht immer einfach, die Fahreignung seiner Parkinson-Patienten richtig einzuschätzen. Nicht selten überschätzen Betroffene (und auch Ärzte) die Fahrtauglichkeit. Auch Ihr Arzt weiß, wie wichtig für Sie der Führerschein ist. Fragen Sie Ihre Angehörigen, wie sicher sie sich als Ihr Beifahrer fühlen, auch in heiklen Verkehrssituationen. Beachten Sie, dass Sie im Zweifelsfalle (Sie haben Zweifel, Ihr Arzt hat Zweifel oder Sie zweifeln die Einschätzung Ihres Arztes an) beim TÜV eine sogenannte »konsiliardiagnostische Begutachtung (KONDIAG) durchführen lassen können. Es wird ein »Fitness-Check (TÜV-Süd)« bzw. ein »Führerschein-Check (TÜV-Nord)« durchgeführt, evtl. auch eine praktische Fahrprobe. Die Kosten von ca. 200 € müssen Sie selber tragen. Sie können mit einem speziell geschulten Fahrlehrer eine Fahrprobe durchführen, auch um versicherungsrechtlich geschützt zu sein.

Klinische Kriterien für die Einschätzung der Fahrtauglichkeit:
- Grad der motorischen Beeinträchtigung: Tremor, Fluktuationen (On-Off)
- Grad der kognitiven Störung: Aufmerksamkeit, Konzentration
- Grad der psychiatrischen Störung
- Nebenwirkungen der medikamentösen Therapie: z. B. Schlafattacken
- Fortschreiten der Erkrankung

Übrigens: In keinem Falle erfolgt die Meldung an die Verkehrsbehörde. Eine behördlich angeordnete Begutachtung erfolgt nur, wenn Sie z. B. in einen Verkehrsunfall verwickelt waren.

Motorische Beeinträchtigungen

Erinnern Sie sich noch an Ihre ersten Fahrstunden? Abfolge: Gas – Bremse – Kupplung! Alle Vorgänge mussten mühsam eingeübt werden. Später lief dann alles automatisiert ab. Und gerade diese automatisierten Bewegungen sind bei der Parkinson-Krankheit gestört. Betroffene müssen sich mehr auf die einzelnen Sequenzen konzentrieren. Prüfen Sie, ob technische Hilfsmittel wie z. B. ein Automatikgetriebe oder breitere Pedale für Sie hilfreich sind.

Im Krankheitsverlauf werden Fluktuationen der Beweglichkeit ein zunehmendes Problem der Fahrtüchtigkeit. Wenn diese in Abhängigkeit von der Medikation auftreten, kann der Patient versuchen, seine Autofahrten danach einzurichten. Problematisch sind dosierungsunabhängige, also unvorhersehbar auftretende Off-Phasen. Überbewegungen (Dyskinesien) beeinträchtigen das Fahrverhalten nur, wenn die Bewegungsausschläge groß und kraftvoll sind.

Nichtmotorische Beeinträchtigungen

Von neuropsychologischer Seite sind Aufmerksamkeitsstörungen und Verlangsamung der kognitiven Verarbeitungsgeschwindigkeit wesentliche Faktoren für eine Beeinträchtigung der Fahreignung. Natürlich ist bei exzessiver Tagesmüdigkeit und/oder Einschlafattacken keine Fahrtauglichkeit gegeben. Ihr Arzt hat Sie bei der Verordnung von dopaminergen Medikamenten auf entsprechende Nebenwirkungen hingewiesen.

Erste Untersuchungen sprechen dafür, dass sich die THS positiv auf die Fahrtüchtigkeit auswirken kann. Etwa ein Viertel der Patienten mit THS haben ihre Fahrtätigkeit wiederaufgenommen. Direkt nach einer THS-OP besteht für drei Monate Fahrverbot. Die genannten Begutachtungs-Leitlinien weisen darauf hin, dass »es dem Verantwortungsbewusstsein jedes Teilnehmers aufgegeben ist, durch kritische Selbstprüfung festzustellen, ob er unter den jeweils gegebenen Bedingungen noch am Straßenverkehr, insbesondere am motorisierten Straßenverkehr, teilnehmen kann oder nicht«.

Was ist die Deutsche Parkinson Vereinigung?

Die Deutsche Parkinson Vereinigung Bundesverband e.V. (dPV) wurde 1981 von Parkinson-Patienten als Selbsthilfevereinigung gegründet und zählt heute etwa 23 000 Mitglieder. Die dPV versteht sich als »Zusammenschluss von Personen, die sich als Betroffene, Partner, Angehörige, Arbeitskollegen und Personen aus den Heilberufen mit Morbus Parkinson auseinandersetzen«. In 450 Regionalgruppen und Kontaktstellen treffen sich Betroffene und Angehörige, um Erfahrungen auszutauschen, gemeinsam Übungen durchzuführen, Vorträge von Ärzten und Therapeuten zu hören und sich gegenseitig zu ermutigen. Die dPV fördert vor allem patientennahe wissenschaftliche Projekte, führt Seminare durch und setzt sich für eine enge Kooperation mit Gesundheitspolitikern, Kostenträgern und der Pharmaindustrie ein.

Deutsche Parkinson Vereinigung –
Bundesverband – e.V.:
Moselstraße 31
41464 Neuss
Erreichbar: Mo–Fr von 8:00–14:00 Uhr
Telefon: +49 2131/74 02 70
Telefax:+49 2131/454 45
E-Mail: bundesverband@parkinson-mail.de

Internet: www.parkinson-vereinigung.de
Bei der dPV erhalten Sie Informationen zu Selbsthilfegruppen in Ihrer Nähe. In nahezu allen Bundesländern haben sich Regionalgruppen, Kontaktstellen und Selbsthilfegruppen für junge Parkinson-Patienten gebildet. Sie erhalten die aktuellen Adressen über die Deutsche Parkinson Vereinigung. Als dPV-Mitglied erhalten Sie die regelmäßigen Nachrichten der Deutschen Parkinson Vereinigung (dPV-Nachrichten) mit hilfreichen Informationen.

Gibt es Parkinson-Vereinigungen in Österreich und der Schweiz?

Parkinson-Selbsthilfe Österreich:
Dachverband der Parkinson Selbsthilfe Österreich
Postfach 29
A-1081 Wien
Tel.: +43 664 78 222 03
E-Mail: sekretariat@parkinson-sh.at
Internet: www.parkinson-sh.at

Parkinson-Selbsthilfe Schweiz:
Postfach 123
Gewerbestrasse 12a
CH-8132 Egg
Tel.: +43 277/20 77
Fax: +43 277/20 78
E-Mail: info@parkinson.ch
Internet: www.parkinson.ch

Parkinson-Selbsthilfe Südtirol (Italien):
Südtiroler Gesellschaft für Parkinson und verwandte Erkrankungen (deutschsprachig)
Galileo Galilei Str. 4a
39100 Bozen
Tel.: +39 0471/93 18 88
Fax: +39 0471/51 32 46
E-Mail: info@parkinson.bz.it
Internet: www.parkinson.bz.it

Den Alltag bewältigen

Parkinson-Beweglichkeitsprotokoll

wie schätzen Sie heute Ihre Beweglichkeit ein?
✗ ankreuzen

Uhrzeit	vormittags					nachmittags							abends						nachts				
	6	7	8	9	10	11	12	13	14	15	16	17	18	19	20	21	22	23	24	1	2	3	4	5
sehr gut																								
gut																								
mäßig																								
schlecht																								
sehr schlecht																								

→ hier bitte eintragen, ob Tremor oder Überbewegung (O = nein   ✗ = ja)

	6	7	8	9	10	11	12	13	14	15	16	17	18	19	20	21	22	23	24	1	2	3	4	5
Zittern																								
Überbewegung																								
Uhrzeit																								

→ hier die Einnahmezeiten Ihrer Tabletten eintragen (✗)

	6	7	8	9	10	11	12	13	14	15	16	17	18	19	20	21	22	23	24	1	2	3	4	5
L-Dopa																								
Dopaminagonist																								
Uhrzeit																								

Ihr Name: _____

Heutiges Datum: _____

es geht mir heute
☐ besser
☐ schlechter
☐ unverändert

Parkinson-Medikamente: _____

◀ Tagesprofil zur Dokumentation der Beweglichkeit, des Zitterns (Tremor) und der Überbewegungen.

Stichwortverzeichnis

A
α-Synuclein 19, 20
Acetylcholin 140
Acetylcholinesterase-Hemmer 82
AIDS 52
Akinese 28
– frühmorgendliche 146
– postprandiale 146
Akinese-Rigor-Dominanz 29
Alkohol 22
Alltagsaktivitäten (ADL) 55
Alterstremor 42
Altersvergesslichkeit 77
Alzheimer-Krankheit 78
Amantadine 136
– Nebenwirkungen 137
Angehörige 173, 174, 178, 187
Angststörungen 73
Anosmie 89
Anterocollis 44
Anticholinergika 140, 157
Antidepressiva, trizyklische 73
Antidiabetika
– Wechselwirkungen 142
Antiemetika
– Wechselwirkungen 142
Antihypertensiva
– Wechselwirkungen 142
Antipsychotika 158
– Wechselwirkungen 142
Antriebsstörungen 85
Anzeichen, frühe 26
Apomorphin-Injektionen 135, 148
– Nebenwirkungen 136
Apomorphin-Test 136
Äquivalenzdosis 135
Äquivalenz-Typ 29
Arbeitgeber und Kollegen 182
Augensymptome 88

B
Begleitsymptome, nichtmotorische 28
Behandlung, medikamentöse
– Beginn 121
Beipackzettel 120
Betreuung
– psychosoziale 187

Bewegungsbäder 176
Bewegungsmonitor 63
Bioverfügbarkeit 121
Blase
– hyperaktive 99
– hypoaktive 99
Blasenentleerungsstörungen 99, 100
Blicklähmung, progressive supranukleäre 47
– Diagnose 49
Blinkreflex-Untersuchung (BR) 62
Blutdruck-Medikamente 93
Blutdruck, niedriger 92
Blut-Hirn-Schranke 17, 122
Botulinumtoxin 95, 96, 101, 154
Braaksche Hypothese 20
Bradykinese 28
– Hände 31
Budipin 138

C
Cholinesterasehemmer 83
Clozapin 109
Computertomographie (CT) 57
COMT-Hemmer 129
– Nebenwirkungen 131
Cueing 149

D
Darmbakterien 21
Darm-Hirn-Achse 21
DaTSCAN™ 60
Dauerkatheter 100
Decarboxylasehemmer 122
Decarboxylierung 122
Degeneration, kortikobasale 49
Delayed-on-Effekt 146
Demenz
– bei Parkinson 79
– frontotemporale 79
– gemischte 79
– Lewy-Körper-Demenz 80
– Therapie 82
– vaskuläre 79
– vom Alzheimer-Typ 78
DemTect-Test 81
Depression 70
– Behandlung 71

Detrusor-Sphinkter-Dyssynergie 99
Deutsche Alzheimergesellschaft 87
Deutsche Parkinson Vereinigung (dPV) 196
Diagnosekriterien 27
Dopaminagonisten 133
– Nebenwirkungen 134
– Wechselwirkungen 142
Dopaminerges Dysregulations-Syndrom 154, 161
Dopamin-Mangel 16
Dopplersonographie 65
Dosiserhöhung 117
Duodopa®-Pumpe 127, 148
Duplexsonographie 65
Dysarthrie 90
Dysarthrophonie 31, 90
Dyskinesie 151
– biphasisch 153
– choreatische 152
– dystone 154
– Maßnahmen 152
– Ursache 151
Dysphonie 90
Dystonie 151
– frühmorgendliche 154
– Fußdystonie 103

E
Einstufung der Schwere der Erkrankung 55
Elektroenzephalogramm (EEG) 61
Elektrookulographie (EOG) 62
Endstadium der Erkrankung 188
Enzephalopathie, arteriosklerotische 54
Episoden, psychotische 156
Erblichkeit 22
Erektionsstörungen 105
Ergotherapie 173, 177
– bei Demenz 86
Erkrankung, chronische 193
Ersteinstellung, medikamentöse 114
Erwerbsminderungsrente 191
Erwerbsunfähigkeit (EU) 190

F
Fahrtauglichkeit 194, 195
Faktoren, autoimmunologische 52
Faktoren, neurotrophe 19
Festination des Sprechens 90
Flugreisen 186
Fluktuationen 116
Flüssigkeitsaufnahme, mangelnde 157
Freezing 148, 150
– des Sprechens 90
– Lösen von 149
Früherkennung 23

G
Gangstörung 42
Gefühlsstörungen 104
Gehbehinderung 193
Gehtest 64
Generika 121
Geschmacksstörungen 89
Glutamat 17
Glutamatantagonisten 83
Grad der Behinderung (GdB) 190

H
Halluzinationen 156
Halte- und Aktionstremor 35
Haltungsinstabilität 43
Haltungsstörung 42, 44
Hautpflege 91
Herz-Kreislauf-Beschwerden 92
Hirnerkrankungen, andere 53
Hirntumor 51
Honey-moon-Phase 143
Hyperkinese 151
Hypokinese 28
Hypomimie 30
Hypophonie 90
Hyposmie 89
Hypotonie, orthostatische (Blutdruckabfall) 92

I
Impulskontrollstörungen 159
Infektion 52
Inkontinenz 100

K
Kalziumantagonisten
– Wechselwirkungen 142

Kamptokormie 44
Kernspintomographie (KST) 58
Kleidung, geeignete 185
Koffein 22
Kombinationsbehandlung 114
Krafttraining 176
Krankengymnastik 173
– Programm 174
Krankheitsauslöser
– Hirntumor 51
– Hirnverletzung 51
– Infektion 52
– Medikamente 50
Krankheitsstadien 56
Krise, akinetische 29

L
Lagerung 187
Langzeitprobleme
– motorische 143
– psychische 155
L-Dopa
– Entzugssyndrom 129
– L-Dopa-Retard 125
– Test 125
– Wirkung 122
L-Dopa (Levodopa) 17
– Dosierung 126
– Kontraindikationen 126
– lösliches 124
– Nebenwirkungen 122, 125
– Therapie 122
– Wechselwirkungen 142
Lebenserwartung 13
Lebensqualität 55
Lee-Silverman-Sprachtherapie (LSVT)
– LSVT-BIG 176
Lichttherapie 72
Logopädie 178

M
Magen-Darm-Beschwerden 96
Magenentleerung, gestörte 96
Magensäureblocker 129
Magnetresonanztomographie (MRT) 58
Magnetstimulation, repetitive 72
MAO-B-Hemmer 138
– Nebenwirkungen 139
Massage 177

Medikamente
– bei Parkinson 119
– Bioverfügbarkeit 121
– Einnahme 115, 116
– Operation 117
– Wechselwirkungen 141
Mehrbelastung, körperliche 117
Mikrographie
– konstante 32
– progrediente 32
Minderung der Erwerbsfähigkeit (MdE) 190
Mini-Mental-Status-Test (MMST) 81
Monotherapie 114
Multi-System-Atrophie (MSA) 46
Mundtrockenheit 95

N
Nahrungseiweiß 128
Nahrungsergänzungsstoffe 118
Neurone, dopaminhaltige 17
Neuroprotektion 18
Non-Ergot-Dopaminagonisten 134
No-on-Effekt 146
Nootropika 82
Normaldruckhydrozephalus 53

O
Off-Depression 71
On-Off-Phänomene 144
– dosisunabhängige, paroxysmale 145
– Maßnahmen 146
Oxidativer-Stress-Hypothese 18

P
PANDA-Test 82
Panikattacken 73
Parästhesien 104
Parkinson-Ausweis 118
Parkinson-Forschung 172
Parkinson-Impfstoff 52
Parkinson-Selbsthilfe
– Österreich 197
– Schweiz 197
– Südtirol 197
Parkinson-Spezialklinik 112
Parkinson-Symptome, atypische 46
Parkinson-Syndrom
– idiopathisches 10

Stichwortverzeichnis

– sekundäres (symptomatisches) 11, 50
Patientenverfügung 87
Peak-Dose-Dyskinesie 152
Pflegebedürftigkeit 189
Pflegegrade 190
Pflegestützpunkt 187
Phänomene, hyperkinetische 151
Pisa-Syndrom 44
Positronen-Emissions-Tomographie (PET) 58
– Bedeutung 60
Potenziale
– akustisch evozierte 62
– motorisch evozierte 62
– visuell evozierte 62
Priming 125
Prismenbrille 88
Prosodie 31
Punding 160

Q
Qigong 173

R
Rasagilin 138
Rauchen 22
Reiki 173
REM-Schlaf-Verhaltensstörungen 109
Riechstörungen 89
Rigor 32
Risikozeichen 23
Ruhetremor 34, 35

S
Safinamid 139
– Kontraindikationen 140
– Nebenwirkungen 140

Sakkaden 88
Schlafattacken 155
Schlafstörungen 108
Schlaganfall 22
Schluckstörungen 95
Schmerzarten 103
Schmerztagebuch 103
Schreibstörungen 32
Schriftprobe 32
Schüttellähmung 12
Schwerbehindertenausweis 192
Schwimmen 176
Schwitzen, übermäßiges 90
Selegilin 138
Serotonin-Noradrenalin-Wiederaufnahme-Hemmer (SSNRI), selektive 73
Serotoninwiederaufnahme-Hemmer (SSRI), selektive 73
Sexualfunktionsstörungen 104, 106
– Therapie 107
Smartphone
– Tremoranalyse 63
Spastik 32
SPECT 59
– Bedeutung 60
– IBZM-SPECT 60
– MIBG-SPECT 60
Speichelfluss, vermehrter 94
Spiralzeichentest 32, 33
Sprechen, verändertes 31
Stammzelltherapie 171
Standstörung 42
Stecktest 64
Stimmtremor 90
Stimm- und Sprechstörungen 89
Störungen
– kognitive 76

– leichte kognitive 78
– nichtmotorische 70
– psychische 70
Streifenkörper 16
Stresssituationen 183
Sturzprophylaxe 150
Substanz, schwarze 16

T
Tagesmüdigkeit 155
Tai-Chi 173
Tapping-Test 64
Test zur Früherkennung von Demenzen mit Depressionsabgrenzung (TFDD) 82
Therapie, kognitiv-behaviorale (KVT) 72
Therapieplanung 113
Therapie, restaurative 18
Therapieziel 173
THS (Tiefe Hirnstimulation)
– Ablauf der Operation 165
– Ausschlusskriterien 164
– Einschlusskriterien 163
– Nebenwirkungen 169
Timed up and go-Test 64
Training, kognitives 86
Tremor
– essenzieller 40
– medikamentös oder toxisch ausgelöster 39
– monosymptomatischer 36
– psychogener 42
– verstärkter physiologischer 38
Tremoranalyse, apparative 63
Tremor, aufgaben- und positionsspezifischer 42
Tremorbehandlung 36

Liebe Leserin, lieber Leser,

hat Ihnen dieses Buch weitergeholfen? Für Anregungen, Kritik, aber auch für Lob sind wir offen. So können wir in Zukunft noch besser auf Ihre Wünsche eingehen. Schreiben Sie uns, denn Ihre Meinung zählt!

Ihr TRIAS Verlag

E-Mail-Leserservice
kundenservice@trias-verlag.de

Lektorat TRIAS Verlag
Postfach 30 05 04
70445 Stuttgart
Fax: 0711 89 31-748

Stichwortverzeichnis

Tremor-Dominanz 29
Tremorformen 34, 39
Tremormerkmale 34
Tremorursachen 39
Trigger, sensorische (Cues) 149, 175

U
Uhren-Zeichen-Test 82
Ultraschalluntersuchung, transkranielle 65
Umweltgifte 19
Unified Parkinson's Disease Rating-Scale (UPDRS) 57
Urlaubsreisen 186

V
Vergesslichkeit, Umgang mit 84
Verhaltensstörungen 159
Verhaltenstherapie, kognitive (KVT) 161
Verstopfung 97, 98
Verwirrtheitszustände 157
Videographie 119
Vitamin B_6
– Wechselwirkungen 142
Vorsorgevollmacht 86

W
Wahnvorstellungen 157
Wearing-off 143
– Maßnahmen 146

Wearing-off-Angstsyndrom 75
Webster-Skala 55
Wechselwirkungen 141
Wilson-Krankheit 52
Wirkungsschwankungen 148
Wohnungsveränderungen 184

Y
Yoga 173

Z
Zahnradphänomen 33
Zittern 38
Zusatzuntersuchungen, apparativen 57

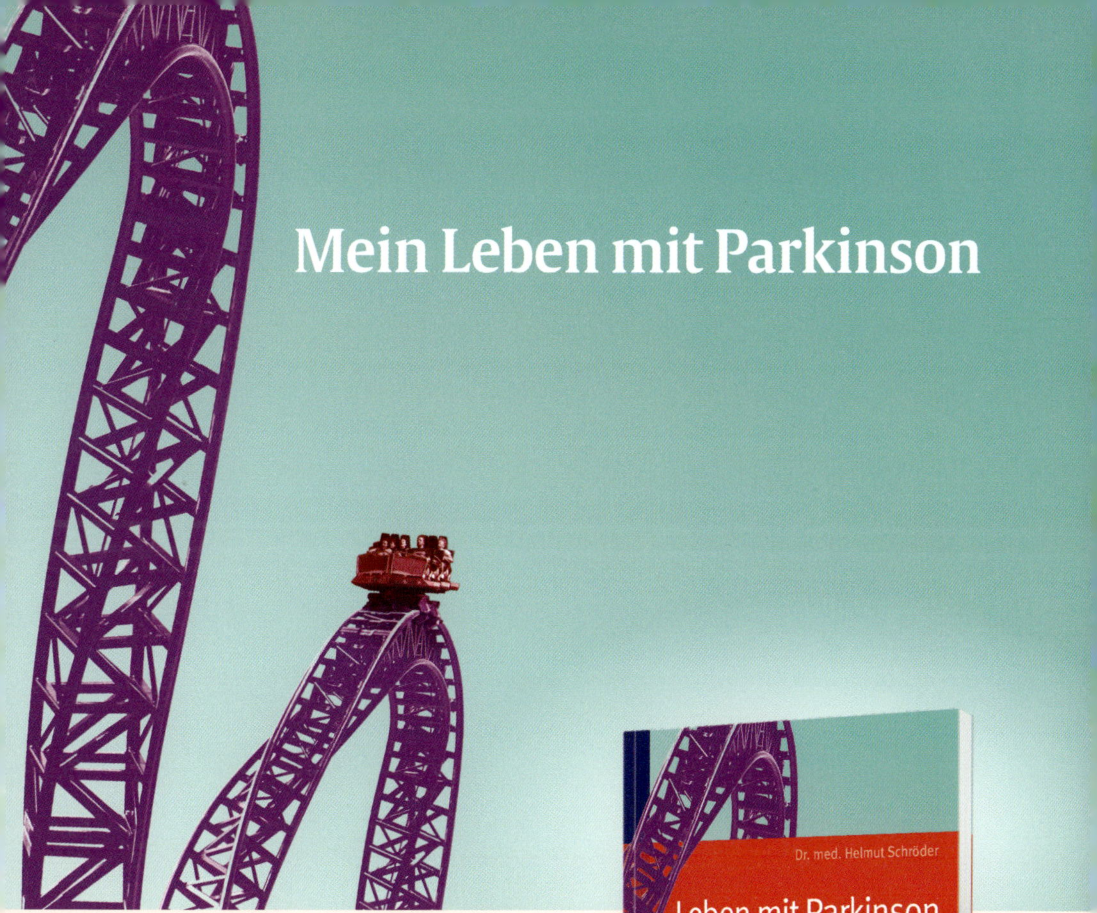

Mein Leben mit Parkinson

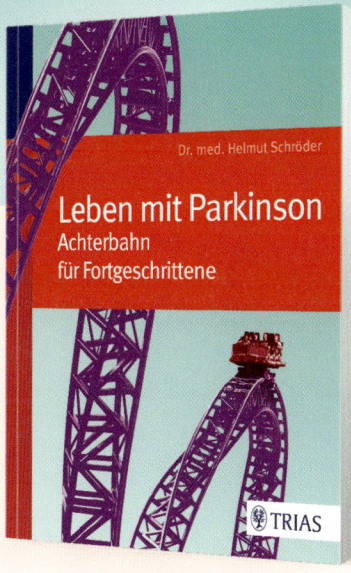

▸ **SENSIBEL & HUMORVOLL**

„Das Leben gleicht einer Achterbahnfahrt – und bleibt doch auf jeden Fall lebenswert!" sagt Dr. Helmut Schröder. Bereits mit 49 Jahren erkrankte er an Parkinson und fand sich plötzlich in der Doppelrolle als Arzt und Patient wieder. Er und seine Frau geben Einblick in ihr Leben mit der Erkrankung. Betroffene und Angehörige erfahren, wie sie Liebe und Partnerschaft bewahren und die Lebensfreude behalten.

Dr. med. Helmut Schröder
Leben mit Parkinson
€ 17,99 [D] / 18,50 [A]
ISBN 978-3-8304-8170-6
Titel auch als E-Book

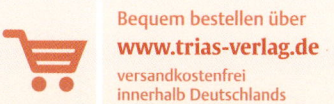

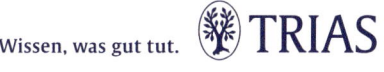

Entspannungsklassiker

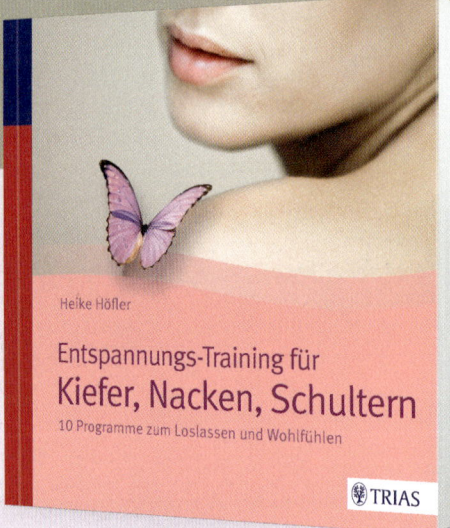
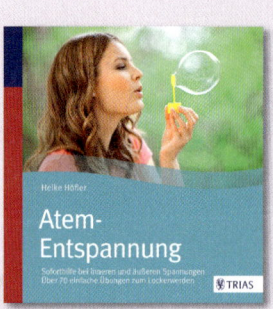
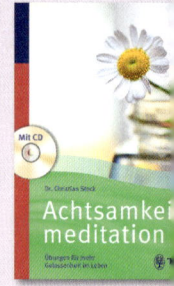

Heike Höfler
Entspannungs-Training für Kiefer, Nacken, Schultern
€ 14,99 [D]/ € 15,50 [A]
ISBN 978-3-432-10036-4
Alle Titel auch als E-Book

Heike Höfler
Atem-Entspannung
€ 14,99 [D]/ € 15,50 [A]
ISBN 978-3-8304-8200-0

Christian Stock
Achtsamkeitsmeditation
€ 17,99 [D]/ € 18,50 [A]
ISBN 978-3-8304-6471-

Bequem bestellen über
www.trias-verlag.de
versandkostenfrei
innerhalb Deutschlands

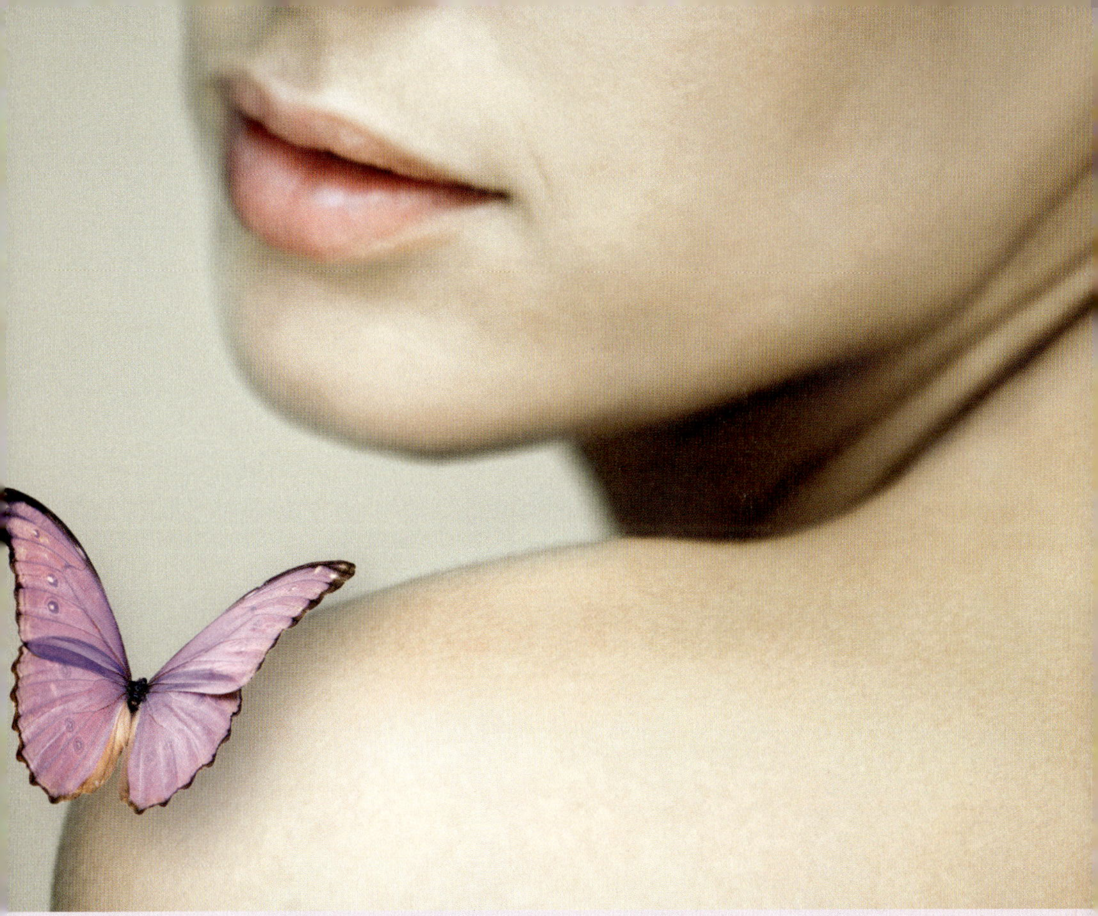

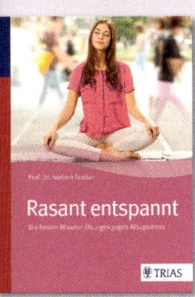

Norbert Fessler
Rasant entspannt
€ 9,99 [D]/ € 10,30 [A]
ISBN 978-3-8304-6669-7

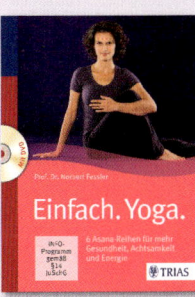

Norbert Fessler
Einfach Yoga
€ 17,99 [D]/ € 18,50 [A]
ISBN 978-3-8304-8145-4

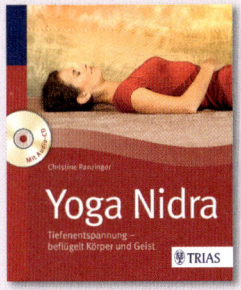

Christine Ranzinger
Yoga Nidra
€ 14,99 [D]/ € 15,50 [A]
ISBN 978-3-432-10051-7

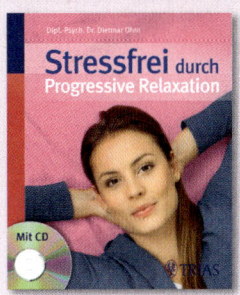

Dietmar Ohm
Stressfrei durch Progressive Relaxation
€ 14,99 [D]/ € 15,50 [A]
ISBN 978-3-8304-3890-8

Wissen, was gut tut. **TRIAS**

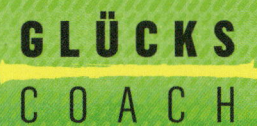

Entdecke Dich selbst!

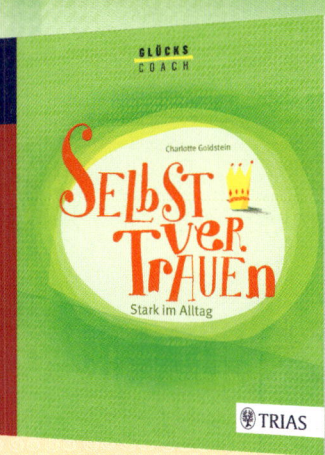
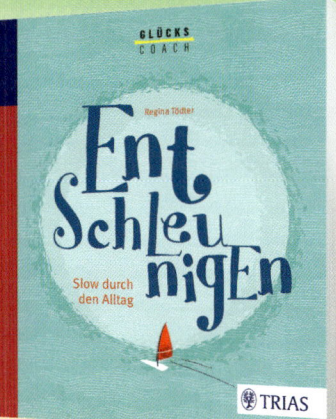
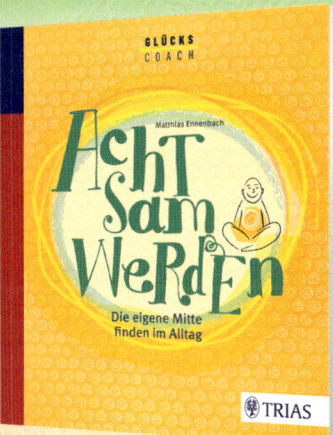

Charlotte Goldstein
Glücks-Coach: Selbstvertrauen
€ 12,99 [D] / € 13,40 [A]
ISBN 978-3-432-10189-7

Regina Tödter
Glücks-Coach: Entschleunigen
€ 12,99 [D] / € 13,40 [A]
ISBN 978-3-432-10069-2

Matthias Ennenbach
Glücks-Coach: Achtsam werden
€ 12,99 [D] / € 13,40 [A]
ISBN 978-3-432-10299-3

Alle Titel auch als E-Book

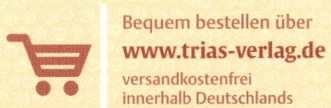

Bequem bestellen über
www.trias-verlag.de
versandkostenfrei
innerhalb Deutschlands

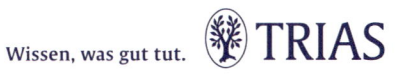

Wissen, was gut tut.

Bibliografische Information der Deutschen Nationalbibliothek
Die Deutsche Nationalbibliothek verzeichnet diese Publikation in der Deutschen Nationalbibliografie; detaillierte bibliografische Daten sind im Internet über http://dnb.d-nb.de abrufbar.

Programmplanung: Simone Claß
Redaktion: Anne Beck, Stuttgart
Bildredaktion: Christoph Frick

Umschlaggestaltung und Layout:
CYCLUS Visuelle Kommunikation, Stuttgart

Bildnachweis:
Umschlagbild: Parthena Loenicker
Zeichnungen: Christine Lackner, Ittlingen
Zeichnungen auf den Seiten 15, 33, 139, 166: Daniela Sonntag, Stuttgart

4. Auflage

© 1998, 2016 TRIAS Verlag in
Georg Thieme Verlag KG,
Rüdigerstraße 14, 70469 Stuttgart

1.–3. Auflage 1998, 2001, 2006 TRIAS Verlag
in MVS Medizinverlage Stuttgart GmbH & Co KG

Printed in Germany

Satz und Repro: Fotosatz Buck, Kumhausen
Gesetzt in Adobe InDesign CS6
Druck: AZ Druck und Datentechnik GmbH, Kempten

Gedruckt auf chlorfrei gebleichtem Papier

ISBN 978-3-432-10296-2

Auch erhältlich als E-Book:
eISBN (PDF)   978-3-432-10297-9
eISBN (ePub) 978-3-432-10298-6

1 2 3 4 5 6

Wichtiger Hinweis: Wie jede Wissenschaft ist die Medizin ständigen Entwicklungen unterworfen. Forschung und klinische Erfahrung erweitern unsere Erkenntnisse. Ganz besonders gilt das für die Behandlung und die medikamentöse Therapie. Bei allen in diesem Werk erwähnten Dosierungen oder Applikationen, bei Rezepten und Übungsanleitungen, bei Empfehlungen und Tipps dürfen Sie darauf vertrauen: Autoren, Herausgeber und Verlag haben große Sorgfalt darauf verwandt, dass diese Angaben dem Wissensstand bei Fertigstellung des Werkes entsprechen. Rezepte werden gekocht und ausprobiert. Übungen und Übungsreihen haben sich in der Praxis erfolgreich bewährt.

Eine Garantie kann jedoch nicht übernommen werden. Eine Haftung des Autors, des Verlags oder seiner Beauftragten für Personen-, Sach- oder Vermögensschäden ist ausgeschlossen.

Geschützte Warennamen (Warenzeichen®) werden nicht besonders kenntlich gemacht. Aus dem Fehlen eines solchen Hinweises kann also nicht geschlossen werden, dass es sich um einen freien Warennamen handelt.

Das Werk, einschließlich aller seiner Teile, ist urheberrechtlich geschützt. Jede Verwertung außerhalb der engen Grenzen des Urheberrechtsgesetzes ist ohne Zustimmung des Verlags unzulässig und strafbar. Das gilt insbesondere für Vervielfältigungen, Übersetzungen, Mikroverfilmungen und die Einspeicherung und Verarbeitung in elektronischen Systemen.

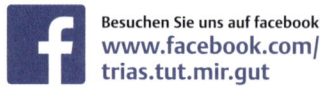

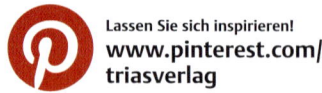